図説
神経機能解剖
テキスト

浦上克哉　北村 伸　小川敏英
編集

Visual Textbook of Neuroanatomy
and Neurological Function

文光堂

■ 編集

浦上克哉	鳥取大学医学部保健学科生体制御学講座環境保健学分野　教授/日本認知症予防学会　理事長
北村　伸	日本医科大学武蔵小杉病院認知症センター　特任教授
小川敏英	鳥取大学医学部病態解析医学講座画像診断治療学分野　教授

■ 執筆者一覧 (執筆順)

篠原祐樹	鳥取大学医学部病態解析医学講座画像診断治療学分野
永山　寛	日本医科大学大学院医学研究科神経内科学分野　准教授
有井一正	荏原病院神経内科　医長
玉置智規	日本医科大学多摩永山病院脳神経外科　准教授
野手洋治	元・日本医科大学多摩永山病院脳神経外科　教授
石渡明子	日本医科大学大学院医学研究科神経内科学分野　准教授
北村　伸	日本医科大学武蔵小杉病院認知症センター　特任教授
岡本新悟	岡本内科こどもクリニック　院長/奈良県立医科大学内分泌代謝内科　臨床教授
鈴木ゆめ	横浜市立大学附属市民総合医療センター一般内科　教授/部長
雨宮志門	浴風会病院認知症疾患医療センター内科　医長
吉田亮一	浴風会病院　院長
金子由夏	篠塚病院附属北関東神経疾患センター
田中　眞	篠塚病院附属北関東神経疾患センター　センター長
小川敏英	鳥取大学医学部病態解析医学講座画像診断治療学分野　教授
山崎峰雄	日本医科大学千葉北総病院神経・脳血管内科　病院教授
仁藤智香子	日本医科大学大学院医学研究科神経内科学分野　准教授
馬場泰尚	帝京大学医学部附属溝口病院神経内科　教授
熱田直樹	名古屋大学医学部附属病院神経内科　病院講師
伊藤　岳	新潟大学地域医療教育センター魚沼基幹病院神経内科
小野寺　理	新潟大学脳研究所神経内科　教授
小野由子	海老名総合病院放射線科・IVR科　顧問
佐藤知雄	聖マリアンナ医科大学難病治療研究センター病因・病態解析部門　准教授
山野嘉久	聖マリアンナ医科大学難病治療研究センター病因・病態解析部門　教授
赫　寛雄	東京医科大学病院神経内科　准教授
相澤仁志	東京医科大学病院神経内科　主任教授
松末英司	鳥取県立中央病院放射線科　部長
三品雅洋	日本医科大学大学院医学研究科脳病態画像解析学講座　寄附講座教授
山本光利	高松神経内科クリニック　院長
前田哲也	岩手医科大学内科学講座神経内科・老年科分野　特任准教授
玉井　浩	大阪医科大学泌尿生殖・発達医学講座小児科学教室　教授
櫻井博文	東京医科大学高齢総合医学分野　教授
羽生春夫	東京医科大学高齢総合医学分野　主任教授
三木康生	弘前大学大学院医学系研究科脳神経病理学講座
若林孝一	弘前大学大学院医学系研究科脳神経病理学講座　教授
篠遠　仁	同和会神経内科千葉　所長
平野成樹	千葉大学大学院医学研究院神経内科学　講師

安藤喜仁	達生堂城西病院神経内科
中野今治[†]	元・東京都立神経病院　院長
工藤洋祐	横浜市立脳卒中・神経脊椎センター神経内科　医長
田中章景	横浜市立大学大学院医学研究科神経内科学・脳卒中医学　主任教授
楢原義之	楢原医院　院長
金沢秀典	金沢病院　院長
荒木俊彦	川口市立医療センター神経内科　診療局長
駒場祐一	博慈会記念総合病院第5内科神経内科
水間敦士	東海大学医学部内科学系神経内科
高橋裕秀	みどり野リハビリテーション病院パーキンソン病治療センター　センター長
元文芳和	水海道さくら病院整形外科　部長
高井信朗	日本医科大学大学院医学研究科整形外科学分野　教授
濱本　真	浜本眼科・内科
加藤信介	鳥取大学医学部病理学講座脳病態医科学分野　准教授
荒井啓行	東北大学加齢医学研究所脳科学研究部門老年医学分野　教授
笠貫浩史	順天堂大学大学院精神医学講座　准教授/メイヨークリニック神経科学部門　リサーチフェロー (Research Fellow, Department of Neuroscience, Mayo Clinic)
井関栄三	シニアメンタルクリニック日本橋人形町　院長
福原竜治	熊本大学医学部附属病院神経精神科　講師
池田　学	大阪大学大学院医学系研究科精神医学教室　教授
今野昌俊	国立病院機構岩手病院神経内科　医長
武田　篤	仙台西多賀病院　院長
中村正史	大崎市民病院神経内科　科長
藤原一男	福島県立医科大学医学部医学科多発性硬化症治療学講座　教授
森松光紀	地域医療支援病院オープンシステム 徳山医師会病院　院長
浜口　毅	金沢大学大学院医薬保健学総合研究科脳老化・神経病態学（神経内科学）　講師
山田正仁	金沢大学大学院医薬保健学総合研究科脳老化・神経病態学（神経内科学）　教授
藤木　稔	大分大学医学部脳神経外科　教授
佐野百合子	元・青梅市立総合病院神経内科
水澤英洋	国立精神・神経医療研究センター　理事長/総長
葛原茂樹	鈴鹿医療科学大学大学院医療科学研究科長/教授
雪竹基弘	佐賀中部病院神経内科　部長
臼田和弘	日本医科大学大学院医学研究科神経内科学分野　講師
大久保誠二	日本医科大学大学院医学研究科神経内科学分野　講師
篠山大明	信州大学医学部精神医学教室　准教授
天野直二	岡谷市民病院　院長
足立好司	日本医科大学武蔵小杉病院脳神経外科　准教授
長谷川泰弘	聖マリアンナ医科大学神経内科　教授
小坂　仁	自治医科大学小児科学　教授
太田智大	関川病院神経内科
清水教一	東邦大学医療センター大橋病院小児科　准教授
首藤篤史	神戸大学医学部附属病院神経内科

戸田達史	神戸大学大学院医学研究科神経内科学／分子脳科学　教授
喜多村孝幸	日本医科大学武蔵小杉病院脳神経外科　病院教授
桂　研一郎	国際医療福祉大学三田病院予防医学センター　センター長／神経内科教授
水越元気	日本医科大学武蔵小杉病院神経内科　病院講師
星野岳郎	東京女子医科大学神経内科
内山真一郎	山王病院脳血管センター　センター長
高野大樹	横浜総合病院脳神経センター脳神経内科　医長
長田　乾	横浜総合病院臨床研究センター　センター長
黒﨑雅道	鳥取大学医学部脳神経医学講座脳神経外科学分野　教授
渡辺高志	寺岡記念病院脳神経疾患治療センター　センター長
酒巻雅典	日本医科大学大学院医学研究科神経内科学分野　病院講師
水成隆之	日本医科大学千葉北総病院脳神経外科　准教授
三好史倫	鳥取大学医学部附属病院放射線診療科群
藤井進也	鳥取大学医学部附属病院放射線診療科群　講師
數井裕光	大阪大学大学院医学系研究科精神医学分野　講師
熊谷智昭	日本医科大学大学院医学研究科神経内科学分野　病院講師
神谷信雄	多摩北部医療センター神経内科　医長
大村朋子	日本医科大学千葉北総病院脳神経外科
小林士郎	日本医科大学千葉北総病院脳神経外科　特任教授
上田雅之	東京都立多摩総合医療センター神経・脳血管内科　部長
長嶋和明	群馬大学大学院医学系研究科脳神経内科学
荻野美恵子	北里大学医学部附属新世紀医療開発センター横断的医療領域開発部門包括ケア全人医療学　講師
神﨑浩二	昭和大学藤が丘病院整形外科　准教授
渥美　敬	佐々総合病院股関節センター　センター長／名誉院長
丸木雄一	埼玉精神神経センター　理事長／センター長
髙橋竜哉	国立病院機構横浜医療センター神経内科　部長
秋山久尚	聖マリアンナ医科大学神経内科　准教授
吉澤利弘	NTT東日本関東病院神経内科　部長
藤本健一	自治医大ステーション・ブレインクリニック
野上　茜	日本医科大学大学院医学研究科神経内科学分野
中野雄太	山口大学大学院医学系研究科神経内科学講座
神田　隆	山口大学大学院医学系研究科神経内科学講座　教授
馬場正之	青森県立中央病院神経内科　医療顧問
青木孝文	医療法人順和会 山王病院整形外科　部長／国際医療福祉大学　教授
矢﨑俊二	新百合ヶ丘総合病院神経内科　部長
岡本芳久	JCHO（独立行政法人地域医療機能推進機構）横浜保土ケ谷中央病院内科（糖尿病内科）　部長

序

　私は約30年前に神経内科学を学び始め，神経学の面白さに魅せられました．しかし，当時神経内科学は難しいという声が多く，敬遠されがちでありました．神経学が難しいと感じる理由は，「機能解剖と臨床」「立体的な位置関係」「臨床症状と画像との関係」などがとてもわかりにくく，そのことを明快に解説してくれる教科書や参考書がなかったからです．かねがねこの問題を解決でき，神経学をよりわかりやすく解説した学びやすい本を作りたいと考えておりました．このたび文光堂より，そのような私の長年の願いを実現できる本の企画をいただき，本書の出版に至りました．本書の企画には臨床神経学の大家である日本医科大学武蔵小杉病院の北村　伸特任教授，神経放射線医学の大家である鳥取大学の小川敏英教授に加わっていただくことができました．両先生は私の思いに賛同くださり，ご多忙にもかかわらず熱心に編集に参加くださいました．

　神経機能解剖から臨床神経学，そして神経放射線画像の関連を，わかりやすくご理解いただける本と考えております．さらに，以前では想像もできなかった錐体路を描出する画像技術である拡散テンソルトラクトグラフィーの画像なども紹介されており，最新の神経放射線画像の知識を得ることが可能です．神経内科専門医と神経放射線科医を対象に企画しましたが，医学生から研修医，そして一般医の先生方にもお役立ていただけるものと期待しております．より多くの皆様に神経学をわかりやすく学んでいただき，神経学の面白さをよりご堪能いただければと心より願っております．

　最後に，このような企画を提案してくれた文光堂の担当者の皆様，編集に尽力いただいた北村　伸先生，小川敏英先生，各項を分担執筆頂いた先生方，および本書の作成に関わっていただいた皆様にお礼申し上げます．

2017年3月

鳥取大学医学部保健学科生体制御学講座環境保健学分野　教授
日本認知症予防学会　理事長

浦上克哉

目次

1. 脳神経系

1) 正常の神経機能解剖
- 目でみる脳神経のアウトライン ... 篠原祐樹 ... 2
- 脳神経各部の構成とその機能 ... 永山 寛 ... 6

2) 代表的疾患の神経機能解剖アプローチ
- Tolosa-Hunt症候群 ... 有井一正 ... 14
- 脳腫瘍（脳幹部） ... 玉置智規・野手洋治 ... 17
- 脳血管障害（脳幹梗塞，脳出血） ... 石渡明子・北村 伸 ... 19
- Kallmann症候群 ... 岡本新悟 ... 21
- Miller Fisher症候群 ... 鈴木ゆめ ... 24
- Bell麻痺 ... 雨宮志門・吉田亮一 ... 26
- neurovascular compression ... 金子由夏・田中 眞 ... 28

2. 運動系

A. 錐体路

1) 正常の神経機能解剖
- 目でみる錐体路のアウトライン ... 小川敏英 ... 32
- 錐体路の構成とその機能 ... 山崎峰雄 ... 35

2) 代表的疾患の神経機能解剖アプローチ
- 脳梗塞 ... 仁藤智香子 ... 39
- 筋萎縮性側索硬化症 ... 馬場泰尚 ... 43
- 脊髄性進行性筋萎縮症（脊髄性筋萎縮症IV型） ... 熱田直樹 ... 46
- 副腎白質ジストロフィー ... 伊藤 岳・小野寺 理 ... 48
- Wallerian degeneration of the corticospinal tract ... 小野由子 ... 51
- HTLV-1関連脊髄症（HAM） ... 佐藤知雄・山野嘉久 ... 54
- 慢性トルエン中毒 ... 赫 寛雄・相澤仁志 ... 56

B. 錐体外路系

1) 正常の神経機能解剖
- 目でみる錐体外路のアウトライン ... 松末英司 ... 59
- 錐体外路の構成とその機能 ... 三品雅洋 ... 63

2) 代表的疾患の神経機能解剖アプローチ
- Parkinson病 ... 山本光利・前田哲也 ... 70
- Wilson病 ... 玉井 浩 ... 73
- Huntington病 ... 櫻井博文・羽生春夫 ... 75
- chorea-acanthocytosis ... 三木康生・若林孝一 ... 77
- 多系統萎縮症 ... 篠遠 仁・平野成樹 ... 80
- 二次性（症候性）ジストニア ... 安藤喜仁・中野今治 ... 83
- 口蓋ミオクローヌス（口蓋振戦） ... 工藤洋祐・田中章景 ... 86
- 肝性脳症 ... 楢原義之・金沢秀典 ... 89
- Creutzfeldt-Jakob病 ... 赫 寛雄・相澤仁志 ... 91

3. 感覚系

1) 正常の神経機能解剖
- 目でみる感覚系のアウトライン ... 小川敏英 ... 96
- 感覚系の構成とその機能 ... 荒木俊彦 ... 100

2) 代表的疾患の神経機能解剖アプローチ

脳血管障害（視床梗塞） ……………………………………………………… 駒場祐一 108
脊髄癆（tabes dorsalis） ……………………………………………… 水間敦士・高橋裕秀 111
脊髄腫瘍 …………………………………………………………… 元文芳和・高井信朗 113
脊髄の血管障害 …………………………………………………… 雨宮志門・濱本 真 115

4. 大 脳

1) 正常の神経機能解剖
目でみる大脳のアウトライン ……………………………………………… 松末英司 118
大脳の主要な構成とその機能 ……………………………………………… 加藤信介 125

2) 代表的疾患の神経機能解剖アプローチ
Alzheimer型認知症 ……………………………………………………… 荒井啓行 140
Lewy小体型認知症 ……………………………………………… 笠貫浩史・井関栄三 143
前頭側頭型認知症 ……………………………………………… 福原竜治・池田 学 146
Parkinson病 ……………………………………………………… 今野昌俊・武田 篤 148
多発性硬化症 …………………………………………………… 中村正史・藤原一男 150
大脳皮質基底核変性症 ……………………………………………………… 森松光紀 152
プリオン病 ……………………………………………………… 浜口 毅・山田正仁 154
脳腫瘍 ……………………………………………………………………… 藤木 稔 157
Huntington病 …………………………………………………… 佐野百合子・水澤英洋 159
Wernicke-Korsakoff症候群 ………………………………………………… 葛原茂樹 162
Marchiafava-Bignami病 …………………………………………………… 葛原茂樹 164
脳膿瘍 ……………………………………………………………………… 雪竹基弘 167

5. 小脳・脳幹

1) 正常の神経機能解剖
目でみる小脳・脳幹のアウトライン ………………………………………… 小川敏英 170
小脳・脳幹の構成とその機能 ……………………………………………… 臼田和弘 173

2) 代表的疾患の神経機能解剖アプローチ
脊髄小脳変性症 …………………………………………………………… 大久保誠二 178
進行性核上性麻痺 ……………………………………………… 篠山大明・天野直二 181
脳腫瘍（小脳，脳幹） ……………………………………………………… 足立好司 183
脳血管障害（小脳梗塞，小脳出血） ……………………………………… 長谷川泰弘 186
Joubert症候群 ……………………………………………………………… 小坂 仁 188
神経Behçet病 …………………………………………………… 太田智大・石渡明子 190
Marinesco-Sjögren症候群 ………………………………………………… 清水教一 192
福山型筋ジストロフィー ……………………………………… 首藤篤史・戸田達史 194

6. 脳血管

1) 正常の神経機能解剖
目でみる脳血管のアウトライン ……………………………………………… 篠原祐樹 198
脳血管各部の走行 ………………………………………………………… 喜多村孝幸 203

2) 代表的疾患の神経機能解剖アプローチ
脳梗塞 ……………………………………………………………………… 桂 研一郎 211
脳出血 ……………………………………………………………………… 水越元気 214
一過性脳虚血発作 ……………………………………………… 星野岳郎・内山真一郎 216
血管性認知症 …………………………………………………… 高野大樹・長田 乾 219
動脈瘤 …………………………………………………………… 黒﨑雅道・渡辺高志 222
脳静脈洞血栓症 …………………………………………………………… 酒巻雅典 225
もやもや病 ………………………………………………………………… 水成隆之 227

7. 脳脊髄液系
1）正常の神経機能解剖
目でみる脳脊髄液系のアウトライン ……………………………… 三好史倫・藤井進也　232
脳脊髄液系の構成とその機能 …………………………………………… 濱本　真　234
2）代表的疾患の神経機能解剖アプローチ
正常圧水頭症 …………………………………………………………… 數井裕光　237
髄膜脳炎 ………………………………………………………… 熊谷智昭・石渡明子　240
癌性髄膜炎 ……………………………………………………………… 神谷信雄　243
類上皮腫 ………………………………………………………… 大村朋子・小林士郎　245

8. 脊　髄
1）正常の神経機能解剖
目でみる脊髄のアウトライン …………………………………… 三好史倫・藤井進也　250
脊髄各部の構成とその機能 ……………………………………………… 上田雅之　254
2）代表的疾患の神経機能解剖アプローチ
筋萎縮性側索硬化症 ……………………………………………… 長嶋和明・荻野美恵子　260
脊髄腫瘍 ………………………………………………………… 神﨑浩二・渥美　敬　263
tabes dorsalis（脊髄癆） ………………………………………………… 丸木雄一　266
血管障害 ………………………………………………………………… 髙橋竜哉　268
横断性脊髄炎 …………………………………………………………… 秋山久尚　271
脊髄空洞症 ……………………………………………………………… 吉澤利弘　275
亜急性脊髄連合変性症 …………………………………………………… 藤本健一　278
Brown-Séquard症候群 …………………………………………… 野上　茜・山崎峰雄　280

9. 自律神経
1）正常の神経機能解剖
目でみる自律神経のアウトライン ………………………………………… 小川敏英　284
自律神経の構成とその機能 ……………………………………………… 永山　寛　286

10. 末梢神経
1）正常の神経機能解剖
目でみる末梢神経のアウトライン ………………………………………… 松末英司　298
主な末梢神経叢の機能 …………………………………………………… 神谷信雄　303
2）代表的疾患の神経機能解剖アプローチ
Guillain-Barré症候群 …………………………………………… 中野雄太・神田　隆　308
慢性炎症性脱髄性多発ニューロパチー（CIDP） …………………………… 馬場正之　310
腕神経叢損傷 …………………………………………………………… 青木孝文　313
血管炎による神経障害 …………………………………………………… 矢﨑俊二　315
糖尿病による神経障害 …………………………………………………… 岡本芳久　318

索　引 ……………………………………………………………………………… 321

1. 脳神経系

1) 正常の神経機能解剖

目でみる脳神経のアウトライン

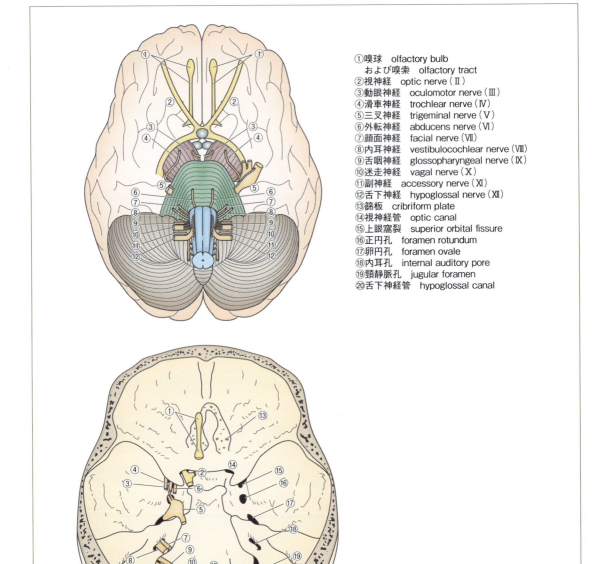

図1　脳神経と頭蓋底の孔

1 ▶ シェーマでみる脳神経（図1）

- ▶脳神経は左右12本ずつあり，脳あるいは脳幹より出入りする．
- ▶嗅神経（Ⅰ）は，嗅窩にある嗅球が篩板を通過する嗅細胞の神経線維を受け，嗅索として嗅溝直下を後方に走行し，嗅三角に至る．
- ▶視神経（Ⅱ）は，眼球後極より眼窩，視神経管を通って頭蓋内に入る．鞍上部で視交叉・視索となり，外側膝状体に至る．
- ▶動眼神経（Ⅲ）は，中脳の脚間窩から出て，後大脳動脈と上小脳動脈との間を通って海綿静脈洞内の上外側部に入り，上眼窩裂から眼窩内に入る．
- ▶滑車神経（Ⅳ）は，中脳の下丘下方より外側に出て迂回槽を前方に走行し，海綿静脈洞内に入って動眼神経の直下を走行した後，上眼窩裂から眼窩内に入る．
- ▶三叉神経（Ⅴ）は，橋と中小脳脚の移行部より出て，Meckel腔内で三叉神経節（Gasser神経節）を作る．ここで眼神経（Ⅴ1），上顎神経（Ⅴ2），下顎神経（Ⅴ3）に分かれて，眼神経と上顎神経は海綿静脈洞を前方に走行した後に，前者は上眼窩裂から眼窩内に，後者は正円孔から翼口蓋窩に入る．下顎神経は卵円孔を通って頭蓋外（側頭下窩）に出る．
- ▶外転神経（Ⅵ）は，橋延髄移行部の内側より出て，橋前槽を前外方かつ上方に走行する．鞍背外側の硬膜間隙（Dorello管）より海綿静脈洞内に入り，他の神経より内側（内頸動脈近傍）を走行して，上眼窩裂を通って眼窩に入る．
- ▶顔面神経（Ⅶ）は橋延髄移行部の外側より出て，小脳橋角部を外側前方に走行する．その後，内耳道の上前方を走行して内耳道底から顔面神経管に入り，迷路部→膝神経節→鼓室部→乳突部を経て茎乳突孔より頭蓋外に出る．
- ▶内耳神経（Ⅷ）も橋延髄移行部外側部より出て，小脳橋角部を外側前方に走行した後，内耳道に入る．内耳神経は，内耳道内で前庭神経と蝸牛神経に分かれ，前者は上前庭神経，下前庭神経に分かれる．蝸牛神経は内耳道前下部，上・下前庭神経は内耳道後部を走行する．
- ▶舌咽神経（Ⅸ）は，延髄後オリーブ溝の最上部から出て，顔面神経および内耳神経の下方で小脳片葉の前を通って頸静脈孔前内側（神経部）から頭蓋外に出る．
- ▶迷走神経（Ⅹ）は，舌咽神経より少し下方の後オリーブ溝から出て，頸静脈孔後外側（血管部）から頭蓋外に出る．
- ▶副神経（Ⅺ）は，後オリーブ溝のさらに下方から出る延髄根と頸髄から出る脊髄根が合わさり，舌咽神経，迷走神経とともに頸静脈孔の血管部より頭蓋外に出る．
- ▶舌下神経（Ⅻ）は，前外側溝から延髄を出て，舌下神経管を通って頭蓋外に出る．

2 ▶ 画像でみる脳神経（図2, 3）

- ▶通常の頭部MRI像の連続断面でも，視神経，動眼神経，三叉神経，顔面神経，内耳神経など比較的太い脳神経であれば同定することができるが，最近の画像技術の進歩によりさらに細い脳神経でも同定可能となり，症候学的に推定された脳神経障害部の詳細な評価も可能となってきている．
- ▶MR脳槽造影（MR cisternography）はT2緩和時間の長い脳脊髄液を強調して画像化する撮影法であり，脳脊髄液とのコントラストにより脳血管，脳神経あるいは腫瘍性病変などの

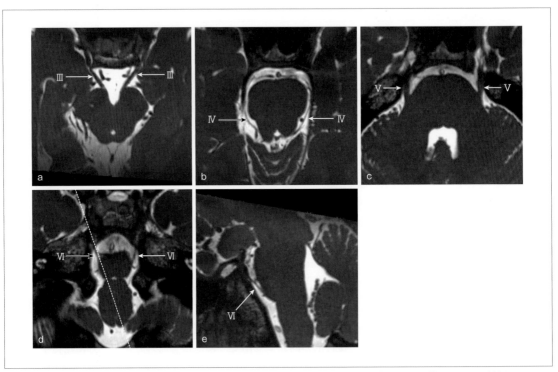

図2 MR脳槽像（3-dimentional constructive interference in steady state [3D CISS]）による脳神経Ⅲ～Ⅵの描出
a. Ⅲ：動眼神経，b. Ⅳ：滑車神経，c. Ⅴ：三叉神経，d. Ⅵ：外転神経，e. dの外転神経の走行に沿った斜位矢状断面像．

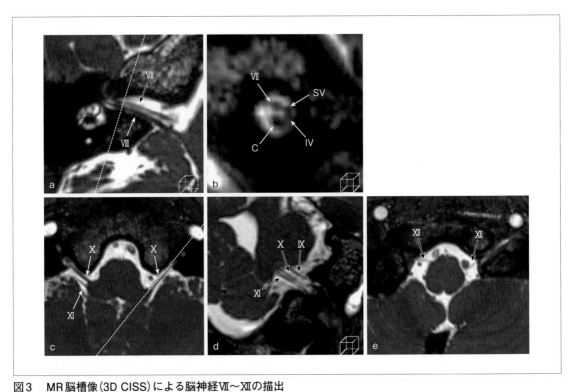

図3 MR脳槽像（3D CISS）による脳神経Ⅶ～Ⅻの描出
a. Ⅶ：顔面神経，Ⅷ：内耳神経，b. aの内耳道遠位部レベルに垂直な断面，SV：上前庭神経，Ⅳ：下前庭神経，C：蝸牛神経，c. Ⅹ：迷走神経，Ⅺ：副神経，d. cの下位脳神経の走行に沿った斜位矢状断面像，Ⅸ：舌咽神経，e. Ⅻ：舌下神経．

脳槽内の構造の輪郭が明瞭に描出される．一般的にはT2緩和時間よりも短い繰り返し時間を用いてsteady stateの状態を作り出し，強いT2強調を得る3D gradient echo系の撮像法が多く用いられる．
▶ 得られたボリュームデータから脳神経に沿った多断面再構成画像 multiplanar reconstruction（MPR）を作成すれば，脳神経をさらに明確に同定しやすくなる．また海綿静脈洞は血液に満たされているため，海綿静脈洞内を走行する脳神経の描出にはガドリニウム造影剤を用いたMR脳槽像での評価が有効である．

参考文献
1) 高橋昭喜, 日向野修一：脳幹・脳神経. 脳MRI 1. 正常解剖, 第2版, 高橋昭喜編著, 秀潤社, p.170-202, 2005.
2) 森 墾：脳神経. 頭頸部画像診断に必要不可欠な臨床・画像解剖, 尾尻博也編著, 画像診断31（11）臨時増刊号, p.54-69, 2011.
3) 佐々木真理, 藤原俊朗：脳の正常MRI解剖 脳脊髄のMRI, 第2版, 細谷貴亮, 宮坂和男, 佐々木真理ほか編著, メディカル・サイエンス・インターナショナル, p.30-32, 2009.

（篠原祐樹）

1)正常の神経機能解剖

脳神経各部の構成とその機能

1 ▶ 脳神経の機能分類

ヒトの脳神経は大脳底部および脳幹から出る12対の神経を指す．ただしこのうち大脳底部より出る嗅神経は嗅上皮の感覚細胞に由来し，視神経は組織的には脳の一部であり，厳密には末梢神経である他の脳神経とは異なっている．

脳神経は，それぞれの神経に1本から数本の線維を含んでおり，含んでいる線維の起始核の機能により運動性，感覚性，混合性に分類される．また運動に関しては主に骨格筋への関与か，内臓の平滑筋など（→メモ1）への関与かにより体性運動性（遠心性），内臓運動性（遠心性）に分類される．感覚についても体性感覚（表在感覚・深部感覚）への関与か，内臓の状態への関与かで，体性感覚性（求心性），内臓感覚性（求心性）に分類される（→メモ2）．

感覚性神経のみで構成される脳神経は嗅神経［Ⅰ］，視神経［Ⅱ］，内耳神経［Ⅷ］で，運動性神経のみで構成される神経は，滑車神経［Ⅳ］，外転神経［Ⅵ］，副神経［Ⅺ］，舌下神経［Ⅻ］，混合性神経は動眼神経［Ⅲ］，三叉神経［Ⅴ］，顔面神経［Ⅶ］，舌咽神経［Ⅸ］，迷走神経［Ⅹ］である．

2 ▶ 各脳神経の機能

Ⅰ. 嗅神経［Ⅰ］olfactory nerve

嗅覚の知覚に関与する内臓感覚神経である．嗅覚は，鼻腔上部後方に分布している嗅粘膜の感覚受容器からの情報が篩板を通過し嗅球内ニューロンへ伝達されて受容される．

両側性障害の場合は鼻粘膜疾患が疑われやすいが，一側性障害は髄膜腫などの基質疾患を疑う．最近では，パーキンソン病などで嗅覚障害がみられることも指摘されている．

Ⅱ. 視神経［Ⅱ］optic nerve

視覚の知覚に関与する体性感覚神経である．瞳孔を通過した光刺激は上下左右を逆にして網膜に投射される．網膜の刺激は視神経へと入り，視交叉optic chiasmへと至る．ここで両側とも網膜耳側からの線維は同側視索へ，網膜鼻側から線維は対側視索へ向かい，外側膝状体lateral geniculate bodyへ投射する．また網膜中心部視野（黄斑部）からの線維は視交叉で交叉し対側の外側膝状体へ至る．ここでニューロンを乗り換え，広く視放線optic radiationを形成し，後頭葉の鳥距溝へ投射する．この際，黄斑部由来の線維は後方に，周辺

メモ・1 自律神経成分

交感神経・副交感神経とも，自律神経は節前・節後の2神経にて構成される．交感神経の節前線維は比較的短く，節後線維に乗り換える部分は連なり交感神経幹を形成するが，副交感神経は神経幹を形成せず，長い節前線維が効果器官付近まで走行し，節後線維に乗り換える．

メモ・2 脳神経機能分類

脳神経は頭部の特殊感覚（嗅覚，視覚，聴覚・平衡覚）や味覚の感覚に関与する神経，発生学的に鰓弓に由来する骨格筋（表情筋，咀嚼筋，咽喉頭筋など）を「特殊」，その他，頭部以下でも同様な機能をもつ運動・感覚神経を「一般」として分類している．（例：視神経＝特殊体性求心性，など）．

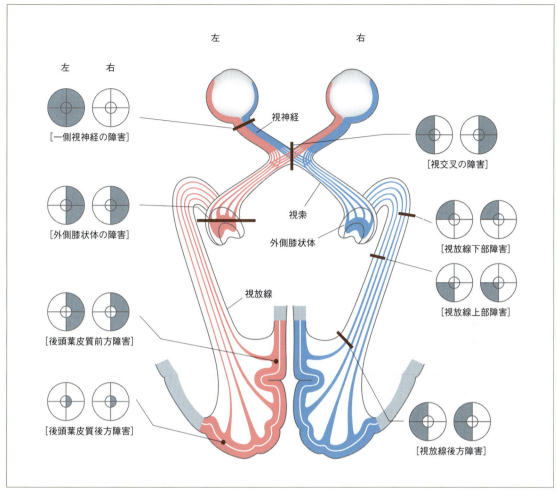

図1 視覚路
視覚路とその障害時の視野を示す（欠損視野を灰色で示した）．

部視野由来の線維は前方に投射する．

　視覚路はその障害部位により視野障害のパターンが異なる（図1）．一側視神経の障害では一側視野の完全欠損をきたす．下垂体腺腫などで視交叉が障害されると両側で耳側からの視野が障害される．外側膝状体の障害では，障害対側の同名半盲を生じる．側頭葉病変などで視放線下部が障害された時には上四半盲，頭頂葉病変などで視放線上部が障害された時には下四半盲となる．視放線後方の障害では黄斑回避 macular spearing を伴った同名半盲が生じる．後頭葉皮質の障害時には，前方の障害で黄斑回避を伴った同名半盲が，後方の障害では両側とも障害対側の中心視野障害が生じる．

III. 動眼神経［III］oculomotor nerve

IV. 滑車神経［IV］trochlear nerve

V. 外転神経［VI］abducens nerve

　滑車神経，外転神経は外眼筋を支配する体性運動性線維よりなる．動眼神経は外眼筋を支配する体性運動性線維と，内眼筋（縮瞳）に関与する内臓運動性線維からなる．

1．体性運動枝
1）外眼筋の支配

　各外眼筋の支配は表1に示す．動眼神経核は中脳の正中よりに存在し，神経核内でおのおのの外

表1

外眼筋	支配神経	神経核の支配側
内直筋	動眼神経［Ⅲ］	同側
外直筋	外転神経［Ⅵ］	同側
上直筋	動眼神経［Ⅲ］	対側
下直筋	動眼神経［Ⅲ］	同側
上斜筋	滑車神経［Ⅳ］	対側
下斜筋	動眼神経［Ⅲ］	同側
眼瞼挙筋	動眼神経［Ⅲ］	両側

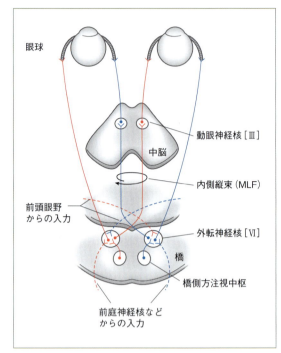

図2　外眼筋の運動の調節

眼筋に対応する局在性があることも知られている．この中で上直筋のみ対側の神経核により支配を受けている．それゆえ，一側動眼神経の核性障害では，同側の内直筋，下直筋，下斜筋と，対側の上直筋の障害をきたす．滑車神経は脳幹背側から出る唯一の神経で，末梢で（核下性に）交叉するため，対側の支配を受ける．

一側動眼神経の障害では正面視で患側眼が外転位をとり眼瞼下垂も呈する．追視を行うと対応する外眼筋の麻痺も認められる．一側滑車神経障害では正面視で患側眼はやや上転し，頭を患側へ側屈すると複視が増強される（Bielschowskyの頭位変換試験（Bielschowsky's head tilting test）という）．外転神経麻痺では正面視で患側眼は内転している．

2）外眼筋の運動の調節

眼球運動は大脳によっても支配・調節されている．水平方向の眼球運動は，主に前頭眼野（Brodmann第8野）により調節されている．前頭眼野からのニューロンは中脳レベルで交叉して対側へ至り，橋被蓋にある橋側方注視中枢paramedian pontine reticular formation（PPRF）に至る．PPRFからは同側の外転神経核と，対側を上行して内側縦束medial longitudinal fasciculus（MLF）を通り，内直筋を支配する動眼神経核へ至る線維があり，眼球の外転と内転が共役して働くこととなる（図2）．また垂直性の眼球運動に関しても前頭眼野からのニューロンが対側の中脳吻側内側にある内側縦束吻側間質介在核rostral interstitial nucleus of medial longitudinal fasciculus（riMLF）へ至り，そこからのニューロンが動眼神経核，滑車神経核へ至ることで上下方向運動での共役が成立する．

2．内臓運動枝

縮瞳に関与する内眼筋の副交感成分は動眼神経副核ともいわれるEdinger-Westphal核の支配を受ける．この核は核上性には両側支配であり，また対光反射反射弓経路の一部でもあるので，一側眼の光刺激による対光反射は両側に生じる．動眼神経の中ではEdinger-Westphal核からの線維は外周部に局在し，外眼筋へ向かう線維は中心部に局在する．そのため動脈瘤などの圧迫では外周部の障害により内眼筋の障害が生じやすく，糖尿病性ニューロパチーでは中心部に虚血を生じやすく，外眼筋の障害が生じやすい．

Ⅵ．三叉神経［Ⅴ］trigeminal nerve

三叉神経は顔面の感覚を支配する体性感覚枝と咀嚼筋などを支配する運動枝からなる．運動枝の支配筋は発生学的には鰓弓由来の平滑筋から転じたものであり，解剖学的には内臓運動枝に分類される．

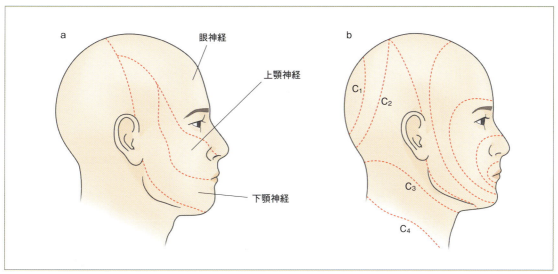

図3　顔面の知覚
a. 三叉神経の皮膚感覚の支配域.
b. 脳幹での温痛覚局在（たまねぎ状分布）.

1. 感覚枝

温痛覚と触覚は三叉神経節 trigeminal ganglion（半月神経節 semilunar ganglion）にある偽単極性神経細胞の樹状突起として，遠位では眼神経 ophthalmic nerve，上顎神経 maxillary nerve，下顎神経 mandibular nerve として顔面の知覚を支配する（図3a）．眼神経は頭皮の一部，前額，角膜などの感覚を支配し，上眼窩裂を通過し海綿静脈洞近傍を通って三叉神経節に至る（→メモ3）．上顎神経は頬や鼻粘膜，上顎歯槽の感覚を支配し，正円孔を通って三叉神経節に至る．下顎神経は下顎や耳介前方の知覚，下顎歯槽，舌の前2/3，口腔下部の感覚を支配し，卵円孔を通って三叉神経節に至る．舌の知覚に関する神経は，顔面神経（中間神経）に連なる鼓索神経 chorda tympani とともに舌神経 lingual nerve を形成する（顔面神経，図5参照）．

中枢側では同様に三叉神経節の樹状突起として脳幹に入る．その後は感覚により脳幹での経路が分かれる．温痛覚は橋から脳幹に入り，同側の三叉神経脊髄路を下降し，同側の三叉神経脊髄路核で神経を換え，対側へ移動し，腹側三叉神経視床路を通り，対側視床で神経を換え大脳皮質一次感覚野へ至る（図4）．この際，口唇から離れる顔

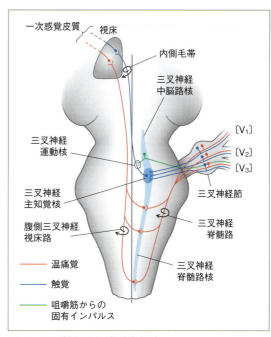

図4　三叉神経の知覚受容経路

 上眼窩裂，海綿静脈洞

眼神経の他，動眼神経，滑車神経，外転神経がともにこの部位を通過する．上眼窩裂の障害（上眼窩裂症候群）ではこれら脳神経の障害に加えて眼球後部の痛みや眼球突出を伴うことがある．海綿静脈洞近傍の障害（海綿静脈洞症候群）でもこれら脳神経の障害がみられるが，すべての障害が揃わないこともある．

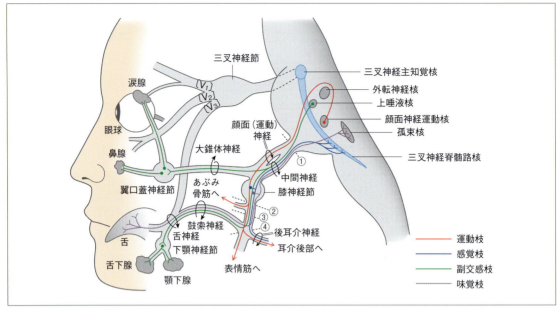

図5　顔面神経の走行
①より近位での障害：全顔面神経の障害をきたす．
①〜②間の障害：表情筋障害＋味覚障害＋聴覚過敏＋涙腺障害．
②〜③間の障害：表情筋障害＋味覚障害＋聴覚過敏．
③〜④間の障害：表情筋障害＋味覚障害．
④より遠位での障害：表情筋障害．

面の知覚ほど，およそC_2まで三叉神経脊髄路を下降する．この脳幹での音痛覚局在は口唇を中心に輪状に広がるので，たまねぎ状分布 onion bulb distribution という（図3b）．触覚の大部分は同側橋の主知覚核で神経を換え対側の内側毛帯を上行し，同側視床で線維を換え大脳皮質一次感覚野へ至る（図4）．

咀嚼筋からの固有受容体の知覚インパルスは，三叉神経中脳路核にある偽単極性神経細胞により知覚される．この神経の遠位側は下顎神経から三叉神経節へ至り，神経節を通過して近位側は三叉神経運動核へ連絡する．また同側の三叉神経中脳路核で神経を換え，上行路は不明であるが視床で線維を換え，大脳皮質一次感覚野へ至ると考えられている（図4）．

2．運動枝

三叉神経運動枝は橋の三叉神経運動核 motor trigeminal nucleus に始まり，頰筋，側頭筋，外側翼突筋，内側翼突筋（以上4筋は咀嚼筋といわれる），顎二腹筋前腹，口蓋帆張筋，鼓膜張筋を支配する．三叉神経運動核はおおむね核上性には両側支配となる．

VII. 顔面神経[VII] facial nerve（図5）

顔面神経には運動枝（解剖学的には鰓弓由来であり，内臓運動線維），体性感覚枝，味覚枝，内臓運動枝（副交感神経性成分による分泌に関与）に分けられる．狭義には運動枝のみを顔面神経とし，後三者は中間神経 intermediate nerve と呼ばれる．

1．運動枝

あぶみ骨筋，表情筋などの運動に関与する．運動枝は橋被蓋の顔面神経核に始まる．顔面神経核からの線維は一度後方へ向かい，外転神経核の周囲を回ってから橋を出る．内耳道，顔面神経管を通り，膝神経節 geniculate ganglion 部で屈曲し（膝神経節で運動枝は神経を換えない），あぶみ骨筋へ分枝し，顔面の表情筋，顎二腹筋，茎突舌突筋などを支配する．また表情筋の中枢支配は，顔面上部では核上性に両側支配，顔面下部は片側支配である．そのため中枢性病変では障害対側の顔面下部のみの麻痺を呈し，顔面神経の末梢性病変

では障害側の顔面上部・下部ともに障害される.

2. 体性感覚枝

外耳道後壁,耳介後方部,鼓膜の表在知覚に関与している.膝神経節にある偽単極性神経細胞の樹状突起である.中間神経として橋に入り,三叉神経脊髄路を通り三叉神経脊髄路核に終止,顔面の音痛覚と同様な経路で知覚される.

3. 味覚枝

これも膝神経節にある偽単極性神経細胞の樹状突起である.遠位は舌の前方2/3の味覚を支配し,下顎神経の分枝とともに舌神経を形成したあと,鼓索神経を形成して膝神経節へ至る.膝神経節の近位は中間神経として橋へ入り,孤束核 solitary tract nucleusへ終止する.

4. 内臓運動枝（副交感神経成分）

内臓運動枝は涙腺や唾液腺などの分泌に関与する.橋の上唾液核 superior salivatory nucleusに始まり,中間神経として内耳道,顔面神経管を通り,膝神経節の付近（膝神経節で神経を換えない）で大錐体神経 major petrosal nerveを分枝する.大錐体神経は再び頭蓋内へ入り,破裂孔を通り翼口蓋神経節 pterygopalatine ganglionへ達する.ここで神経を換え,涙腺,鼻腺などの分泌器官へ達する.また翼口蓋神経節には上顎神経からの分枝も合流するが吻合はせず,この分枝は咽頭上部,鼻腔,軟・硬口蓋の知覚に関与する.中間神経から大錐体神経を分枝したあとの内臓運動枝は味覚枝とともに鼓索神経を通り,下顎神経と合流して舌神経となったあと分枝し下顎神経節 submandibular ganglionに至る.ここで神経を換え舌下腺,顎下腺などに至る.

VIII. 内耳神経[VIII] acoustic nerve

聴覚を伝える蝸牛神経 cochlear nerveと平衡覚に関する前庭神経 vestibular nerveの2つの体性感覚線維よりなる.

1. 蝸牛神経

音の知覚に関与する.音覚刺激は鼓膜,耳小骨を経て蝸牛の中にあるコルチ器に伝わり,そこで活動電位となり蝸牛神経に伝えられる.蝸牛神経は内耳道を通って蝸牛神経核に至る.その後の中枢路は複雑であるが,概要としては,蝸牛神経核から神経を換え,二次線維を形成し,多くはそこから対側へ移り,上オリーブ核,外側毛帯へ至り,一部は線維を換え下丘へ至る.さらに内側膝状体へ至り,側頭葉の聴覚皮質に達する.これらの経路に外側毛帯や下丘レベルでいくつかの交連線維も存在する.

2. 前庭神経

重力変化,回転や加速などを感知する.三半規管の内リンパの動きが活動電位となり,これが偽単極性神経である前庭神経へ伝わり前庭神経核に終止する.そこから両側視床へと投射し,神経を換え大脳皮質（Brodmann第2野が想定されている）へ達する.

前庭系は,脊髄前角細胞への関与により体位の変動による筋収縮コントロールや,両側の外転神経や,動眼神経への線維連絡による眼球運動（眼振や前庭眼反射）にも関与する.

IX. 舌咽神経[IX] glossopharyngeal nerve（図6）

運動枝（解剖学的には鰓弓由来であり,特殊内臓運動線維),内臓運動枝（副交感神経性成分による分泌に関与),体性感覚枝,内臓感覚枝,味覚枝に分けられる.また頸動脈圧受容器からの線維も合流する.内臓運動線維,内臓感覚枝はともに咽頭部の運動・感覚に関与し,多くの部分で迷走神経［X］との二重支配を受ける.

1. 運動枝

咽頭の運動に関与する.疑核 ambiguous nucleusより出た線維は茎突咽頭筋へ向かう.咽頭収縮筋の運動の一部にも関与する（主支配は迷走神経).

2. 内臓運動枝

耳下腺の分泌に関与する副交感神経である.下唾液核 inferior salivatory nucleusより出た神経は下神経節部分で分枝し（下神経節では神経を換えない),鼓室神経 tympanic nerveとして耳神経節 otic ganglionへ向かう.ここで神経を換え,節後線維として耳下腺を支配する.

3. 体性感覚枝

迷走神経とともに耳介,外耳道の一部の知覚に関与する.主は迷走神経であり,欠如することも

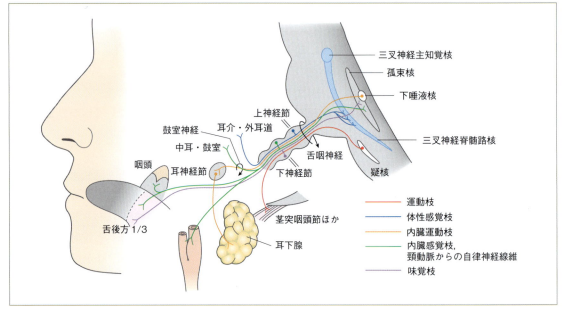

図6 舌咽神経の走行

ある．上神経節の偽単極性神経による支配で，近位側は同側の三叉神経脊髄路を通り，三叉神経脊髄路核に終止する．

4．内臓感覚枝

舌の後方1/3，咽頭，鼓室の感覚に関与する．下神経節にある偽単極性神経による支配で，近位側は孤束核に終止する．

5．味覚枝

舌後方1/3の味覚に関与する．これも下神経節にある偽単極性神経による支配で，近位側は舌前方2/3（顔面神経）と同様に孤束核に終止する．

6．頸動脈圧受容器からの線維

頸動脈圧受容器からの自律神経線維は下神経節付近で舌咽神経と合流し，孤束核に終止する．

X．迷走神経［X］vagus nerve（図7）

運動枝（舌咽神経同様，解剖学的には鰓弓由来の特殊内臓運動線維），内臓運動枝（副交感線維），体性感覚枝，内臓感覚枝，味覚に分けられる．内臓運動線維，内臓感覚枝は前項で記載した通り，多くの部分で舌咽神経［IX］との二重支配を受ける．

1．運動枝

舌咽神経と同様に咽頭や喉頭の運動に関与する．疑核より出た線維は茎突咽頭筋以外の大部分の頸部の咽頭・喉頭・上部食道の横紋筋を支配する．一部は舌咽神経［IX］との二重支配である．喉頭筋への線維は疑核を出た後，副神経延髄根として延髄を出て，副神経脊髄根と合流し副神経幹を形成した後，内枝となって迷走神経と合流する（図・解説とも副神経［XI］参照）．

2．内臓運動枝

腹腔内に広く分布する副交感節前線維である．迷走神経背側核 dorsal nucleus of vargus nerve より出て，下部食道以下の消化管，気管，心臓などに広く分布する．

3．体性感覚枝

耳介，外耳道の一部の知覚に関与する．上神経節の偽単極性神経による支配で，近位側は同側の三叉神経脊髄路を通り，三叉神経脊髄路核に終止する．

4．内臓感覚枝

咽頭・喉頭・気管・その他多くの内臓の感覚を伝える．解剖学的には一般内臓求心性線維である．下神経節にある偽単極性神経による支配で，近位側は孤束核に終止する．

5．味覚枝

喉頭蓋からの味覚の知覚に関与する．解剖学的には特殊内臓求心性線維である．内臓感覚枝と同

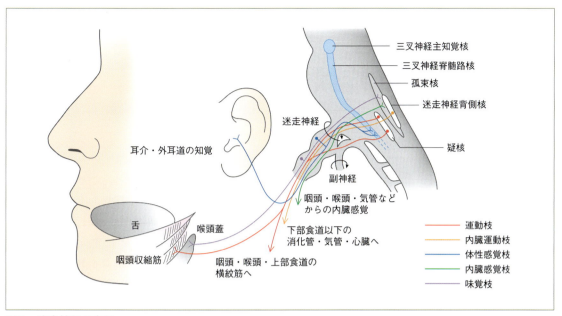

図7　迷走神経の走行

様に下神経節にある偽単極性神経による支配で，近位側は孤束核に終止する．

XI. 副神経[XI] accessory nerve（図8左）

僧帽筋の上部，胸鎖乳突筋を支配する純粋な運動神経（解剖学的には鰓弓由来筋の支配であり，内臓運動線維）である．

上部頸髄（C_1〜C_5またはC_6）に位置する副神経核 nucleus of accessory nerve より出た線維は副神経脊髄根 spinal roots of accessory nerve を形成し，大後頭孔から一度頭蓋内に入る．この脊髄根は副神経延髄根と合流し副神経幹を形成した後，頸静脈孔を通って頭蓋底を出た後，外枝となって僧帽筋の上部，胸鎖乳突筋を支配する．

XII. 舌下神経[XII] hypoglossal nerve（図8右）

舌の運動に関する筋を支配する純粋な運動神経（解剖学的には体節板由来の横紋筋の支配であり，一般体性運動線維）で，核上性には片側支配である．

舌下神経管を出た後，舌筋群を支配する．

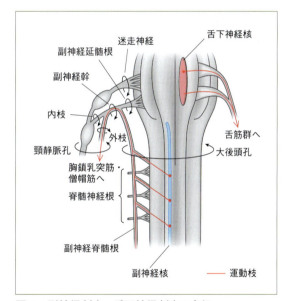

図8　副神経（左），舌下神経（右）の走行

参考文献
1) Iijima M, Kobayakawa T, Saito S, et al：Differences in odor identification among clinical subtypes of Parkinson's disease. Eur J Neurol 2011；18：425-429.
2) Kahle W, Leonhardt H, Platzer W：解剖学アトラス．越智淳三訳．文光堂，1984.
3) 後藤文男，天野隆弘：臨床のための神経機能解剖学．中外医学社，1992.

（永山　寛）

2）代表的疾患の神経機能解剖アプローチ

Tolosa-Hunt症候群

1 ▶ 機能解剖（図1）

　海綿静脈洞は眼窩の背側にあり，脳下垂体に隣接する中頭蓋窩に属する静脈洞である．この頭蓋内側の外壁を形成する一層の硬膜内を動眼神経（Ⅲ），外転神経（Ⅵ），眼神経（V1），上顎神経（V2）の各脳神経が通過し，滑車神経（Ⅳ）と内頸動脈が静脈洞内を通過している．ここの構造についてはバリエーションがいくつも報告されており，滑車神経が海綿静脈洞内ではなく他の神経と同様に硬膜内を通る場合や，動眼神経，外転神経，眼神経などが硬膜内に埋没しておらず海綿静脈洞内に露出している場合などが報告されている．これらの神経のうち動眼神経（Ⅲ），滑車神経（Ⅳ），外転神経（Ⅵ），眼神経（V1）は上眼窩裂を通過して眼窩内に到達する．このため本疾患の主座となる海綿静脈洞内から眼窩先端部の病変により眼窩痛と外眼筋麻痺をきたす．

2 ▶ 病因論

　Tolosa-Hunt症候群はpainful opthalmoplegia，すなわち有痛性外眼筋麻痺とも称し，眼窩痛に外眼筋の運動障害を伴って発症することを特徴とし，これが非特異的炎症性肉芽により惹起されたものをいう．歴史的にはCharcotが外眼筋性偏頭痛ophthalmoplegic migraineという呼称を使用しているが，本症候群の確立につながったのは，Tolosaにより1954年に報告された動脈瘤を有さないにもかかわらず眼窩痛で発症し外眼筋麻痺を呈した症例であり，これが第一報とされる．Tolosaの症例は試験開頭の際には特異的変化に乏しく，術後3日で亡くなったことにより得た剖検により海面静脈洞内の非特異的肉芽腫の発見に至った．これと1961年にHuntが行った6例の報告と併せ，Smithが1966年にTolosa-Hunt症候群と命名するとともに，ステロイド反応性も含めた疾患概念を確立した．診断基準にもステロイドへの治療反応性が組み込まれているが，これは非特異的炎症性肉芽腫であればステロイド治療に良好に反応して，退縮することが診断上も治療上も特徴となる．

3 ▶ 画像

　頭部MRIでは非特異的炎症性肉芽腫およびこれにかかわる炎症を反映して，海綿静脈洞，上眼窩裂，眼窩先端部などに造影にて濃染する肉芽腫の出現を認めることがある．これらの病変はプレーンではT1強調像では筋と比較して等信号ないし高信号に，T2強調像では高信号に描出される．また周辺硬膜に増強効果を認めることもあり，造影MRIでの検索は低侵襲かつ有用な情報源となりうる．いずれの所見も本疾患に特異的な変化ではないが，ステロイド治療に反応して臨床症状の軽快に伴い画像所見は消褪する（図2）．画像上の鑑別は肥厚性硬膜炎，髄膜腫，悪性リンパ腫，真菌感染，サルコイドーシスなどが挙げられる．

4 ▶ 臨床のポイント

　持続性の眼窩痛と同側の外眼筋麻痺を認めれば本疾患を積極的に疑う．国際頭痛分類第2版にある診断基準では，1)未治療であれば数週間持続する，持続性の眼窩痛が1回以上あること，2)同側

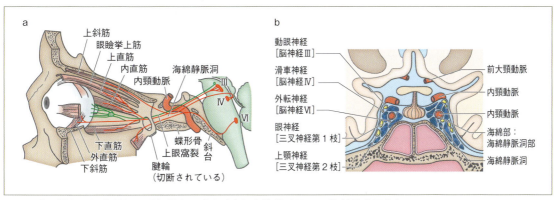

図1　動眼神経，滑車神経，外転神経の走行(a)と海綿静脈洞の冠状断模式図(b)

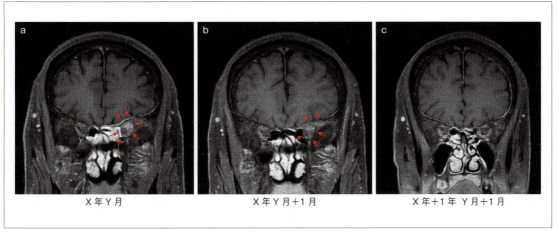

図2　治療による硬膜および眼窩先端部の異常増強効果の消褪
a. X年Y月初診時のMRIでは対側と比して左眼窩先端部とその周囲，硬膜に異常増強効果を認めている(→).
b. ステロイド治療開始後は眼窩先端部や硬膜を含む周囲組織の増強効果は消褪傾向にある(→).
c. 再燃のないまま経過した1年後のフォローアップでは，増強効果に左右差を認めていない．

のⅢ，Ⅳ，Ⅵいずれか1本以上の不全麻痺がある，あるいは生検か造影MRIで肉芽腫が示されること，3)眼窩痛の発症から遅くとも2週間以内に外眼筋麻痺が出現すること，4)眼窩痛および外眼筋麻痺は十分量のステロイド投与に反応し，72時間以内に解消すること，5)同様の症状をきたす他疾患が除外されていること，以上5点を求めている．好発年齢や性別による偏りはない．

Tolosa-Hunt症候群では瞳孔散大筋への交感神経支配が障害されることにより縮瞳がみられるほか，まれながら視神経，顔面神経，聴神経が侵される場合も知られていることから，内頸動脈海綿静脈洞瘻，良性および悪性腫瘍，肥厚性硬膜炎，結核性髄膜炎，サルコイドーシス，血管炎，糖尿病，眼筋麻痺性偏頭痛などが鑑別に挙げられる．

肉芽腫の証明は必須ではないが，生検，あるいは禁忌がなければ侵襲のより低い造影MRIや造影CTで疼痛と同側の肉芽腫を証明できれば診断は比較的容易といえる．他疾患の鑑別に必要な検査を行ったうえでステロイド療法を開始するが，これは真菌感染などではステロイド投与により増悪の可能性があること，また悪性リンパ腫の浸潤や血管炎などステロイド治療に反応する疾患においては鑑別が困難となることから，治療開始前に迅速かつ入念に鑑別を行う必要がある．

ステロイドについては30〜60mg/日で投与開

始し，2～3週間で漸減中止する．診断基準にあるとおり，ステロイド治療に対し速やかに反応して疼痛および外眼筋麻痺の軽減が得られない場合には，改めて他疾患の可能性を疑い，鑑別を進める必要がある．診断が適切であっても後遺症として疼痛が強い場合，あるいはステロイドが禁忌の場合には疼痛コントロールを目的として後頭神経ブロックや星状神経節ブロックが行われる．

参考文献

1) Tolosa E：Periarteritic lesions of the carotid siphon with the clinical features of a carotid infraclinoidal aneurysm. J Neurol Neurosurg Psychiatry 1954；17：300-302.
2) Hunt WE, Meagher JN, Lefever HE, et al：Painful opthalmoplegia. Its relation to indolent inflammation of the carvernous sinus. Neurology 1961；11：56-62.
3) Smith JL, Taxdal DS：Painful ophthalmoplegia. The Tolosa-Hunt syndrome. Am J Ophthalmol 1966；61：1466-1472.
4) Headache Classification Subcommittee of the International Headache Society：The International Classification of Headache Disorders 2nd Ed. Cephalagia 2004；24（Suppl1）：131-132.

〈有井一正〉

2）代表的疾患の神経機能解剖アプローチ

脳腫瘍（脳幹部）

1 ▶ 機能解剖

対象となる腫瘍病変として，脳幹部神経膠腫，転移性脳腫瘍，神経鞘腫，髄芽腫，血管芽種および海綿状血管腫などがある．海綿状血管腫は腫瘍ではないが，脳幹髄内に発生し，再出血を繰り返して拡大するため摘出術が必要となる可能性があることから，本項の記載に含めることとする．

脳幹部腫瘍性病変では錐体路と各脳神経の障害が出現するが，病変が橋に多く認められることから最も障害されやすい脳神経は顔面神経とされる．病変が片側に局在する場合は病変同側の脳神経症状と反対側の錐体路症状をきたす場合が多い．脳幹部腫瘍性病変でよくみられる症候群には以下のものがある．

- Parinaud症候群：上方注視麻痺もしくは上下方注視麻痺に輻輳麻痺がみられる．
- Argyll Robertson症候群：縮瞳，対光反射消失がみられる，輻輳反射は保たれる．
- Weber症候群：同側の動眼神経麻痺と対側の片麻痺がみられる．
- Benedikt症候群：同側の動眼神経麻痺と対側の片麻痺および不随意運動がみられる．
- Foville症候群：病側への水平注視麻痺，同側の顔面神経麻痺および対側の片麻痺がみられる．

2 ▶ 病因論

脳幹周囲から発生し，拡大すれば脳幹を圧迫，浸潤する腫瘍は神経鞘腫，髄芽腫など多岐にわたる．ここでは脳幹髄内発生占拠性病変として以下

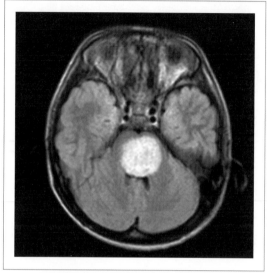

図1　小児脳幹グリオーマ症例のMRI
この症例は画像から診断し，放射線療法のみ施行した．

の3種について記述する．

1. 脳幹グリオーマ intrinsic brainstem glioma
3〜7歳の小児に多く，予後不良の疾患であり，発生部位は橋が多い（図1）．

2. 脳幹海綿状血管腫 brainstem cavernous malformation
全頭蓋内の海綿状血管腫中の約15％を占め，20〜30歳代の若年者に多い．性差はなく，橋に最も多い（図2）．

3. 脳幹血管芽腫 hemangioblastoma
von Hippel-Lindau病に合併することがあり，嚢胞形成を認め，通常は小脳に発生するが脳幹（延髄）に発生することがある．下位脳神経症状や失調症状で発症することが多い．

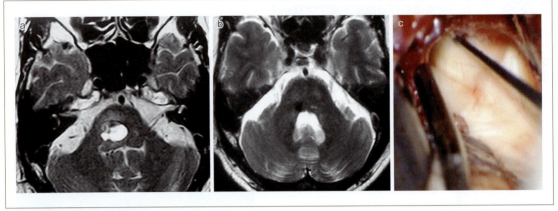

図2　橋海綿状血管腫の症例
出血，拡大を繰り返したため摘出術を施行した(a)．術後のMRI所見では海綿状血管腫が完全に摘出されている(b)．cは本症例の第四脳室底の所見である，正中溝や髄状が確認できる．

3 ▶ 画像

図1, 2を参照．

4 ▶ 臨床のポイント

　脳幹グリオーマは小児に多く，臨床経過やMRIなどの画像で診断がほぼ確定できた場合，安易な生検術は控えるべきである．放射線療法が治療の中心となる．脳幹部海綿状血管腫は他の部位の海綿状血管腫より出血率が高く，症候性の出血例は摘出術が可能であれば考慮する．血管腫の摘出自体は比較的容易であるが，各種モニタリング，ナビゲーターの準備や，延髄，最後野周囲を操作する場合は突然の心停止の可能性もあるため，ペースメーカーなどの準備を怠るべきではない．

参考文献

1) 玉置智規，野手洋治，寺本　明：橋，延髄海綿状血管腫5例の直達手術．脳卒中の外科 2012；40：154-158．
2) Gross BA, Batjer HH, Awad IA, et al：Brainstem cavernous malformations. Neurosurgery 2009；64：E805-818.
3) Albright AL, Packer RJ, Zimmerman R, et al：Magnetic resonance scans should replace biopsies for the diagnosis of diffuse brain stem gliomas：A report from the Children's Cancer Group. Neurosurgery 1993；33：1029-1030.

〈玉置智規・野手洋治〉

2）代表的疾患の神経機能解剖アプローチ

脳血管障害（脳幹梗塞，脳出血）

1 ▶ 機能解剖

　脳幹は長さ10cm，太さ1〜4cmだが，ここを大脳や小脳と連絡する線維のすべてが走行し，嗅神経，視神経，副神経以外の脳神経核が含まれる．脳幹は狭い場所に多数の線維と核が存在するため，直径数mm程度の小さな病巣でも著明な症状を呈しやすく，患側の脳神経麻痺＋反対側の片麻痺という組み合わせ（交代性片麻痺）が特徴で，障害の起こる高さにより障害される脳神経が違うという特徴がある．

　脳神経には，知覚線維，運動線維，自律神経線維が含まれる．運動性の脳神経核は前頭葉の運動領域の支配を受け，錐体路とともに内包，大脳脚を下り，脳幹でおのおのの核の少し上部で反対側に交叉し脳神経核に達する．ただし，片側性支配なのは下部顔面筋を支配している顔面神経だけで，これ以外は大脳の両側からの支配を受けることになる．つまり核上部の一側性障害では下部顔面筋を除き，脳神経障害が明らかな症状とならないことが多い．

　脳梗塞や出血による脳神経症候を理解するためには，脳幹に存在する脳神経の走行と核の位置を把握することが重要で，これは図1にまとめたので参考にされたい．

　外眼筋のうち上斜筋が滑車神経，外直筋が外転神経，それ以外はすべて動眼神経により支配される．動眼神経は自律神経系の眼瞼挙筋，瞳孔括約筋も支配し，この核はEdinger-Westphal核である．滑車神経だけは中脳下丘の高さで後方に向かって中脳を出る．外転神経核は橋にあるが，くも膜下腔内を走行する距離が最も長いため，頭蓋

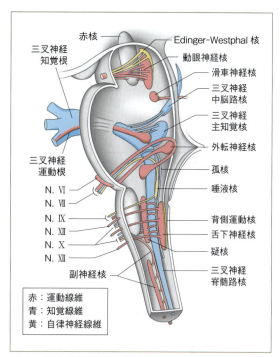

図1　脳幹部の解剖模式図

内圧亢進時には外転神経麻痺が生じやすい．

　三叉神経は顔面知覚と，咀嚼筋の運動を支配する線維がある．知覚系線維の核とその働きは①主知覚核（触覚），②中脳路核（固有知覚），③脊髄路核（温痛覚），運動系は④三神経運動核（咀嚼）である．

　顔面神経の働きは，表情筋（運動系），舌前2/3の味覚（感覚系，孤束核），顎下・舌下・涙腺（自律神経系，上唾液核，涙核）を司る．顔面筋は橋の運動核を出た後，外転神経核を取り巻くように走行するため外転神経障害を伴いやすい．顔面筋の上方は両側支配であるが，下方は反対側の運動野だけから支配されているため，核上性か核下性か病変の部位を推定するうえで重要である．

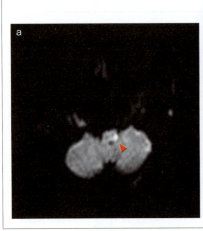
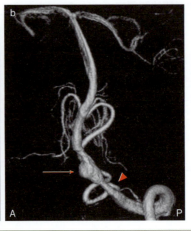

図2 Wallenberg症候群
65歳男性．左顔面温痛覚低下，嚥下障害，左小脳失調を認めた．入院時（発症から8時間後）のMRI拡散像（a）では，右延髄背外側に高信号域を認め，3D-DSA（b）では右椎骨動脈に pearl and string sign（矢印，矢頭）を認めた（南町田病院脳神経外科 鈴木紀成先生ご提供）．

　聴神経は知覚線維のみで，蝸牛神経（聴覚）と前庭神経（平衡感覚）に大別される．

　舌咽神経は迷走神経や副神経と密接に関係し一部共通の延髄内神経核および類似した機能を有する．特に咽・喉頭部の作用は似ており，咽・喉頭の知覚は舌咽神経，運動は迷走と副神経支配と考えて良い．延髄レベルでこれらの脳神経核が障害されると球麻痺を呈する．舌下神経は舌の運動を支配する純粋な運動神経であるが，比較的片側支配優位であるため，核上性でも舌の偏位をみることがある．

2 ▶ 病因論

　脳幹梗塞は橋が最も多く，延髄，中脳と続く．臨床病型ではラクナ梗塞が断然多く，最も多い橋梗塞はその大多数は脳血栓である．延髄では延髄外側領域が多く，椎骨動脈や後下小脳動脈の動脈硬化を基盤とした血栓で生じることが多いが，椎骨動脈解離によるものも少なくない．一方脳幹出血は橋出血が多く，その原因は高血圧性による．中脳や延髄の出血はまれである．橋出血の原因が高血圧性か血管奇形などの非高血圧性かの鑑別にはMRI・MRAが有用である．

3 ▶ 画像

　図2を参照．

4 ▶ 臨床のポイント

　脳幹梗塞では，病変が小さいために拡散強調像の解像度では描出が困難なことが多く[1]，また近年の画像診断の進歩に伴い報告が増加している脳動脈解離は，発症から8時間未満では初回MRI拡散強調像で10％程度しか梗塞所見を認めないとされている[2]．動脈解離は血管造影では造影剤の流れ込む内腔だけしか観察ができず，こうした間接所見だけでなく外壁の情報を新たにもたらす basi-parallel anatomical scanning（BPAS）MRIによる偽腔の証明が重要である[3]．

引用文献

1) 成澤 綾，社本 博，清水宏明ほか：脳幹梗塞急性期の拡散強調MRI．脳神経 2001；53：1021-1026．
2) Oppenheim C, Stanescu R, Dormont D, et al：False-negative diffusion-weighted MR findings in acute ischemic stroke. Am J Neuroradiol 2000；21：1434-1440.
3) Nagahata M, Abe Y, Ono S, et al：Surface appearance of the vertebrobasilar artery revealed on basiparallel anatomic scanning（BPAS）-MR imaging：its role for brain MR examination. AJNR Am J Neuroradiol 2005；26：2508-2513.

（石渡明子・北村 伸）

2）代表的疾患の神経機能解剖アプローチ

Kallmann症候群

1 ▶ 機能解剖

　視床下部には下垂体前葉ホルモンの分泌を調節する神経内分泌細胞がそれぞれグループを作って集まっている．それらは視床下部ホルモン分泌細胞（CRH分泌細胞，TRH分泌細胞，GnRH分泌細胞，GRH分泌細胞，ドパミン分泌細胞など）で軸索を第三脳室下部の正中隆起部まで伸ばしている．そして視床下部神経内分泌細胞は上位中枢からの種々の刺激を受け，軸索を通してそれぞれの神経内分泌ホルモンを下垂体門脈系の血流に放出し，下垂体前葉に送り，特定の下垂体ホルモン分泌を調節している．

　Kallmann症候群の理解のために視床下部のGnRH分泌細胞と嗅神経の発生から発達を胎生期に遡って解説する．GnRH分泌細胞は胎生6～7週頃に神経板の前部に位置するolfactory placode（嗅板）上の嗅上皮の内側に発生し，鋤鼻神経線維末端とともに嗅神経路を進む．そして前脳の基底に達するとolfactory bulb（嗅球）となる原基部の後端を突き進む．この時期同時に嗅覚受容細胞の神経終末は前脳極の吻側部に組み込み嗅球が形成される．GnRH分泌細胞は鋤鼻神経線維によって前脳へ移行した後は鋤鼻神経の神経終末を離れ，視床下部の方向に移行する．そして視床下部に到達してそこに位置を定めてから軸索を正中隆起部まで伸ばしGnRH神経内分泌細胞として完成する[1]．

　一方，性腺の分化と発育には視床下部からのGnRHによるLH，FSH分泌が大きく関わっており，精巣や卵巣に働いてそれぞれテストステロン（Te）やエストラジオール（E2）を分泌する．特

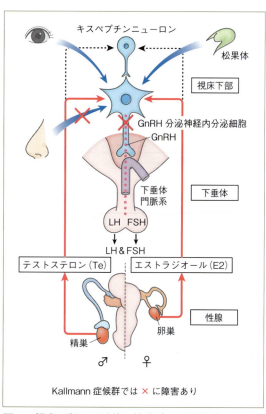

図1　視床下部－下垂体・性腺系の調節機構
（♂：男性，♀：女性）．

に男子では胎生期2，3ヵ月と出生直後にLH，FSHのピークがあり，それは精巣に働いてtestosterone showerと呼ばれるTeのピークを作り，性分化とジェンダーアイデンティティの確立に働くとされている．そして思春期を迎える頃から視床下部のGnRHの分泌パルスの頻度およびピークが高くなり，下垂体からのLH，FSHのレベルが上昇し，LHは男子では精巣のライディヒ細胞に働いてTeの分泌を，女子においては卵巣に働いてE2の分泌を，一方FSHは男子において

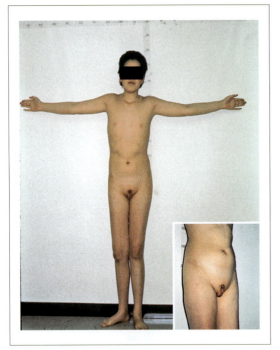

図2a　21歳男性のKallmann症候群全身像（類宦官様体型と小児様外性器）

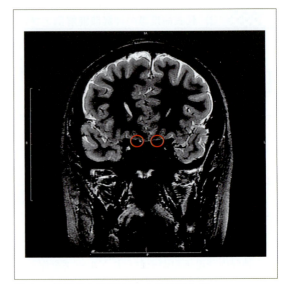

図2b　性腺像と頭部MRIの嗅神経欠損

は精細管に働いて精子形成を，女子においては卵巣に働いて卵胞の成熟に働き，妊孕能を獲得することになる．また成人では視覚や嗅覚，触覚からの刺激を受けて視床下部からGnRH分泌が亢進し，下垂体からのLH，FSH分泌を刺激するルートも存在する．最近GnRHをさらに上位からコントロールするキスペプチンニューロンkisspeptin neuronとそのシグナル伝達機構が明らかにされてきており[2]，思春期の発来やフィードバック機構を管理していることが明らかとなっている．以上のキスペプチンニューロン－視床下部－下垂体－性腺系をシェーマに示す（図1）．

2 ▶ 病因論

Kallmann症候群は嗅覚性器症候群olfacto-genital syndromeとも称されるように，視床下部性性腺機能低下症に嗅覚欠損を伴う疾患群であり，他に難聴や小脳失調，腎・尿細管形成異常などを伴うことがある．遺伝形式はX連鎖性や常染色体優性と劣性が報告されており，*KAL1*や*FGFR1*（*KAL2*）などの遺伝子異常が明らかにされている例があるが，遺伝子異常が明らかにされていない原因不明が80％以上を占めている．*KAL1*遺伝子はX染色体上の短腕22.3領域に14のエクソンを有する遺伝子で，KAL蛋白という神経の軸索伸長や神経の接着を担当する機能蛋白をコードしており，その蛋白が欠損することにより嗅神経の発生からその後の軸索伸長できず，嗅神経と嗅球が形成されないことになる．そのため鼻粘膜下のolfactory placodeで発生したGnRH分泌神経細胞が視床下部へmigrateできず，視床下部のGnRH分泌細胞を欠くことになる．そのため嗅覚欠損と視床下部性性腺機能低下症を併せ持つことになる．他の原因不明については他の遺伝子異常あるいはなんらかの嗅神経の発生に関わる異常が考えられているが不明である．

3 ▶ 画像

図2，Kallmann症候群例の性腺像と頭部MRIの嗅神経欠損を示す．

4 ▶ 臨床のポイント

　男子が80％以上を占めている．思春期年齢から成人になっても二次性徴の発来がなく，陰茎，精嚢，精巣は小児様で，嗅覚欠損があればKallmann症候群が強く疑われる．LH，FSHが低値でかつ血中Teが低値の低ゴナドトロピン性性腺機能低下症で，GnRH負荷試験で低反応であるが，連続負荷で反応性が回復すれば視床下部性と診断でき，Kallmann症候群と診断できる．

　われわれが行ったKAL1遺伝子の解析では，Kallmann症候群の15％程度に遺伝子異常がみられ[3]，他は不明であった．治療はゴナドトロピン療法（hCGとrhFSH）で二次性徴を完成させかつ精子の形成も可能であり，妊孕能の獲得も可能な疾患で，筆者はゴナドトロピン療法で3児を得たKallmann症候群の患者を経験している[4]．

引用文献

1) Hardelin JP：Kallmann syndrome towards molecular pathogenesis. Mol Cell Endocrinol 2001；179：75-81.
2) Kauffman AS, Smith JT（eds.）：Kisspeptin Signaling in Reproductive Biology. Springer, 2013, 187-199.
3) Izumi Y, Tatsumi K, Okamoto S, et al：A novel mutation of the KAL1 gene in Kallmann syndrome. Endocr J 1999；46：651-658.
4) 岡本新悟, Reza Mohammad Selim, 樽松由佳子ほか：Kallmann症候群のKAL1遺伝子解析と告知並びに生涯ケア．日本遺伝カウンセリング学会誌 2005；26：49-54.

（岡本新悟）

2）代表的疾患の神経機能解剖アプローチ

Miller Fisher症候群

1 ▶ 機能解剖

　本症候群は1956年にMiller Fisherが上気道感染後，外眼筋麻痺，失調，腱反射消失という特徴ある症状を急性に呈した3例を報告したことに始まる[1]．Fisher症候群と呼ばれることが多い（以下Fisher症候群）．

　責任病巣はいずれも末梢神経で，外眼筋麻痺については動眼神経，滑車神経，外転神経，失調については深部求心系，筋紡錘求心系，腱反射消失は腱紡錘求心系と考えられている．

　失調に関しては小脳の関与もあるといわれるが，末梢性の感覚性失調が主体であることが多い．

2 ▶ 病因論

　末梢神経の髄鞘成分，ガングリオシドに対する抗体が眼球運動を支配する脳神経に特異的に沈着することが原因といわれている．ガングリオシドはシアル酸を糖鎖にもつ糖脂質で，神経組織の細胞表面に豊富に存在する．

　ガングリオシドGQ1bの発現は動眼神経，外転神経，滑車神経に多く[2]，また*Campylobacter jejuni*, *Haemophilus influenzae*の菌体外膜のリポオリゴ糖との分子相同性が示された[3]ため，先行感染と本疾患との関係が抗GQ1b抗体を介した免疫性のものであるとの考えに至っている．抗GQ1b抗体以外には抗GT1a抗体，また両者の複合体に強く反応する抗体も知られている．その他GM1b，GD1c，GalNAc-GM1bに対する抗体も検知されている．経過とともに抗体価は低下，消失していく．

3 ▶ 画像

　CTやMRIでは特殊な所見を認めない．ガドリニウムMRIでは動眼神経などの罹患神経が造影されるという報告もある．

4 ▶ 臨床のポイント

　外眼筋麻痺による眼球運動制限が急速に起こり，ふらつきを主体とする失調症状を伴い，腱反射が消失しているときにFisher症候群を疑う．先行感染を認めることが多く，病歴では，発症2～3週間前の感冒様症状や下痢症状の有無を聴取する必要がある．

　外眼筋麻痺以外には，眼瞼下垂，顔面筋の筋力低下がみられることもある．

　検査では髄液所見が参考になり，髄液中の蛋白が増加しているのに細胞数は増加しないという蛋白細胞解離がある．ごく初期には所見に欠けることもあるので，その際には再検査を要する．

　神経伝導検査では異常はみられないが，Guillain-Barré症候群 Guillain-Barré syndrome（GBS）の合併の場合，末梢神経伝導速度の遅延などの所見があるので，必ず行うべき検査である．

　ふらつきが強い場合，失調が小脳性であることが考えられ，Bickerstaff脳幹脳炎 Bickerstaff brainstem encephalitis（BBE）が疑われる．意識状態に変化があったときに参考になるため，入院時に脳波は取っておくべきである．特に腱反射消失がみられない，あるいはむしろ亢進しているときにはBBEを疑う．

　Fisher症候群はGBS，BBEとともに抗ガング

表1 Fisher症候群（FS），Bickerstaff脳幹脳炎（BBE），Guillain-Barré症候群（GBS）の症状の比較

	外眼筋麻痺	運動失調	腱反射	意識障害	四肢脱力
FS	○	○	消失	―	―
BBE	○	○	亢進	○	―
GBS	―	―	消失	―	○

○：あり ―：なし

リオシド抗体による免疫性の疾患[4,5]と考えられているため，病初期の症候に注意するとともに，抗ガングリオシド抗体を検索する必要がある．

診断の要点としては，急速に進行して4週以内にピークに達する外眼筋麻痺と運動失調，腱反射消失であり，検査では髄液で蛋白細胞解離を呈することである（表1）．一方，BBEは外眼筋麻痺と運動失調は同じであるが，脳幹脳炎の症状として，意識障害，錐体路徴候があって，腱反射は亢進し，病的反射が陽性となる．また，失調は小脳性である．

四肢の脱力がある場合にはGBSを合併していることを疑う．

治療は血液浄化療法やγ-グロブリン大量療法が奏効するともいわれているが，エビデンスは不十分であり[6]，自然経過でも回復があるので，GBSの合併やBBEでなければ経過観察でよい．回復には外眼筋麻痺は中央値で15日（3〜46日），失調症状12日（3〜41日），症状消失にはそれぞれ88日（29〜165日），失調が32日（8〜271日）[7]と，2週間で軽快し始めて，2ヵ月程度でほぼ全快すると考えられる．

引用文献

1) Fisher M：An unusual variant of acute idiopathic polyneuritis（syndrome of ophthalmoplegia, ataxia and areflexia）. N Engl J Med 1956；255：57-65.
2) Chiba A, Kusunoki S, Obata H, et al：Ganglioside composition of the human cranial nerves, with special reference to pathphysiology of Miller Fisher syndrome. Brain Res 1997；745：32-36.
3) Chiba A, Kusunoki S, Obata H, et al：Serum anti-GQ1b IgG antibody is associated with ophthalmoplegia in Miller Fisher syndrome and Guillain-Barré syndrome：clinical and immunohistochemical studies. Neurology 1993；43：1911-1917.
4) Yuki N：Fisher syndrome and Bickerstaff brainstem encephalitis（Fisher-Bickerstaff syndrome）. J Neuroimmunol 2009；215：1-9.
5) 国分則人，平田幸一，結城伸泰：Guillain-Barré症候群，Fisher症候群，Bickerstaff脳幹脳炎の連続性．神経内科2013；78：19-24.
6) Patwa HS, Chaudhry V, Katzberg H et al：Evidence-based guideline：intravenous immunoglobulin in the treatment of neuromuscular disorders：report of the Therapeutics and Technology Assessment Subcommittee of the American Academy of Neurology. Neurology 2012；78：1009-1015.
7) Mori M, Kuwabara S, Fukutake T, et al：Clinical features and prognosis of Miller Fisher syndrome. Neurology 2001；56：1104-1106.

（鈴木ゆめ）

2) 代表的疾患の神経機能解剖アプローチ

Bell麻痺

1 ▶ 機能解剖

　Bell麻痺とは一般に片側性の特発性末梢性顔面神経麻痺を指し，急性顔面神経麻痺のなかで最も頻度の高い予後良好な疾患である．症状として片側性の表情筋麻痺が最も目立つが，聴覚過敏や味覚障害などの症状を併発することがあり，それらは顔面神経の構成成分と走行の特徴により説明される．

　顔面神経は最大部分を構成する本幹（運動根）と，中間神経（感覚枝・副交感枝）からなっている．本幹・中間神経は内耳道に入り，側頭骨内の顔面神経管内を進む．その後膝状神経節にて涙腺に向かう副交感枝（大錐体神経）を分ける．膝状神経節を出た後あぶみ骨筋に向かう運動枝（あぶみ骨筋神経）を分け，顔面神経管内を進み，次いで味覚枝および副交感枝からなる鼓索神経を分ける．茎乳突孔にて顔面神経管から出た後，運動根と表在感覚枝からなる後耳介神経を分け，耳下腺内で多数の分枝に分かれ，表情筋に分布する（図1）．

　運動枝は顔面の表情筋およびあぶみ骨筋，顎二腹筋後腹の運動を支配している．あぶみ骨筋は鼓膜の緊張を調節しており，その障害は聴覚過敏を生じさせる．感覚枝のうち表在感覚成分は外耳道後壁，耳介の一部，耳介後部の表在感覚を司り，味覚成分は舌前方2/3の味覚を司っている．副交感枝は涙腺，舌下腺，顎下腺を支配し，涙液や唾液分泌を司っている．

　以上の走行分枝の特徴を踏まえることにより，顔面神経麻痺の症状から障害部位を推測することが可能である．すなわち，表情筋のみが障害され，

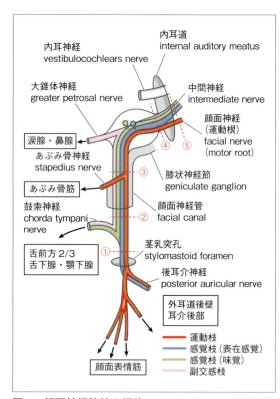

図1　顔面神経諸枝の経路

味覚障害や聴覚過敏が認められない場合，障害部位は鼓索神経分枝より末梢と推測できる（図1①）．表情筋障害と味覚障害を有するが，聴覚過敏を認めない場合，鼓索神経分枝とあぶみ骨神経分枝の間と推測される（図1②）．表情筋障害，味覚障害，聴覚過敏を認めるものの涙腺分泌障害を伴わない場合，あぶみ骨神経分枝と膝状神経節の間と推測される（図1③）．これらすべての障害を認めるときは膝状神経節より中枢での障害が推測され（図1④），さらに内耳神経障害を伴う場合は，内耳道での障害が推測される（図1⑤）．

2 ▶ 病因論

Bell麻痺の多くが単純ヘルペスウイルス（HSV-1）の再活性化に関連して発症すると考えられている．Bell麻痺患者の顔面神経減荷術に際し採取した神経内液や後耳介筋の79％からPCR法にてHSV-1のDNAが検出されたこと[1]，Bell麻痺患者の唾液から正常者より高率にHSVが検出されること[2]，などの知見が根拠とされる．膝状神経節で潜伏感染したHSVは同部位で再活性化し髄鞘の破壊をもたらし，狭い顔面神経管内での脱髄に伴う浮腫が虚血を増長し，変性を促進させ，その結果，高度の麻痺をもたらすものと考えられている．

3 ▶ 画像

診断に必須とはいえないものの，造影MRIにて内耳道遠位部，迷路部，膝部に異常増強効果が認められたとの報告は多い．しかし一方でその異常は臨床症状から予測される障害部位と一致しなかったとも報告されている[3]．

4 ▶ 臨床のポイント

米国神経学会ガイドライン作成小委員会の報告では，新規発症のBell麻痺ではステロイドは効果的である可能性は高いが，抗ウイルス薬を併用しても機能回復は促進されないとしている[4]．一方で，水痘帯状疱疹ウイルス varicella-zoster virus（VZV）再活性化による片側性の急性末梢性顔面神経麻痺であるRamsay Hunt症候群（以下Hunt症候群）では，一般にBell麻痺に比べて重症かつ後遺症を残しやすく，治療に際し早期よりの抗ウイルス薬投与が必要である．Hunt症候群のなかには耳帯状疱疹や聴神経障害などを欠く例や，顔面神経麻痺が先行し遅れて耳帯状疱疹が出現する例などBell麻痺との鑑別が困難な症例もあり，特に初期治療としての抗ウイルス薬投与の判断には十分な注意が必要である．

引用文献

1) Murakami S, Mizobuchi M, Nakashiro Y, et al：Bell palsy and herpes simplex virus：identification of viral DNA in endoneurial fluid and muscle. Ann Intern Med 1996；124：27-30.
2) Abiko Y, Ikeda M, Hondo R：Secretion and dynamics of herpes simplex virus in tears and saliva of patients with Bell's palsy. Otol Neurotol 2002；23：779-783.
3) Seok JI, Lee DK, Kim KJ：The usefulness of clinical findings in localising lesions in Bell's palsy：comparison with MRI. J Neurol Neurosurg Psychiatry 2008；79：418-420.
4) Gronseth GS, Paduga R：American Academy of Neurology：Evidence-based guideline update：steroids and antivirals for Bell palsy：report of the Guideline Development Subcommittee of the American Academy of Neurology. Neurology 2012；79：2209-2213.

〈雨宮志門・吉田亮一〉

2）代表的疾患の神経機能解剖アプローチ

neurovascular compression

1 ▶ 機能解剖

神経血管圧迫症候群 neurovascular compression syndrome（NVCS）は屈曲・蛇行した血管による脳神経の圧迫が原因となる疾患の総称である（表1）．

NVCSの発症機転には脳幹近傍における脳神経の髄鞘構造が関与している（図1）．脳神経の軸索を覆う髄鞘は，脳幹出入部では乏突起膠細胞由来の中枢性髄鞘であるが，脳幹から数mm離れたところではSchwann細胞由来の末梢性髄鞘である．両者の移行部は移行帯もしくはREZ（運動神経ではroot exit zone，感覚神経ではroot entry zone）と呼ばれ，血管圧迫に対して脆弱な部分とされてきた．しかし最近になり，中枢性髄鞘部の脆弱性を重視する知見が報告されている[1]．

表1　主要な神経血管圧迫症候群[*1]

症候名	脳神経	臨床症状の特徴	原因血管
三叉神経痛	三叉神経	第2, 3枝領域に起こり，第1枝領域はまれ	大多数がSCA
片側顔面痙攣	顔面神経	眼輪筋，特に下眼瞼から始まることが多い．	AICA＞PICA＞VAなど
舌咽神経痛[*2]	舌咽神経	舌根部から咽頭部に生じる	大多数がPICA

SCA：上小脳動脈，AICA：前下小脳動脈，PICA：後下小脳動脈，VA：椎骨動脈．
[*1] ほかに痙性斜頸，発作性眩暈症，ocular neuromyotoniaや高血圧などの報告がある．
[*2] 発生頻度は三叉神経痛の1％前後．

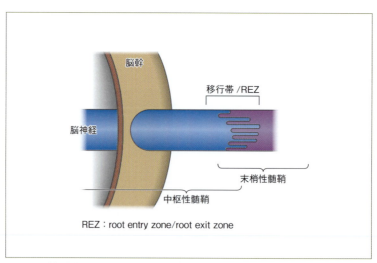

図1　脳幹近傍における脳神経の髄鞘構造

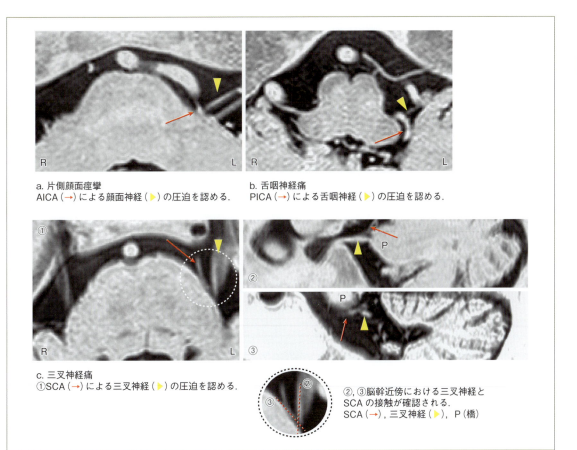

図2　NVCSのMRI
MR cisternography (3D-CISS) の白黒反転表示．AICA：前下小脳動脈，PICA：後下小脳動脈，SCA：上小脳動脈．

2▶病因論

血管の屈曲・蛇行の原因として，中年以降に発症する例が多いことから動脈硬化性変化が考えられる．しかし少数ながら若年発症例もみられるなど，その限りではない．血管との接触がみられても無症候の例や，特に顔面痙攣において脳幹から離れた部位での圧迫が原因となる例もある[2]．

3▶画像

図2を参照．

4▶臨床のポイント

いずれのNVCSも画像検査による症候性NVCSの除外が必要である．

引用文献

1) De Ridder D, Møller A, Verlooy J, et al：Is the root entry/exit zone important in microvascular compression syndromes? Neurosurgery 2002；51：427-433.
2) Ryu H, Yamamoto S, Sugiyama K, et al：Hemifacial spasm caused by vascular compression of the distal portion of the facial nerve. Report of seven cases. J Neurosurg 1998；3：605-609.

（金子由夏・田中　眞）

2. 運動系

A. 錐体路

B. 錐体外路系

1) 正常の神経機能解剖

目でみる錐体路のアウトライン

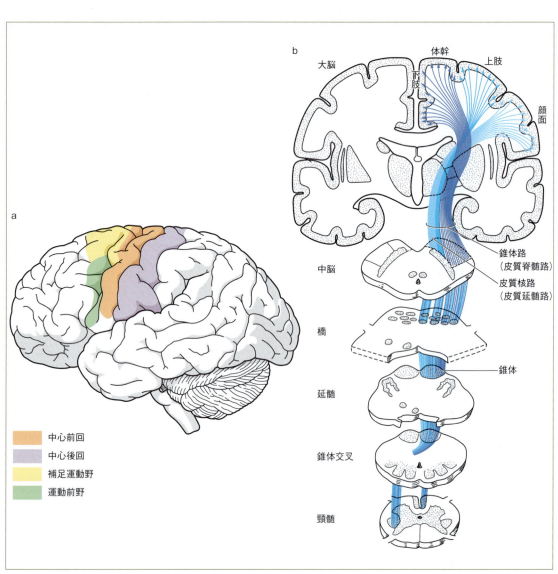

図1　大脳皮質における錐体路の起始領域(a)と錐体路の概観(b)

1 ▶ シェーマでみる錐体路（図1）

- 錐体路は随意運動のための神経伝導路の主要部分をなしている．ヒトの中枢神経系で最も大きく，最も重要な下行路である．3つの異なる部位の大脳皮質に由来するが，中心前回が30％，中心後回が40％，補足運動野と運動前野が残りの30％を占める（図1a）．
- これらの大脳皮質の第5層に位置する錐体細胞を起始とする軸索は，放線冠，内包後脚，大脳脚，橋，延髄を通って下行する．脊髄－延髄境界では錐体交叉を形成し，大部分が外側皮質脊髄路として対側の側索を下行する．残りの10％の線維は交叉せず脊髄を下行するが，このうち8％は前皮質脊髄路を形成し，2％は非交叉性外側皮質脊髄路となる．
- 錐体路を形成する線維は脊髄の全髄節に分布し，軸索終末は脊髄前角運動ニューロンに介在ニューロンを介して，間接的にあるいは直接的に興奮性シナプス接続する．
- 錐体路という名称は，延髄錐体を通ることに由来している（図1b）．一般に，錐体路と皮質脊髄路はほぼ同義で使われるが，錐体路のうち，顔面領域の一次運動野に発して対側の脳神経起始核ならびに網様体に終止するものは皮質延髄路と呼ばれる．皮質延髄路は延髄錐体を下行しないものの，皮質脊髄路と同様に下位運動ニューロンにシナプス接続し随意運動を支配し，機能的には皮質脊髄路と同じである．したがって，錐体路の中には皮質脊髄路と皮質延髄路が含まれることになる．
- 皮質核路は上述の皮質延髄路以外に，橋の三叉神経運動核や顔面神経などの運動性神経核に終止する線維を含むことから皮質延髄路と同義ではないものの，そのことを理解したうえで一般には皮質延髄路は皮質核路と同義語として用いられている．

2 ▶ 画像でみる錐体路（図2, 3）

- MRIのT2強調像では，内包後脚を4分割すると前から3番目の部分に，相対的に軽度高信号を呈している部分を認めるが，同部が皮質脊髄路に一致する．T1強調像でも軽度低信号を呈している．なお，大脳脚でも同様な部位を認める．皮質脊髄路が大径の軸索線維と厚い髄鞘を含み，軸索ならびに髄鞘の密度が相対的に低く，周囲に広い間質腔を伴うことが原因と考えられている．錐体路は，拡散テンソルのカラー表示やトラクトグラフィーによりその全体像を観察することが可能である（図2, 3）．側方から観察すると，錐体路は比較的直線上に走行する．

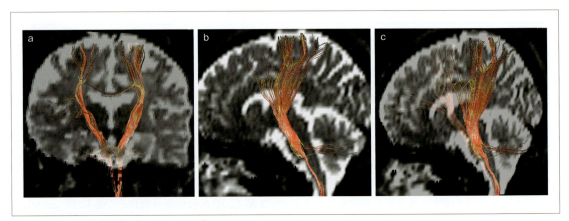

図2　錐体路の拡散テンソルトラクトグラフィー
a. 前方から観察，b. 側方から観察，c. 左外側から観察．
(東京大学医学部附属病院放射線科画像情報処理・解析研究室において開発されたMR拡散テンソル解析ソフトウエア「dTV」を使用)

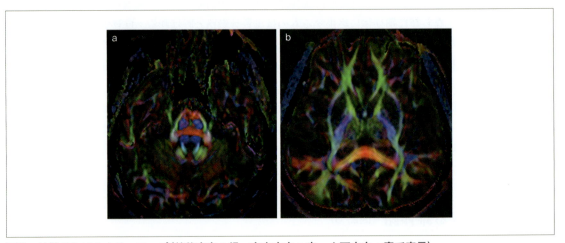

図3　拡散テンソルカラーマップ(前後方向：緑，左右方向：赤，上下方向：青で表示)
a. 橋上部のレベル，b. 内包後脚のレベル．

謝辞

本項目の執筆にあたり，ご意見，ご助言を頂きました神戸大学名誉教授 寺島俊雄先生に深謝致します．

参考文献

1) 高浪景子，森　浩子，河田光博：上位運動ニューロン．エッセンシャル神経科学 (Siegel A, Sapru HN (前田正信監訳))，丸善株式会社，p.319-334, 2008.
2) 寺島俊雄：神経回路 (1) 運動路．カラー図解 神経解剖学講義ノート．金芳堂，p.152-161, 2011.
3) 高橋昭喜，田村　元：大脳白質．脳MRI 1.正常解剖，第2版，高橋昭喜編著，学研メディカル秀潤社，p.42-61, 2005.
4) Yagishita A, Nakano I, Oda M, et al：Location of the corticospinal tract in the internal capsule at MR imaging. Radiology 1994；191：455-460.
5) Yamada K, Kizu O, Kubota T, et al：The pyramidal tract has a predictable course through the centrum semiovale：a diffusion-tensor based tractography study. J Mag Reson Imaging 2007；26：519-524.

(小川敏英)

1) 正常の神経機能解剖

錐体路の構成とその機能

1 ▶ 錐体路の機能分類

　錐体路 pyramidal tract は系統発生学的に最も新しい伝導路であり，哺乳類になって初めて出現する伝導路である．ヒトにおいて錐体路の髄鞘形成は他の伝導路よりも遅く，生後2ヵ月頃から始まり，2歳頃まで時間を要する．このため乳児期には特に神経系に異常はなくとも，2歳までは後述する Babinski 徴候が観察される．

　大脳皮質運動野の神経細胞から発し，脳神経および脊髄前根を経由して，随意筋に至る経路のうち，脳神経核または脊髄前角細胞に至る部分を主として指す．運動を司る遠心性（下行性）伝導路の中心をなすもので，遠心性伝導路の中で，臨床的には最も重要な部分である．橋や延髄などの脳神経核までの皮質核路 corticobulbar tract と脊髄前角細胞に至る皮質脊髄路 corticospinal tract の2つに大別できる．皮質脊髄路と皮質核路をまとめて扱うのは，両者がいずれも運動神経細胞に終止する線維であり，機能的には同一のものだからである．

　ちなみに，錐体路という名称は，皮質脊髄路の延髄断面で三角形にみえる延髄錐体を通ることに由来している．

- 皮質脊髄路：中心前回→内包→大脳脚→橋底部縦束→延髄錐体→錐体交叉（一部は交叉せず）→脊髄側索（前索）→脊髄前角
- 皮質核路：中心前回→内包→大脳脚→交叉（一部は交叉せず）→橋・延髄の脳神経核

　錐体路は，大脳皮質運動野，主として中心前回（Brodmann 第4野）の神経細胞から出た神経線維から構成されるが，第4野以外にも第6野（補足運動野 supplementary motor area など）と中心後回の第3-1-2野，第5野，第7野，さらに前運動皮質 premotor cortex，帯状回 cingulate gyrus などからも構成されている．この中心前回では，内側面から弁蓋部上部～下部にかけて，下肢-体幹-上肢-顔面に対応した錐体路起始神経細胞が配列していることが明らかとなっており，この分布を体部位局在 somatotopic organization という（図1）．顔面と上肢の割合が大きいのが特徴である．

　中心前回の神経細胞のうち，錐体細胞と呼ばれるグルタミン酸興奮性細胞から出た軸索は，内包，大脳脚，橋底部縦束，延髄錐体，錐体交叉，脊髄側索（前索）へと下行する．中心前回の錐体細胞のうち，特に5層に存在する Betz 細胞と呼ばれるものは，他の錐体細胞が10～50μmであるのに対し，100～120μmにも及び，脊髄まで下行する軸索を有している．なお，Betz 細胞以外の5層に存在する中型および小型の錐体細胞からも錐体路を構成する線維は出ている．

　脊髄前角細胞に伝導された刺激は，脊髄前角細胞から脊髄前根，脊髄神経を経由して，末梢の随意筋に到達し，筋収縮を起こす（図2）．

2 ▶ 皮質脊髄路と皮質核路の機能

I. 皮質脊髄路 corticospinal tract

　皮質脊髄路は，中心前回から延髄錐体まで下行するが，ここで大きく2つの経路に分かれる．その線維の大部分は錐体交叉で反対側に交叉して，対側の脊髄側索内をさらに下行する（錐体側索路，外側皮質脊髄路）．一方，交叉しない線維はその

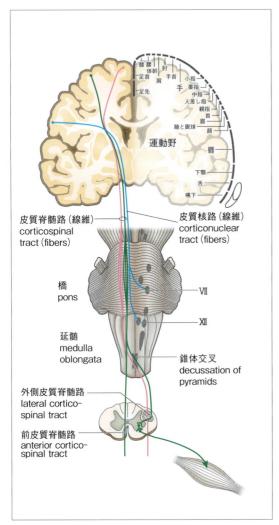

図1　錐体路

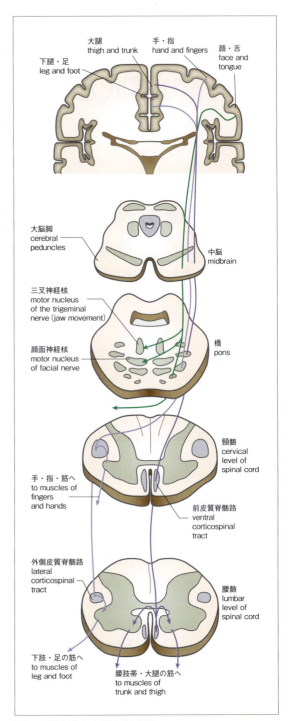

図2　錐体路の刺激伝達経路

まま同側の脊髄前索を下行する（錐体前索路，前皮質脊髄路）が，目的である脊髄前角細胞に到達する前に，少しずつ反対側に交叉していき，最終的に完全に交叉し，目的とする脊髄前角に達する．皮質脊髄路を構成する線維の多くは，介在神経細胞を介して間接的に脊髄前角細胞に影響を及ぼし，一部が直接，脊髄前角細胞に終止すると考えられている．

この経路のいずれのレベルで障害が生じても，錐体路障害に基づく神経徴候（錐体路症候群）が出現する．重要なのは交叉するレベルであり，特に大部分の線維が交叉する延髄錐体の尾側にある錐体交叉が重要である．錐体交叉より吻側（上方）では，障害部位と対側に麻痺（運動障害）が出現し，錐体交叉より尾側では障害側と同側に麻痺が出現する．

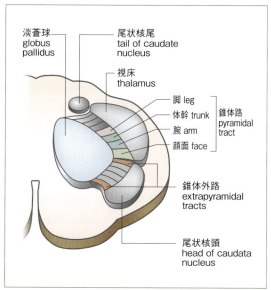

図3 内包レベル

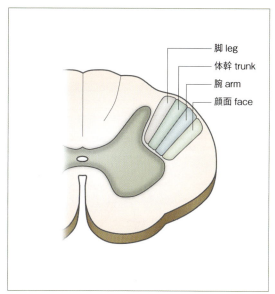

図4 中脳レベル（大脳脚）

1. 各レベルでの錐体路の位置

1）内包レベル（図3）

内包後脚を錐体路は下行する。脳幹運動神経核に終止する顔面を支配する皮質核路は内包後脚の吻側部分を下行し、皮質脊髄路は内包後脚中央1/3を主として下行する。運動野での体部位局在はそのまま維持され、吻側から上肢、体幹、下肢の順の配列したまま、下行する。血管障害や腫瘍などで内包レベルが障害された場合はこの配列を覚えておくと、どの部位に強く麻痺が出現するかが理解しやすい。

2）中脳レベル（大脳脚）（図4）

錐体路は中脳では大脳脚中央部を下行する。内包後脚レベルで認められた顔面～下肢までの体部位局在性は保たれており、大脳脚内側部が前頭葉から脳幹運動神経核に終止する、顔面を支配する皮質核路が下行し、大脳脚中央部は皮質脊髄路が下行する。ちなみに大脳脚外側部は、側頭葉および後頭葉から脳幹に下行する線維が走行している。

3）脊髄レベル（図5）

脊髄では錐体交叉で反対側に出た外側皮質脊髄路は錐体交叉では交叉せずに、同側を下行する前皮質脊髄路の2系統が錐体路を構成する。前者が皮質脊髄路の大部分を占める。体部位局在はここ

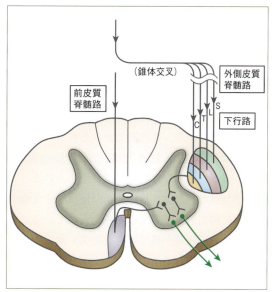

図5 脊髄レベル

でも保たれており、内側が頸髄、外側が腰仙髄に対応していると考えられている。前皮質脊髄路は脊髄まで下行してから各髄節で対側に交叉するが、ほとんどは頸髄レベルまでと考えられている。

2. 錐体路症候群

錐体路の走行がどのレベルであれ、傷害（切断）されるとみられる症状を錐体路症候群という。正確には錐体路以外の大脳皮質レベルの障害でも生じることが知られているが、ここでは普及してい

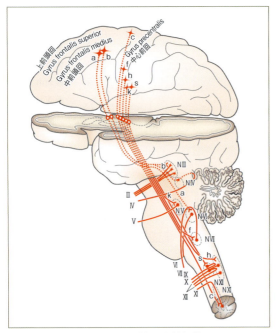

図6　皮質核路と随意運動性の脳神経核

る広義の錐体路症候群として用いる．

　臨床的に最も頻度が高いのは内包レベルの脳血管障害であるが，脳幹，脊髄のいずれで傷害されても症状はみられる．運動神経細胞を支配する線維であることから，運動麻痺がみられるのは当然であるが，深部反射の亢進，筋緊張の亢進，Babinski徴候など特徴的な症状が認められる．

　深部反射の亢進は，錐体路が深部反射を生じる反射弓に抑制的に機能すると考えられていることから，この抑制系が機能低下（消失）するために生じると考えられている．

　Babinski徴候は，足底外側縁を踵近傍から第一趾基部まで，先端の比較的細いもので擦りあげた際に，第一趾が背屈し，趾の間隔が広がる現象で，錐体路障害を示す最も有名な症候である．ここで注意すべき点は，Babinski徴候がみられれば必ず錐体路の障害が存在するかというと，必ずしもそうではない点である．多系統萎縮症では病理学的に大径線維が減少する錐体路変性は明らかでないが，臨床的にBabinski徴候を認めることは多く，1対1の対応ではないことも重要な点である．一方で，皮質脊髄路が障害される代表的疾患である筋萎縮性側索硬化症で，Babinski徴候がみられない場合があることを，多くの神経内科医が経験している．錐体路が病理学的に傷害されていても，必ずBabinski徴候がみられるというわけでもない．

II. 皮質核路（皮質延髄路）corticobulbar tract

　錐体路を構成する線維の一部は，中脳レベルで主要路から分かれて，より背側を下行して，脳幹に存在する運動性の脳神経核や近傍に存在する網様体に終止する．一部は交叉し，一部は非交叉のまま終わる．この線維が終止する随意運動性の脳神経核は，第Ⅴ脳神経（三叉神経），第Ⅶ脳神経（顔面神経），第Ⅲ・第Ⅳ・第Ⅵ脳神経（動眼・滑車・外転神経）と第Ⅻ脳神経（舌下神経）である．

　これらの脳神経核から出た神経線維は運動性脳神経となり，それぞれが支配する随意筋に到達して筋収縮を引き起こす（図6）．

　原則的には，一側の大脳皮質中枢から発した線維が脳幹の両側の脳神経核を支配しているため，一側の皮質病変で完全な麻痺をきたすことはない点が最大の特徴である．しかし，例外もあり，開閉口や頬部の表情筋を支配する下部顔面神経を支配する神経核と舌下神経核は，対側の皮質中枢のみから支配される．

　これらの皮質から脳神経核への線維を皮質核路と呼ぶ．錐体路を厳密に定義する場合は皮質脊髄路のみを指すが，慣用的に皮質脊髄路とこの皮質核路を併せて，錐体路と呼んでいる．

眼球運動

　皮質核路の中でも重要な役割を担っているのが，眼球運動に関する伝導路である．前頭眼野（第8野）から発した線維は他の錐体路線維と合流して，内包後脚の腹側を走り，第Ⅲ脳神経（動眼神経），第Ⅳ脳神経（滑車神経），第Ⅵ脳神経（外転神経）核に終わる．これらの眼球運動神経核は両側前頭眼野（第8野）で支配されており，例えば，一側の前頭眼野（第8野）が障害されると，障害された側に両側の眼球は偏位し，これを共同偏視という．

（山崎峰雄）

2）代表的疾患の神経機能解剖アプローチ

脳梗塞

1 ▶ 機能解剖

錐体路は，大脳中心前回の一次運動野（Brodmann第4野）から始まり，内包後脚を経て中脳の大脳脚，橋底部，延髄を通り，延髄下部で大部分（約80〜90％）が対側に移行（錐体交叉），さらに，脊髄側索を下行して前角細胞へ達する．これを外側皮質脊髄路というが，この経路のどこが障害されても中枢性の運動麻痺が起きる．左右の錐体路は延髄レベルで錐体線維が交叉するため，大脳の病変側と症状の出る側が逆になる．また，錐体交叉より下部の伝導路傷害では同側に運動麻痺が生じる（例えば，延髄下部や脊髄，小脳の梗塞による障害では，障害側の同側に運動麻痺が生じる）．

以下に，脳梗塞によって生じる代表的な錐体路の障害部位と症状を示す．

1. 前頭葉皮質の障害

前頭葉運動領野内での中枢の局在は「目でみる錐体路のアウトライン」図1b）のように，中心前回の背内側部では下肢，外側部の上方では上肢，下方では顔面，舌というような神経支配領域となっており，おのおの離れて存在しているため，上・下肢は同時には侵されにくい．よって，運動麻痺は上肢または下肢の単麻痺の型や手指に限局したもの，肩に限局したもの，構音障害のみのものなど，中心前回での障害部位に応じた運動障害を呈してくる．

2. 放線冠・内包の障害

大脳皮質から下行する運動線維は，皮質下白質を経て放線冠や内包へと集束してくるため，小さな病巣であっても上・下肢が同時に麻痺する．これらの麻痺は，通常は上肢のほうが下肢の麻痺より重度であり，さらに上・下肢の麻痺に加え中枢性の顔面神経麻痺や構音障害を伴うこともある．放線冠および内包における皮質脊髄路（錐体路）の位置については，内包後脚を4等分に分けた際に，放線冠から内包への移行部のレベルでは後脚の前半分（前方1/4〜2/4までの部分，図1A）に位置しているが，視床外側を通過する際に前方から後方部分（図1B, C）へシフトし，さらに視床の下部レベル（図1D）になると，個人差もあるが後脚の最後尾の1/4を通る場合もある[1]．また，側脳室水平断面レベルでは内包後脚の中央部を，視床の下部レベルでは後方1/3を通るという報告[2]もあるが，いずれにしても，内包後脚における錐体路の走行部位は水平断面レベルにより異なり，下方に移るにしたがって後方に移動する．また，上肢を支配する線維群は下肢を支配する線維群より（長軸に沿って）前方を走行している[3]．

3. 脳幹の障害

脳幹の障害による片麻痺は病巣と反対の側にみられ，障害部位によっては障害側と同側の脳神経麻痺を伴う（交叉性片麻痺）．

脳幹における錐体路の位置については，大脳脚を内側から4等分に分けると，中脳の大脳脚の吻側レベルでは，約3/4の部分に位置しているが，尾側では橋底部（橋腹側部）に入る直前で2/4の部分へと前方へシフトする（図1E）[1]．さらに橋底部では縦走する線維束群として比較的広範囲に広がり，橋核と横走線維群の間を下行する．その間，上肢を支配する線維は内側に，下肢を支配する線維群は外側に位置する．延髄に入ると再び集束し，錐体束として腹側部を形成して下行し，延髄下部にて左右に交叉する．

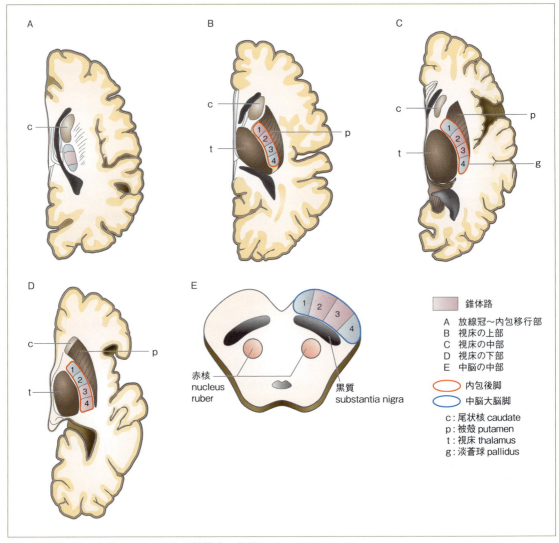

図1 内包後脚・中脳大脳脚における錐体路の位置（文献1，図2より作成）

2 ▶ 病因論

　脳卒中strokeは錐体路障害の最大の原因であり，急速に重度の障害をもたらすことの多い救急疾患である．脳卒中の各分類における発症率で最も高いのが脳梗塞cerebral infarction（約60％）であり，多くの場合，動脈の閉塞により神経細胞が酸素不足に陥り死滅することで，さまざまな機能障害がもたらされる．脳梗塞は発症機序により，血栓性，塞栓性，血行力学性の3型に大きく分類される（図2aは塞栓性，図2b〜eは血栓性）．血栓性の梗塞は通常は血管の動脈硬化に基づいて発症し，塞栓性の梗塞は心臓内血栓や大血管の壁在血栓の剝離などで運ばれてきた栓子が脳血管を閉塞する．また，脳動脈の主幹部に重度狭窄や閉塞が存在する場合に，血行力学的にその境界領域に虚血をきたすこともある．

3 ▶ 画像

　図2-1，2を参照．

4 ▶ 臨床のポイント

　脳梗塞の診療において大切な点は，発症時に的

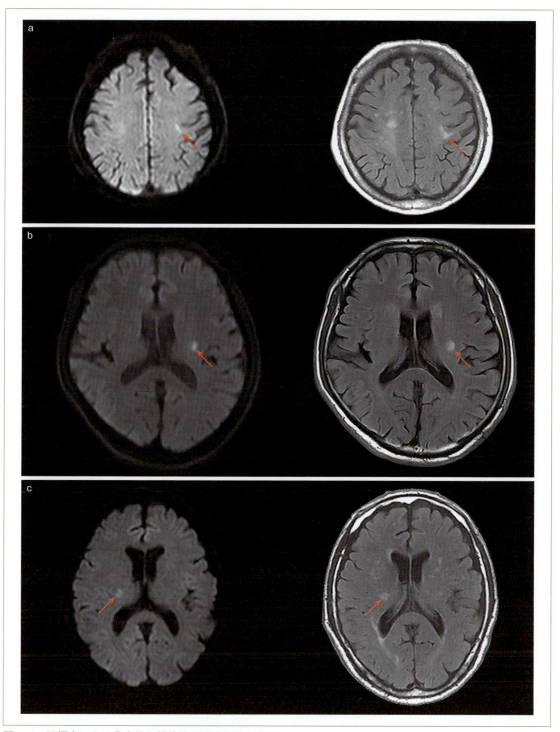

図 2-1　脳梗塞による代表的な錐体路の障害部位と症状

a. 86歳女性，右利き．右上肢の運動麻痺をみる．左中大脳動脈領域で中心前回に限局性梗塞をみる(→)．塞栓性梗塞と思われる．左：拡散強調像でみられる梗塞巣は，右：FLAIR強調像でも確認することができる(→)．

b. 70歳男性，右利き．右不全片麻痺(上肢に強い)，右顔面麻痺，構音障害を呈している．左放線冠領域に梗塞をみる(→)．左：拡散強調像，右：FLAIR強調像．

c. 70歳男性，右利き．左不全片麻痺，構音障害を呈している．右内包後脚(視床の上部レベル)に梗塞をみる(→)．左：拡散強調像，右：FLAIR強調像．

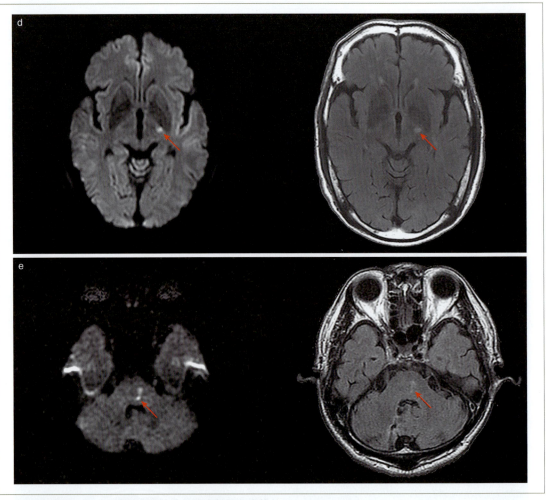

図2-2　脳梗塞による代表的な錐体路の障害部位と症状
d. 61歳男性，右利き．右不全片麻痺（下肢に強い），右顔面感覚障害，構音障害を呈している．左内包後脚（視床の下部レベル）～視床外側に梗塞をみる（→）．左：拡散強調像，右：FLAIR強調像．
e. 64歳男性，右利き．右片麻痺，左下部顔面麻痺，構音障害を呈している（交叉性片麻痺）．左橋内側に梗塞をみる（→）．左：拡散強調像，右：FLAIR強調像．

確な神経学的診察を行って梗塞部位を推測し，画像検査を用いて診断を確定したうえで，迅速に治療を進めることである．特に単麻痺は限局性の大脳皮質運動野の障害によって出現してくると考えられるため，急性期では頭部CTのみによる診断は困難なことも多く，脳MRI拡散強調像やFLAIR像を用いた病巣の確認が有用である．また，一見，単麻痺にみえる場合でも片麻痺の存在が明らかとなることが少なくないため，注意深く診察することが大切である．

引用文献
1) Ross ED：Localization of the pyramidal tract in the internal capsule by whole brain dissection. Neurology 1980；30：59-64.
2) Kretschmann HJ：Localisation of the corticospinal fibers in the internal capsule in man. J Anat 1988；160：219-225.
3) Holodny AI, Gor DM, Watts R, et al：Diffusion-tensor MR tractgraphy of somatotopic organization of corticospinal tracts in the internal capsule：initial anatomic results in contradistinction to prior reports. Radiology 2005；234：649-653.

（仁藤智香子）

2）代表的疾患の神経機能解剖アプローチ

筋萎縮性側索硬化症

1 ▶ 機能解剖

　錐体路は，前頭葉の中心前回（一次運動野）Ⅴ層に存在するBetz細胞の神経線維であり，①脊髄の二次運動神経細胞（前角細胞）に至るまでの神経線維である皮質脊髄路（狭義の錐体路）と，②脳幹の運動神経核に至る神経線維である皮質延髄路により構成される．図1に一次運動野の機能分布と錐体路の走行を示す．筋萎縮性側索硬化症amyotrophic lateral sclerosis（ALS）では一次運動神経細胞であるBetz細胞と錐体路，二次運動神経細胞である脊髄の前角細胞と脳幹の運動核の神経細胞が選択的に広範に障害されるのが特徴で，脳占拠性病変による錐体路障害とは異なり，同時に感覚路，錐体外路，自律神経障害などの障害が生じにくく，経過中に両側性の障害をきたすのが特徴である．

　一次運動神経細胞の役割は二次運動神経細胞を介する随意運動の制御であり，錐体路障害では筋力低下よりも運動の巧緻性障害が特徴的であるが，ALSでは二次運動神経細胞障害が加わるので筋力低下も機能障害の原因となる．

　ALSでは両側性の皮質延髄路障害により仮性球麻痺が生じ，延髄の疑核・舌下神経核などの神経変性では球麻痺が生じうるので嚥下障害・構音障害が認められる．脳幹の二次運動神経細胞障害により舌筋や頸部の筋に筋力低下，筋萎縮，筋線維束性収縮を生じる．

　脳幹の運動神経細胞のうち，眼球運動に関しては障害されにくいことが特徴で，長期人工呼吸管理例を除き眼筋麻痺は生じない．

　錐体路障害により脊髄での反射が抑制から解放され，腱反射亢進，痙縮，病的反射の出現といった徴候を認める．仮性球麻痺を伴うと軟口蓋反射の消失，下顎反射の亢進を認める．

　近年の研究結果では，球麻痺症状が主体の病型において脳梁，皮質橋小脳路，側頭前頭の連合線維など大脳広範に変性を生じていることが知られ，球麻痺型での認知機能障害，感情失禁や強制泣き・笑いなどの症候の背景になっている．

2 ▶ 病因論

　ALSの病因はいまだ解明されていない．神経病理学的にALSにおいて，変性した運動神経細胞の細胞質内封入体にTAR DNA-binding protein of 43 kDa（TDP-43）がユビキチン化・リン酸化されて凝集体として存在し，孤発性のほか遺伝性ALSの一部でも同じ病理変化を生じる[1]．前頭側頭葉変性症 frontotemporal lobar degeneration（FTLD）の一部で同様の共通した病理変化があり，ALSとFTLD相互に臨床像が重なるグループがあるなど，表現型の違う共通した病態である可能性が示唆されている．

　家族性ALSの一部でFUS/TLSの遺伝子変異が存在するが，TDP-43とFUSはともにRNA結合蛋白であり，細胞内封入体で凝集体を形成している．他にも病的な凝集体形成を促進する蛋白質や遺伝子変異も発見されている．ALSではRNA結合蛋白の異常で生じる転写機能の障害や，病的な凝集体による細胞死などが発症誘因として想定されている．

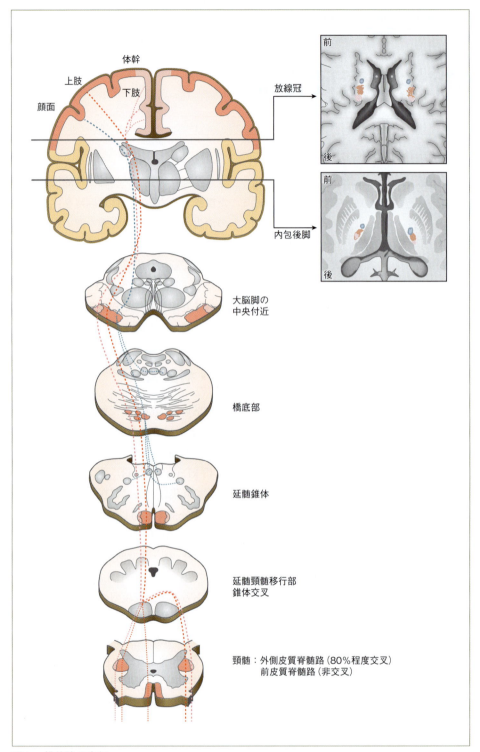

図1 錐体路の走行
放線冠・内包後脚では顔面・上肢・下肢の順に前後に下行.
皮質延髄路では橋・延髄で顔面神経核・疑核・迷走神経背側核・舌下神経核に至る(両側性).

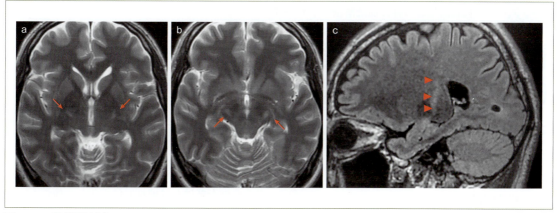

図2　40歳代男性例
a. 内包後脚，b. 大脳脚T2強調像水平断面で錐体路に一致した高信号，c. FLAIR像矢状断面で錐体路に一致した高信号．

3 ▶ 画像

　頭部MRIでは錐体路に一致してT2強調像，FLAIR像で高信号病変，運動野ではT2強調像の信号低下を認めることがあるが，健常高齢者にも認められ，非特異的で臨床病期との関連性もない．プロトン密度強調像でも錐体路に特異的な高信号を認めるが，病初期では感度が低く経過とともに感度が高くなる[2,3]（図2）．

　ALSにおいて拡散テンソルMRIでは放線冠から脳幹にかけ錐体路に一致してFA値低下，MD値上昇が認められ，上位運動神経細胞障害の臨床的指標や神経生理学的検査と相関する[4]．球麻痺型では白質広範にFA値低下が指摘されている．このほか，T1強調像での定量像で運動皮質の萎縮を指摘する報告や，MRSで中心前回のNAA/Cr比の低下が有意で臨床重症度と相関する[5]．

4 ▶ 臨床のポイント

　ALSでは，下位運動神経細胞症状が主体で錐体路徴候がない場合にプロトン強調像の異常高信号は感度が低い反面，検出されれば上位運動神経細胞障害を示唆するので診断の補助になりうる．一方で，脳血管障害や頸髄病変などによる錐体路障害の可能性がないか頭部・頸髄MRIで鑑別することも重要である．

引用文献

1) Rothstein JD：Current hypotheses for the underlying biology of amyotrophic lateral sclerosis. Ann Neurol 2009；65（suppl 1）：S3-9.
2) Charil A, Corbo M, Filippi M, et al：Structural and metabolic changes in the brain of patients with upper motor neuron disorders：a multiparametric MRI study. Amyotroph Lateral Scler 2009；10：269-279.
3) Hofmann E, Ochs G, Pelzl A, et al：The corticospinal tract in amyotrophic lateral sclerosis：an MRI study. Neuroradiology 1998；40：71-75.
4) Iwata NK, Aoki S, Okabe S, et al：Evaluation of corticospinal tracts in ALS with diffusion tensor MRI and brainstem stimulation. Neurology 2008；70：528-532.
5) Mitsumoto H, Ulug AM, Pullman SL, et al：Quantitative objective markers for upper and lower motor neuron dysfunction in ALS. Neurology 2007；68：1402-1410.

（馬場泰尚）

2）代表的疾患の神経機能解剖アプローチ

脊髄性進行性筋萎縮症（脊髄性筋萎縮症Ⅳ型）

1 ▶ 機能解剖

　運動ニューロンが一次的に障害される神経変性疾患は運動ニューロン疾患 motor neuron disease（MND）と総称される．代表的なMNDとして筋萎縮性側索硬化症 amyotrophic lateral sclerosis（ALS）が挙げられる．標準的な診断基準において，ALSの診断には上位および下位運動ニューロン症候がともに認められることが必要とされる．下位運動ニューロン症候のみを認めるMNDの一部は単一遺伝子病であり，*SMN1*遺伝子異常による spinal muscular atrophy（SMA）や*androgen receptor*遺伝子異常による spinal and bulbar muscular atrophy（SBMA）が含まれる．その他の，成人発症で下位運動ニューロン症候のみを呈するMNDに対して，以下の複数の呼称が存在する．

　脊髄性進行性筋萎縮症 spinal progressive muscular atrophy（SPMA）は旧厚生省の研究事業において用いられていた名称であるが，2009年以降，厚生労働省の特定疾患認定対象に追加される際に，脊髄性筋萎縮症Ⅳ型という用語が用いられることになった．世界的には，成人発症の下位運動ニューロン障害型MNDを progressive muscular atrophy（PMA）と呼ぶことが多い．

　進行性の下位運動ニューロン変性，脱落により四肢・体幹の筋萎縮，筋力低下，構音障害・嚥下障害などの球症状，舌萎縮，呼吸筋力低下，全身の骨格筋の線維束性収縮 fasciculation をきたす．臨床的に腱反射亢進や痙性などの上位運動ニューロン症候を呈さないことがSPMAの特徴である．ただし，病理学的に上位運動ニューロンの変性がもしあったとしても，下位運動ニューロン変性による症候が強ければ腱反射は消失し，痙性も認めがたくなる（図1）．したがってALSとの異同が常に問題となる．

2 ▶ 病因論

　臨床的にSPMAであっても剖検例の神経病理所見では，過半数の例で錐体路の変性があったこと[1]が示されている．また，残存脊髄前角細胞にALSに特異的とされるBunina小体やユビキチン陽性封入体を認める例がある．したがってALSと同一の病態である例が相当数存在すると考えられる．一方で病理所見においても錐体路変性をほぼ認めない例も存在する．

3 ▶ 画像

　図2に両手のび漫性筋萎縮を示す．

4 ▶ 臨床のポイント

　遺伝子異常陽性例以外では，MNDであることを特異的に示すことのできる検査はいまだに存在せず，診断には臨床症候の的確な評価と徹底的な除外診断が重要である．MNDと診断した場合，診療，介護，療養支援体制構築にあたっては，ALS患者と同様の対応が必要である．亜型として筋萎縮，筋力低下が両上肢に長くとどまる flail arm syndrome や下肢遠位にとどまる flail leg syndrome の存在が知られている．

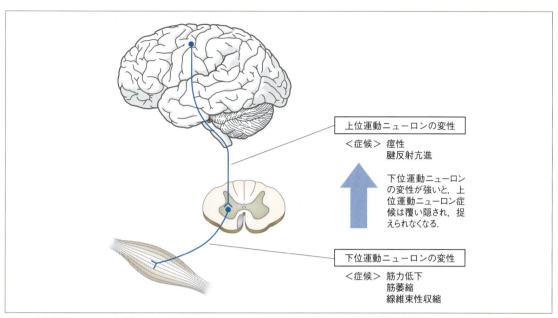

図1　運動ニューロン変性による症候

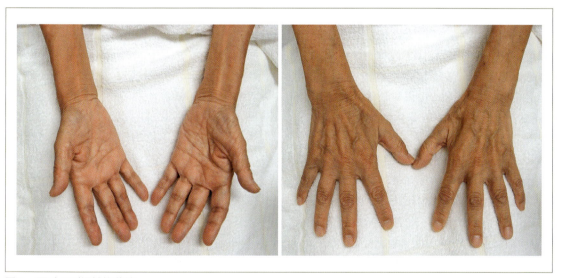

図2　両手のび漫性筋萎縮

引用文献

1) Ince PG, Evans J, Knopp M, et al：Corticospinal tract degeneration in the progressive muscular atrophy variant of ALS. Neurology 2003；60：1252-1258.

（熱田直樹）

2）代表的疾患の神経機能解剖アプローチ

副腎白質ジストロフィー

1 ▶ 機能解剖

　副腎白質ジストロフィーadrenoleukodystrophy（ALD）は副腎不全と中枢神経系の脱髄を主体とし，X染色体連鎖劣性遺伝形式をとる遺伝性疾患である．病型は侵される部位により，①大脳型，②副腎脊髄末梢神経型adrenomyeloneuropathy（AMN），③小脳脳幹型，④副腎不全型，⑤無症候性に大別され，さらに大脳型は発症時期により，小児型，思春期型，成人型の3つに分けられる[1]．大脳型の典型例では，後頭葉の側脳室周囲から脳梁にかけての白質に病変を認め，特に視覚路（視索，外側膝状体，視放線，Meyer's loop）（図1），聴覚路（内側膝状体，下丘腕，外側毛帯，台形体）（図2），錐体路（内包，大脳脚，脳幹）が系統的に侵される．

　病変は一般に左右対称性で連続性がある．病変部位と正常部位の境界部は造影されることがあり，造影される場合は進行が早い．小児大脳型では3〜10歳で，視力障害・聴力障害にて発症する．実際はこれらを反映し，学業成績低下，呼びかけに振り返らないなどの変化で疾患に気づくことが多い．70〜80％で症状は進行性であるが，10％の症例では症状の進行が停止する．大脳型には思春期，成人期に発症するものがある．

　AMNは成人期で発症し，緩徐に進行する．脊髄を主に侵し，痙性歩行を主症状とする．画像にて錐体路の変化を認めることは少ない．軽度の末梢神経障害，インポテンツを伴う．経過中，副腎不全や大脳白質病変を合併しうる．副腎不全型は小児期に発症し，Addison病のみを示すが，ほとんどの症例で経過中に神経症状をきたす．小児脳

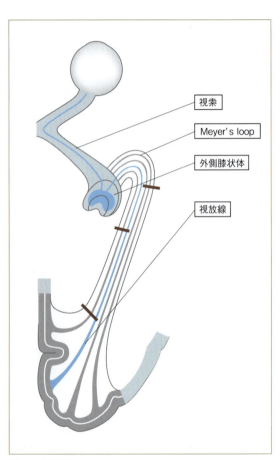

図1　視覚路

幹型は思春期以降，もしくは成人期において，小脳および脳幹を中心に侵し，徐々に大脳型に移行する．女性保因者の一部は四肢腱反射の亢進や下肢の感覚障害などの脊髄症状，大脳症状，AMN様の症状をきたすが，一般的に軽度である．

2 ▶ 病因論

　X染色体上にコードされているABC輸送体蛋

白 *ATP-binding cassette transporters* 遺伝子（ABCD1）の異常により引き起こされ，その発現産物はペルオキシソーム（→メモ1）の膜上で極長鎖脂肪酸VLCFAの取り込みを行う．同じ遺伝子異常でも表現型は異なる．

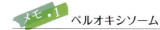

ペルオキシソームとはすべての真核細胞がもつ細胞内小器官である．ミトコンドリアとならび酸素を消費する．独自の酵素系をもち，脂肪酸分子の分解を行っている（β酸化）．ミトコンドリアも脂肪酸の分解を行うが，ペルオキシソームでは炭素数が23以上の極長鎖脂肪酸のβ酸化を行っている．

3 ▶ 画像

大脳白質の脱髄を反映し，T2強調像において高信号領域として描出される．図3，4に特徴的なMRI像を示す．大脳型の典型例では，脳梁から始まり，大脳半球白質に広がっていく．後頭葉の病変は視覚路，聴覚路を好んで侵す．10％の症例では前頭葉から伸展する．造影効果を認める症例は予後不良である．MRIにおける病変の評価方法にLoes scoreがある．好発する視覚路や聴覚路など34ヵ所の病変の有無をスコアリングしたものであり，重症ほど点数は高くなり，神経心理学検査の重症度や移植後の予後とよく相関する．AMNでは脊髄の萎縮が指摘されている．

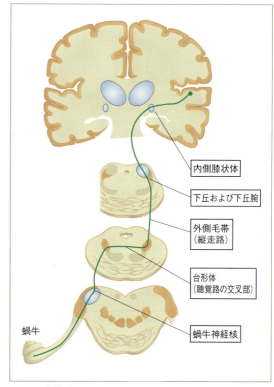

図2　聴覚路

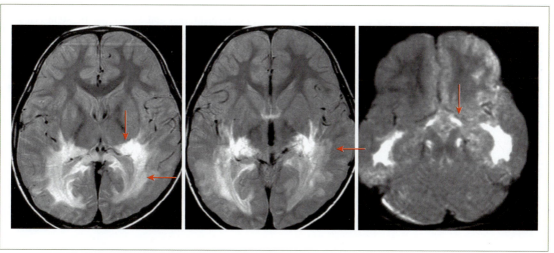

図3　視覚路を侵したFLAIR像
矢印は左から外側膝状体と視放線，Meyer's loop，視神経．

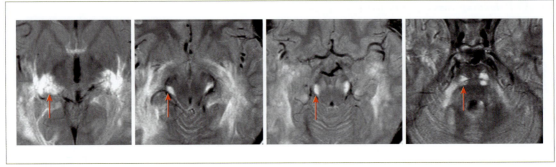

図4 聴覚路を侵したFLAIR像
矢印は左から内側膝状体，下丘腕，外側毛帯，台形体．

4 ▶ 臨床のポイント

小児大脳型では亜急性に視覚路や聴覚路を侵すことが多く，学業成績低下により発症が推測されることもあるため，神経局所症状は気づかれにくい．家族歴の聴取や詳細な診察を行って診断する必要がある．

1．診断

診断は血清中の極長鎖脂肪酸（C24：0，C25：0，C26：0）の増加により証明することができる（民間検査機関で可能）．C22：0との比で示され，遺伝子変異のある男性では未発症時でも正常者に比べて2～3倍以上になる．保因者では正常者との重なりがあるため，遺伝子診断が必要な場合がある．

2．治療

副腎皮質ホルモン補充療法としてステロイドを投与するが，神経症状に対しては無効である．オレイン酸（C18：1）とエルカ酸（C22：1）を4：1の割合で混ぜたLorenzo's oilの服用により，血中VLCFAの値を下げることができる．

本治療は，未発症小児の大脳型への進展を抑制する効果があるとされているが，一旦発症した神経症状の進行は抑制することができない．小児大脳型ALDに対しては造血幹細胞移植が有効であり，長期予後も改善する．

本治療は進行を停止させるのみなので，施行後もしばらくは症状が進行する．さらにドナーが見つかるまでの期間の問題があるため，早期の診断と治療介入が重要である[2]．

引用文献

1) Moser HW, Loes DJ, Melhem ER, et al：X-Linked adrenoleukodystrophy：overview and prognosis as a function of age and brain magnetic resonance imaging abnormality. A study involving 372 patients. Neuropediatrics 2000；31：227-239.
2) Cartier N, Aubourg P：Hematopoietic stem cell transplantation and hematopoietic stem cell gene therapy in X-linked adrenoleukodystrophy. Brain pathol 2010；20：857-862.

〈伊藤　岳・小野寺　理〉

2）代表的疾患の神経機能解剖アプローチ

Wallerian degeneration of the corticospinal tract

1 ▶ 機能解剖

1. 皮質脊髄路

「目でみる錐体路のアウトライン」で詳しく述べられているように，皮質脊髄路 corticospinal tract は大脳皮質錐体細胞から脊髄にかけて走行する軸索の伝導路である．ほとんどが運動神経細胞の軸索で大脳皮質から延髄までは1本の束で，脊髄－延髄境界で皮質脊髄路の軸索が交叉して形成する構造が錐体形をしており，錐体路 pyramidal tract ともいわれる．

顔面領域の一次運動野から対側の脳神経核までの伝導路である皮質延髄路は錐体を通らず，外側皮質脊髄路と前皮質脊髄路の2本に分かれている．皮質延髄路は大脳からの信号を脳幹にある脳神経の運動神経核に伝達しており，機能は皮質脊髄路と同じである．

2. Waller 変性の概念（図1）

中枢神経系の Waller 変性とは神経細胞や近位部の軸索の切断により，その部位より遠位の軸索・髄鞘が障害される現象である．英国の神経生理学者 Waller AV によって1851年に初めて発表され，彼の名にちなんで Waller 変性と命名された．

一次性 Waller 変性 primary Wallerian degeneration（順行性変性 anterograde degeneration）とは，神経細胞体や軸索の損傷により，損傷部位より軸索の遠位側に向かって変性が起こるものである．軸索や髄鞘は断裂し，やがて消失する．

一方，軸索に損傷を与えると，損傷部分より近位側（細胞体側）に変性が起こる．これを逆行性変性 retrograde degeneration という．強い逆行性変性のため細胞体が崩壊し，その結果，細胞体より遠位側（軸索終末側）に向かって軸索と髄鞘が崩壊することを二次性 Waller 変性 secondery Wallerian degeneration という．

一次性および二次性 Waller 変性における変性の方向は，いずれの場合においても，細胞体（中枢）側より軸索終末（末梢）側に向かう．

2 ▶ 病因論

脳出血，脳梗塞，外傷，手術などの物理的損傷，腫瘍に伴って認められる．Alzheimer 病，Parkinson 病など神経変性疾患や代謝異常などによっても引き起こされ，現在では細胞死とは独立した軸索自律的な変性メカニズムによって制御されていると考えられている[1,2]．

3 ▶ 画像（図2）

Waller 変性は障害された神経線維束が大きく表面に存在する部位，つまり大脳脚や橋における皮質脊髄路の変性は対側に比べて明らかな局所萎縮を示すため，CT でも容易に診断される[3]．MR では T2 強調像，FLAIR 像で皮質脊髄路に沿う高信号域としてより正確にとらえられる．

松村ら[4]は Waller 変性のうち，信号変化は発症後に最も早くて5週，萎縮は8ヵ月以後にみられたと報告している．Uchino ら[5]は拡散強調像で，発症1〜7日後に皮質脊髄路に一致した高信号が15〜23日後に消失した3例を報告し，早期の Waller 変性と脳梗塞との鑑別が必要と述べている．一般に成熟した軸索が損傷すると変性退縮し，軸索の再生は極めて起こりにくいと考えられてきたが，早期の Waller 変性では回復性があること

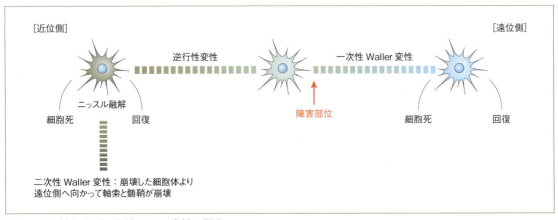

図1　一次性および二次性Waller変性の概念

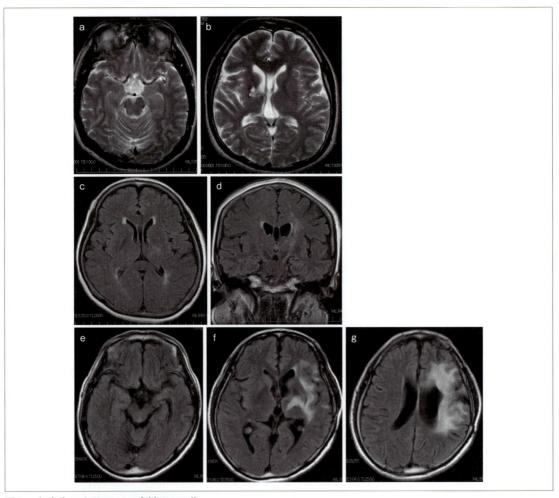

図2　各疾患によるWaller変性のMR像
a, b：40歳男性，5年前に脳内出血．
T2強調像で右被殻，内包膝部にヘモジデリン沈着と高信号域を伴う陳旧性出血巣，中脳右側の高信号域，右大脳脚萎縮がみられる．
c, d：61歳女性，2年前に脳梗塞．
FLAIR像で，左半卵円中心と錐体路に一致した高信号域と左大脳脚の萎縮がみられる．
e〜g：42歳男性，左前頭葉神経膠腫術後2.5年．
FLAIR像．左前頭葉皮質から半卵円中心，錐体路，視床に広範な高信号域と左大脳脚の萎縮がみられる．

が示唆されていると考えられる．

4 ▶ 臨床のポイント

　Waller変性による錐体路障害pyramidal tract disorderは主に上位の運動神経細胞障害症状を呈する．錐体路は随意運動の指令を伝え，上位運動神経細胞は延髄錐体交叉以下では脊髄側索または前索から脊髄前角細胞に達する．したがって錐体路のWaller変性と関連して，深部腱反射の亢進，痙性麻痺（筋緊張亢進），Babinski反射など病的反射の出現，手・指・足クローヌスなどがみられるWaller変性の範囲と神経障害はよく相関がみられ，Waller変性が広いほど片麻痺の重症度が強いと報告されている[6]．

引用文献

1) Coleman MP, Freeman MR：Wallerian degeneration, wld(s), and nmnat. Annu Rev Neurosci 2010；33：245-267.
2) 若月修二，荒木敏之：ユビキチン・プロテアゾーム系によって制御される軸索変性の分子メカニズム．生化学2012；84：463-471.
3) Stovring J, Fernando LT：Wallerian degeneration of the corticospinal tract region of the brain stem：demonstration by computed tomography. Radiology 1983；149：717-720.
4) 松村康正，福田照男，井上佑一ほか：waller変性のMR像―MRによるwaller変性出現時期の検討―．日本医学放射線学会雑誌1989；49：1168-1170.
5) Uchino A, Sawada A, Takase Y, et al：Transient detection of early wallerian degeneration on diffusion-weighted MRI after an acute cerebrovascular accident. Neuroradiology 2004；46：183-188.
6) Sonoda S, Tsubahara A, Saito M, et al：Extent of pyramidal tract wallerian degeneration in the brain stem on MRI and degree of motor impairment after supratentorial stroke. Disabil Rehabil 1992；14：89-92.

〈小野由子〉

2) 代表的疾患の神経機能解剖アプローチ

HTLV-1関連脊髄症（HAM）

1 ▶ 機能解剖

　HTLV-1関連脊髄症 HTLV-1-associated myelopathy（HAM）は，成人T細胞白血病・リンパ腫 adult T-cell leukemia/lymphoma（ATL）の原因ウイルスであるヒトT細胞白血病ウイルス1型 human T-cell leukemia virus type1（HTLV-1）の感染者の一部に発症する慢性炎症性神経疾患である．

　病理所見から，HAMの慢性炎症像は脊髄，特に胸髄中下部に認められる．水平断面では小血管周囲から脊髄実質にひろがる炎症細胞浸潤と周囲の髄鞘や軸索の変性脱落が左右対称性にみられ，罹病期間の長い例ではグリオーシスを形成する．こうした変化は脊髄の前索と側索に強くみられる[1]．それぞれ前皮質脊髄路と外側皮質脊髄路を含んでおり，両部位の変性がHAMの中核症状である錐体路障害（痙性対麻痺，深部腱反射亢進および病的反射の出現）の原因と考えられる．MRI所見は，急性期に胸髄・腰髄（時に頸髄）の腫大とT2強調像の髄内高信号，また大脳白質病変を認める場合があるが，多くの場合，有意な所見は認められない．慢性期には胸髄を中心とした脊髄の萎縮がしばしば認められる．

　臨床症状は，ほぼ100％出現する歩行障害のほかに，排尿障害が約90％，感覚障害が30〜50％に認められる．まれに排尿障害は強いが歩行障害は軽症な例を経験することから，脊髄の病巣の分布には個人差があることが推測される．発現頻度の高い排尿障害（神経因性膀胱）は病初期より認められることが多い．症状は頻尿，尿意切迫，尿失禁，排尿困難，尿閉と多彩で，刺激症状と閉塞症状が同時に存在することが特徴である．これは胸髄側索の変性による骨盤神経と陰部神経の核上性障害の可能性が指摘されている[2]．

2 ▶ 病因論

　HAMの病態の特徴はHTLV-1感染細胞に起因する過剰な免疫応答である．HAM患者ではHTLV-1感染細胞（主にCD4陽性T細胞）が増殖・活性化し，脊髄にはこの感染細胞や炎症細胞が浸潤している．最近，感染細胞が産生するインターフェロン©などにより活性化したアストロサイトが，ケモカインCXCL10/IP-10を産生し，感染細胞や炎症細胞を脊髄内へ遊走させていることが示された[3]．こうして形成された慢性炎症巣が周囲の脊髄組織を破壊変性させるためにHAMの脊髄障害が生じると考えられている．

3 ▶ 画像

　図1，2に示す．

4 ▶ 臨床のポイント

　早期の診断と治療介入が重要である．そのため，足がつっぱってもつれる，走ると転びやすい，といった下肢の運動症状や，尿閉，頻尿，繰り返す膀胱炎や便秘といった膀胱直腸症状の患者を診た場合，HAMの可能性を考える．症状の特徴から整形外科や泌尿器科を受診するケースも多い．診察により錐体路障害の所見が認められ，HAMの可能性が考えられる場合，血清中の抗HTLV-1抗体の有無をCLEIA法またはPA法でスクリーニ

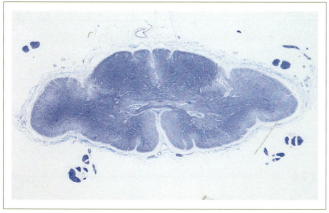

図1 HAM剖検症例の胸髄水平断面の髄鞘染色像（北海道大学 外丸詩野先生ご提供）
錐体路を含む側索と前索，後索の一部に左右対称性の髄鞘脱落と萎縮が認められる．

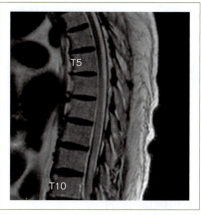

図2 HAM患者脊髄（矢状断面）のT2強調像
70歳男性．第5胸椎（T5）以遠の脊髄内部に高信号域を認め，同時に病変部脊髄の腫大も認められる．

ングし，陽性の場合はウエスタンブロット法で確認，感染を確定する．感染が確認されたら髄液検査を施行し，髄液の抗HTLV-1抗体が陽性の場合，他のミエロパチーをきたす脊髄圧迫病変，脊髄腫瘍，多発性硬化症，視神経脊髄炎などを鑑別したうえで，HAMと確定診断する．治療は，急速進行例に対してステロイドパルス療法が，緩徐進行例に対してはステロイド少量内服やインターフェロンαが用いられている．

引用文献

1) Izumo S : Neuropathology of HTLV-I-associated myelopathy (HAM/TSP) : The 50th Anniversary of Japanese Society of Neuropathology. Neuropathology 2010 ; 30 : 480-485.
2) 榊原隆次, 舘野冬樹, 矢野 仁ほか：脊髄損傷以外の疾患―多発性硬化症，脊髄梗塞などによる神経因性膀胱―. 泌尿器外科 2013 ; 26 : 139-144.
3) Ando H, Sato T, Tomaru U, et al : Positive feedback loop via astrocytes causes chronic inflammation in virus-associated myelopathy. Brain 2013 ; 136 : 2876-2887.

〔佐藤知雄・山野嘉久〕

2) 代表的疾患の神経機能解剖アプローチ

慢性トルエン中毒

1 ▶ 機能解剖

　ヒトの体中に取り込まれたトルエンの多くは代謝され，馬尿酸などとして尿中に排泄される．尿中馬尿酸濃度の測定によりトルエン曝露の生物学的モニタリングが可能であるが，健常者でも食物由来の馬尿酸排泄があることから，評価には注意を要する[1]．トルエンによる神経障害の詳細な機序は不明であり，病理学的にも中枢・末梢神経の軸索変性[2]，大脳・脳幹・小脳のび漫性脱髄，小脳プルキンエ細胞の脱落[3]などが報告されているが，一致した見解は示されていない．慢性トルエン中毒患者の認知障害については，認知障害の程度とMRI上の大脳白質病変の広がりとの間の関連性が指摘されている[4]．一方，認知障害を伴う慢性トルエン中毒患者に対してpositron emission tomography（PET）を施行したところ，脳酸素消費量（$CMRO_2$）と脳血流量（CBF）は両側大脳半球でび漫性に低下していたが，特に両側海馬における低下が大脳深部白質や視床に比べて著しかった（図1）．慢性トルエン中毒患者の認知障害の発症機序として，海馬を含めた大脳辺縁系の障害の関与も示唆される[5]．

2 ▶ 病因論

　慢性トルエン中毒患者の大部分は意図的曝露（乱用）であり，一部の職業性曝露の患者を除けば10代を中心とした若年者に多い．シンナー中毒の場合には，含有する他の有機物質による神経障害の検討も必要となる．

3 ▶ 画像

　頭部MRI所見として，（1）大脳，小脳のび漫性萎縮，T2強調像/FLAIR像における（2）内包後脚，橋底部の高信号，（3）視床の低信号，（4）中小脳脚，小脳白質の高信号，（5）大脳深部白質のび漫性，多巣性の高信号，が報告されている（図2）．MRIによる異常は，神経症状を呈する患者では高率に認められるが，神経症状のない慢性中毒患者には認められないことが多い[5]．頭部以外では脊髄病変に関する報告があり，錐体路徴候，髄節性感覚障害，深部感覚障害を呈した症例で，MRI T2強調像にて頸髄から上部胸髄の側索と後索に高信号が認められた[6]．

4 ▶ 臨床のポイント

　慢性トルエン中毒では，認知障害，精神症状，小脳性運動失調，錐体路徴候，不随意運動，末梢神経障害など多彩な神経症候が認められる．不随意運動としては，姿勢時・動作時振戦，ミオクローヌス，意図動作時運動過多 hyperkinésie volitionnelle などがみられる[7]．遠位尿細管性アシドーシスによる低カリウム血症に起因した周期性四肢麻痺様の症状も報告されている[8]．

　慢性の中毒患者では，薬物や有機物質の常習を訴えない患者も少なくない．神経症候や画像所見から慢性トルエン中毒が疑われた場合には，診察時に繰り返して尿中馬尿酸の測定を行うとともに，患者の生活状況や周囲の環境（容易にトルエンの入手が可能な状況にあるか）に関する情報提供を家族に求めることも重要である．

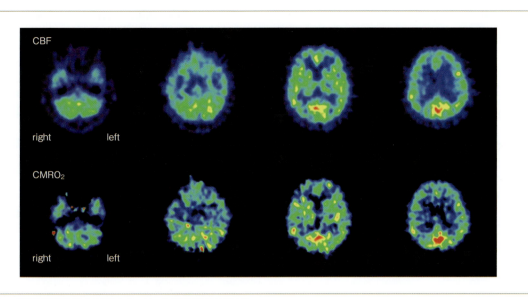

図1 認知障害を伴う慢性トルエン中毒患者のPET像
22歳男性．WAIS-Rは言語性IQ 62，動作性IQ 52，総合IQ 51．
CBFとCMRO₂はともに両側大脳半球でび漫性に低下しており，特に両側海馬では若年健常成人に対してCBF，CMRO₂とも61%の低下が認められた．

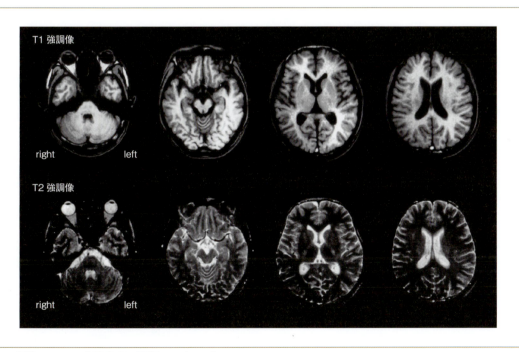

図2 慢性トルエン中毒患者の頭部MRI（0.5T）
22歳男性．吸引歴は6年．
T1強調像では明らかな異常所見はみられない．T2強調像では放線冠，内包後脚，橋底部に左右対称性の淡い高信号域を認める．また両側の中小脳脚にも高信号域が認められる．両側の視床は異常低信号を呈している．

引用文献

1) 伊規須英輝, 松岡雅人, 杉浦誠祐: トルエン中毒. 臨床と研究 2003; 80: 463-466.
2) Escobar A, Aruffo C: Chronic thinner intoxication: clinico-pathologic report of a human case. J Neurol Neurosurg Psychiatry 1980; 43: 986-994.
3) 新井公人, 得丸幸夫, 八木下敏志行ほか: 慢性トルエン中毒と随意運動時過動. Brain Nerve 1986; 38: 1181-1186.
4) Filley CM, Heaton RK, Rosenberg NL: White matter dementia in chronic toluene abuse. Neurology 1990; 40: 532-534.
5) 赫 寬雄, 長田 乾, 佐藤雄一ほか: 慢性トルエン中毒における知的機能低下と海馬障害との関連. 臨床神経学 1997; 37: 1010-1013.
6) 坂井利行, 本田 卓, 葛原茂樹: MRIで脊髄病変が描出された慢性トルエン中毒によるencephalomyelopathyの1例. 臨床神経学 2000; 40: 571-575.
7) 小島重幸, 平山恵造, 古本英晴ほか: 慢性トルエン中毒のMRI. 神経症候, 特に意図動作時運動過多の病変の考察. 臨床神経学 1993; 33: 477-482.
8) 神吉しづか, 高木理恵子, 紀平為子ほか: 周期性四肢麻痺様の筋力低下を反復した慢性トルエン中毒の1例. 神経研究の進歩 2002; 54: 427-430.

〔赫　寬雄・相澤仁志〕

1）正常の神経機能解剖

目でみる錐体外路のアウトライン

1 ▶ シェーマでみる錐体外路

- 錐体外路は，横紋筋を支配する体性運動神経系の中で，錐体路を除いたすべての運動経路の総称である．錐体路系と同様，錐体外路も神経細胞を介して最終的には脊髄前角の運動神経細胞と連絡する．錐体外路は運動調節により，細かい随意運動を可能にするとともに姿勢の保持にも関与する．錐体外路は，広義には大脳皮質と基底核，視床，脳幹，小脳，脊髄と連絡するすべての線維路を示し，大脳皮質と基底核，視床間の線維連絡，小脳求心系と遠心系が重要となる（図1）．狭義には，脳幹の神経核より起始して脊髄前角細胞と直接連絡する視蓋脊髄路，赤核脊髄路，前庭脊髄路，網様体脊髄路，オリーブ被蓋路などを示す（図2）．

- 大脳皮質，基底核および視床間のループ状の線維連絡（大脳皮質→基底核→視床→大脳皮質）には，直接経路と間接経路がある．直接経路は，大脳皮質→線条体→淡蒼球内節と黒質網様部→視床→大脳皮質からなり（図1緑線），間接経路は，大脳皮質→線条体→淡蒼球外節→視床下核→淡蒼球内節→視床→大脳皮質からなる回路である（図1茶線）．また，黒質緻密部のドーパミン神経細胞からの線条体への線維は，両者のバランスをとるのに重要であり，直接経路には興奮性に，間接経路には抑制性に働く（図1緑および茶線）．

- 小脳求心系には，大脳皮質と小脳間の線維連絡である皮質橋小脳路がある．皮質橋小脳路は，大脳皮質から内包を通り，橋核に至る皮質橋核路と，橋核から出た横走線維が対側の中小脳脚を通って小脳半球，虫部の皮質に至る橋核小脳路からなる（図1青線）．小脳遠心系には，小脳皮質から出た線維が小脳歯状核で中継された後，上小脳脚を通って，対側の赤核に終わる小脳赤核路がある．さらには，赤核からは視床を経て，大脳皮質の一次運動野に連なる（図1赤線）．これらは，大脳皮質の随意運動支配に対する小脳の調節作用として働く．

- 中心被蓋路は，赤核，網様体，淡蒼球からの線維を含み，脳幹の被蓋部を通って，同側の延髄の下オリーブ核に達する（図1桃色線）．オリーブ小脳路は，下オリーブ核から対側の下小脳脚を通って小脳皮質に達する（図1橙線）．なお，小脳歯状核，反対側の赤核，反対側の下オリーブ核を結ぶGuillain-Mollaretの三角は，障害されると軟口蓋の律動的な不随意運動である口蓋ミオクローヌスをきたす．

- 狭義の錐体外路に関しては，視蓋脊髄路は，中脳の上丘からの線維が交叉した後，反対側の脊髄前索を下行する（図2青線）．赤核脊髄路は，赤核からの線維が交叉した後，反対側の脊髄側索を下行する（図2赤線）．前庭脊髄路は，橋の前庭神経核から出た線維が同側の脊髄前索を下行する（図2緑線）．網様体脊髄路は橋と延髄の網様体から出て，同側の脊髄を前者は前索，後者は側索を下行する（図2黒線）．オリーブ脊髄路は，下オリーブ核から出た線維が，同側の脊髄側索を下行する（図2橙線）．これらの線維は，随意運動の制御，姿勢の保持や呼吸筋や膀胱括約筋の調節などに関連している．

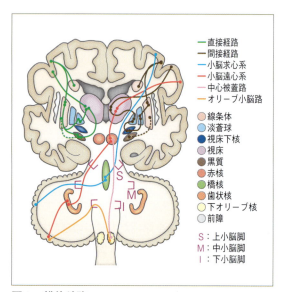

図1 錐体外路
大脳, 脳幹, 小脳間.

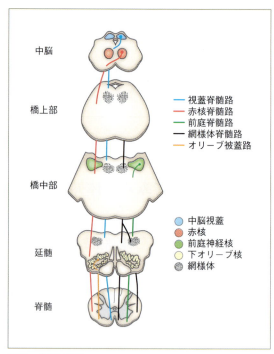

図2 錐体外路
脳幹脊髄間.

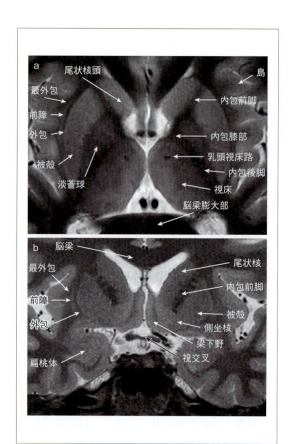

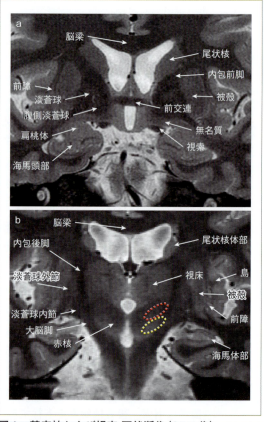

図3 基底核および視床 横断像および冠状断像 (STIR像)
a. 脳梁膨大部レベル横断像, b. 視交叉レベル冠状断像.

図4 基底核および視床 冠状断像 (STIR像)
a. 前交連レベル冠状断像, b. 赤核レベル冠状断像 (赤破線: 視床下核 黄破線: 黒質).

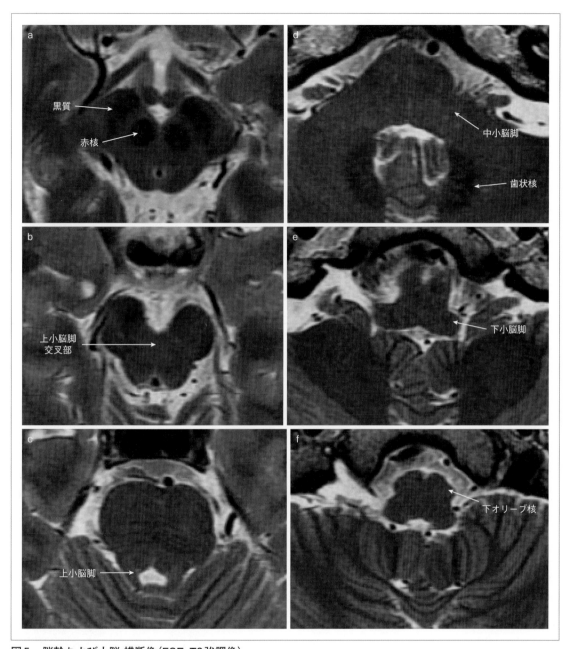

図5　脳幹および小脳 横断像（FSE-T2強調像）
a. 中脳赤核レベル，b. 中脳上小脳脚交叉部レベル，c. 橋上小脳脚レベル，d. 橋中小脳脚レベル，e. 延髄上端部レベル，f. 延髄下オリーブ核レベル．

2 ▶ 画像でみる錐体外路

- ▶大脳皮質と基底核，視床間の錐体外路は画像上同定できないが，立体的な位置関係を把握することは重要である．尾状核と被殻の間には内包前脚が存在し，内部には尾状核と被殻を連続する線状構造がみられる．尾状核頭部と被殻は下内側部で融合し，側坐核と呼ばれている（図3）．
- ▶基底核の冠状断像で前交連よりも下方に腹側淡蒼球，その直下に無名質が認められる．側坐

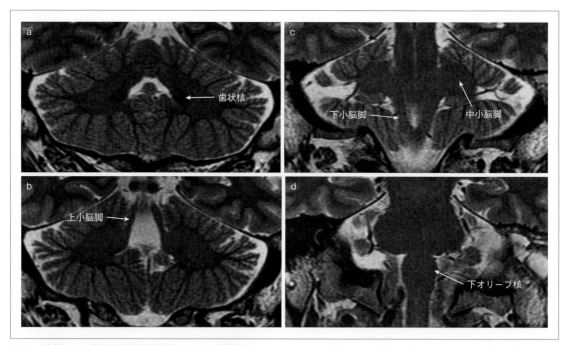

図6 脳幹および小脳 冠状断像（FSE-T2強調像）
a. 歯状核レベル，b. 上小脳脚レベル，c. 下小脳脚レベル，d. 下オリーブ核レベル．

核と無名質および前有孔質をあわせて腹側線条体という．視床下核は，T2強調像での同定は困難だが，short Tau inversion recovery（STIR）像では，AC-PC line に垂直な冠状断像において内耳道のレベルで，灰白質と等信号を示す黒質の頭側外側に，黒質よりもやや低信号を示すアーモンド形を示す構造として描出される（図4）．

▶脳幹および小脳の錐体外路に関連する構造のうち，黒質，赤核，小脳歯状核は，生理的な鉄の沈着を反映してT2強調像において低信号を示す．上小脳脚は，中脳および橋に，中小脳脚は橋に，下小脳脚は延髄にみられる．中脳の上小脳脚の交叉部は，T2強調像やFLAIR像の横断像において高信号を示すことが多く，病変と間違わないよう注意が必要である．Guillain-Mollaretの三角を構成するオリーブ小脳路（下オリーブ核から下小脳脚を通って対側の小脳皮質），小脳赤核路（小脳歯状核から上小脳脚を通って，対側の赤核）では，画像上，下小脳脚や上小脳脚の評価が可能であるが，中心被蓋路（赤核から同側の下オリーブ核）はMRIでルーチンに評価されるT2強調像やSTIR像などでは捉えることができない．狭義の錐体外路である脳幹の神経核から脊髄前角細胞に至る赤核脊髄路，視蓋脊髄路，前庭脊髄路，網様体脊髄路もまた，画像上，同定できない（図5，6）．

参考文献

1) 清木勘治：神経路（伝導路）．小解剖学書改訂第5版．金芳堂，p.447-459，1998．
2) Ben Greenstein, Adam Greenstein：運動系．カラー図解 神経の解剖と生理．第1版，訳/大石 実，メディカル・サイエンス・インターナショナル，p.178-207，2005．
3) 日向野修一：基底核・間脳．脳MRI 1. 正常解剖．第2版，高橋昭喜編著，学研メディカル秀潤社，p.62-90，2005．
4) 高杉麻利恵，小川敏英：深部灰白質．頭部画像解剖 徹頭徹尾．第1版，蓮尾金博編，メジカルビュー社，p.30-41，2013．

（松末英司）

1）正常の神経機能解剖

錐体外路の構成とその機能

1 ▶ 錐体外路の機能分類

1.「錐体外路」は概念的な名称

本書が神経内科の専門医を目指す若手医師の入門書としての性格がある以上，明記しておかなければならないことがある．前項の錐体路と異なり，「錐体外路」という神経路は解剖学的には実在しない，ということである（→メモ1）[1]．したがって，本項では「錐体外路」系の主役と考えられる大脳基底核の解剖・機能について論じる．

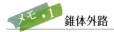
錐体外路

初めて"extrapyramidal motor system"と記載されたのは，後にWilson病と呼ばれるprogressive lenticular degenerationの論文である[2]．Wilsonは，錐体路に問題がないにもかかわらず運動の異常が生じることを見いだし，錐体路に属さない運動系，「錐体外路」を提唱した．明確な解剖学的定義はなく，錐体路に対立するものとして，大脳基底核から脊髄へ下行性の投射（すなわち「錐体外路」）があると推測されていた．実際は大脳基底核からの出力の多くが大脳皮質運動野に投射され，下行性の「錐体外路」はみつかっていない．錐体路以外の運動実行システムの総称を「錐体外路系」，その障害による症状を「錐体外路症状」と呼び，名称のみが残っている．

2．大脳基底核の回路

大脳基底核は，線条体（尾状核・被殻），淡蒼球（外節・内節），視床下核，黒質（緻密部・網様部）で構成される神経核群である（図1）．解剖学的には，線条体と淡蒼球のみを大脳基底核と呼ぶことが多い．被殻と淡蒼球は合わせて，レンズ核と呼ばれる．

大脳基底核の機能を考えるとき，図2に示すような大脳基底核回路が提唱されている[3]．線条体には大脳皮質と視床からグルタミン酸作動性の興奮性入力がある．また，黒質緻密部からドパミン作動性の入力を受ける．線条体を構成する細胞の95％を占めるのが，中型有棘神経細胞medium spiny neuron（MSN）と呼ばれるγ-アミノ酪酸γ-aminobutyric acid（GABA）作動性神経細胞である．直接路direct pathwayと間接路indirect pathwayを構成する．

直接路のMSNはドパミンD_1受容体・サブスタンスP前駆物質・アデノシンA_1受容体陽性であり，黒質緻密部からのドパミン入力により興奮性が高まる．淡蒼球内節と黒質網様部へは抑制性信号を投射する．

一方，間接路のMSNはドパミンD_2受容体・エンケファリン前駆物質・アデノシンA_{2A}受容体陽性で，黒質緻密部からのドパミン入力で興奮性は低下する．淡蒼球外節へ抑制回路を投射し，さらに視床下核に抑制回路を投射，視床下核から興奮性回路が淡蒼球内節と黒質網様部へ投射するため，間接路の信号は2つの抑制回路を介した脱抑制となる．

淡蒼球内節と黒質網様部は大脳基底核の出力部である．GABA作動性の抑制性神経細胞で構成され，常に高頻度で自発活動しており，そのターゲットである視床の神経活動を持続的に抑制する[1]．

その他に，ハイパー直接路hyperdirect pathwayと呼ばれる，線条体を経由せずに大脳皮質から視床下核に伝達される神経路がある[4]．皮質から視床下核の入力はグルタミン酸作動性の興奮性の信号，視床下核から淡蒼球内節と黒質網様部への伝達も間接路同様グルタミン酸作動性の興奮性の信号であるため，視床・大脳皮質の活動を抑制する．

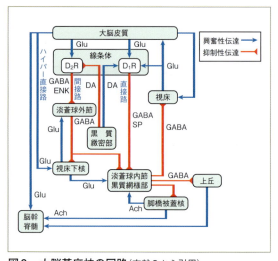

図1　大脳基底核と視床
CN＝尾状核 caudate nucleus, Put＝被殻 putamen, GPe＝淡蒼球外節 external segment of globus pallidus, GPi＝淡蒼球内節 internal segment of globus pallidus, Th＝視床 thalamus, STN＝視床下核 subthalamic nucleus, RN＝赤核 red nucleus, SNc＝黒質緻密部 substantia nigra pars compacta, SNr＝黒質網様部 substantia nigra pars reticulata, LC＝青斑核 locus ceruleus, PPN＝脚橋被蓋核 pedunculopontine tegmental nucleus.

図2　大脳基底核の回路（文献3から引用）
DA＝ドパミン, D_1R＝ドパミン D_1 受容体, D_2R＝ドパミン D_2 受容体, Glu＝グルタミン酸, GABA＝γ-アミノ酪酸, ENK＝エンケファリン, SP＝サブスタンスP, Ach＝アセチルコリン.

運動の始動に関与していると考えられている．

まとめると，線条体は大脳基底核の入力部，淡蒼球内節と黒質網様部は出力部である．淡蒼球外節と視床下核は入力部と出力部をつなぐ介在部であり，線条体の神経活動をドパミンにより調節する黒質緻密部は大脳基底核の修飾部である[1]．

3. 大脳基底核回路による運動調節の仕組み

私たちの行動は，視覚・聴覚・体性感覚など外的情報や学習・記憶・情緒など内的情報に基づいて，状況に応じた最適な動作を選択，決定，実行する．大脳皮質はこれら多種多様の情報を統合し，運動野から脊髄に指令を出力する．大脳基底核は，小脳とともに随意運動の発現と制御を担う[1]．運動発現の仕組みは以下の通りである（図3）．

前頭葉皮質からの信号は，まずハイパー直接路を介して視床下核を興奮させ，淡蒼球内節の興奮により視床および大脳皮質の神経活動を広範囲に抑制する（図2, 3a）．

次に直接路の信号が到達する．前頭葉皮質からの入力により線条体のMSNが興奮すると，直接路を介して淡蒼球内節と黒質網様部の神経活動が抑制され，視床の脱抑制が起こる（図2, 3b）．単一の神経細胞レベルで比較すると，視床下核-淡蒼球投射（間接路）は淡蒼球の比較的広い領域に及ぶのに対し，線条体-淡蒼球投射（直接路）は限局した領域にとどまると報告されている．したがって，視床や，そのターゲットである前頭葉皮質の活動性が限局的に亢進，必要な運動が惹起される．

最後に間接路を経由する信号が到達する．間接路は淡蒼球内節と黒質網様部へ，直接路と逆の興奮性の信号を伝える（図2, 3c）．上記のとおり直接路が限局的な効果であるのに対し，間接路はその周辺領域への抑制効果により不要な運動を抑制していると考えられる．これにより，再び視床と大脳皮質の広い領域が抑制，結果的に運動は終了する．

運動系以外にも，眼球運動系，前頭前野系，辺縁系の回路が存在し，同様の機構でそれぞれの大脳皮質領野の活動を制御している．四肢や眼球運動だけでなく，高次脳機能や情動もコントロールしている可能性が高い．

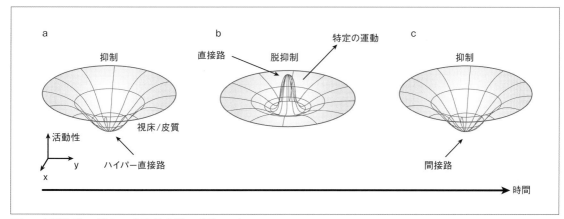

図3　運動制御に関わる大脳基底核の動的モデル(文献4から引用)
前頭葉からの信号は，まずハイパー直接路を介して視床下核に到達し，淡蒼球内節の抑制性信号により視床および大脳皮質の神経活動を広範囲に抑制する．次に，直接路を経由する信号が到達し淡蒼球内節の活動が低下，脱抑制によって視床と大脳皮質の限局した領域を興奮させ，必要な運動が惹起される．最後に，間接路を経由する信号により再び視床と大脳皮質の広い領域が抑制され，運動が終了する．

4. Parkinson病の寡動

　Parkinson病では黒質緻密部のドパミン作動性神経細胞が変性・脱落するため，線条体におけるドパミンが枯渇する（図4a）．そのためドパミンD_1受容体を介する直接路のMSNへの興奮性入力が減弱し，その結果淡蒼球内節の神経活動が亢進する[1]．一方，ドパミンD_2受容体を介する間接路のMSNへの抑制性入力が減弱し，その結果抑制性入力が増加した淡蒼球外節の神経活動が減弱，続く視床下核の神経活動の亢進が起こり，淡蒼球内節の神経活動は亢進する．したがって，Parkinson病では直接路・間接路ともに淡蒼球内節の神経活動を亢進させる方向に作用し，その結果視床と大脳皮質の活動性を抑制する．運動の際に大脳基底核からの出力が視床を十分脱抑制できないことで寡動が起こる．

　前頭前野や辺縁系の回路にも同様な現象が起こり，前頭前野や辺縁系皮質の活動低下により，アンヘドニアなどParkinson病の精神症状が起こる[1]．

　しかし，このモデルは振戦と固縮を説明できない[5]．振戦の機序は諸説あるが，以下の考えが主流である[5]．淡蒼球外節と視床下核の神経細胞は，元来発振しやすい性質をもっている．通常状態では相互連絡により負のフィードバック機構が働き，抑制されている．Parkinson病では線条体のドパミン枯渇により淡蒼球外節の活動が減弱，視床下核や淡蒼球外節の神経細胞が発振するようになる．この発振現象は淡蒼球外節・内節全体で同期するようになり，淡蒼球内節・視床を介して大脳皮質に到達し，最終的に手足の振戦として現れる．

　固縮はα運動神経細胞の興奮性の亢進によると考えられている[5]．大脳基底核からの下行性投射は脚橋被蓋核，さらに巨大細胞性網様核で中継され，網様体脊髄路を介して脊髄固有神経細胞を興奮させることにより，あるいは抑制性のIb介在神経細胞を抑制することにより，α運動神経細胞が興奮する．

5. 舞踏運動

　舞踏運動は，不規則で目的のない，瞬発的な不随意運動で，四肢遠位部に出現しやすいが，体幹・顔面・舌・呼吸筋にもみられることがある．線条体，特に尾状核の障害により，淡蒼球外節のGABA作動性の抑制性信号が亢進，視床下核，ついで淡蒼球内節・黒質網様部の活動が低下する（図4b）．その結果，脱抑制により視床腹外側核の神経活動が亢進し，運動過多が出現すると考えられる．

　舞踏運動の責任病巣には，線条体の他，視床下

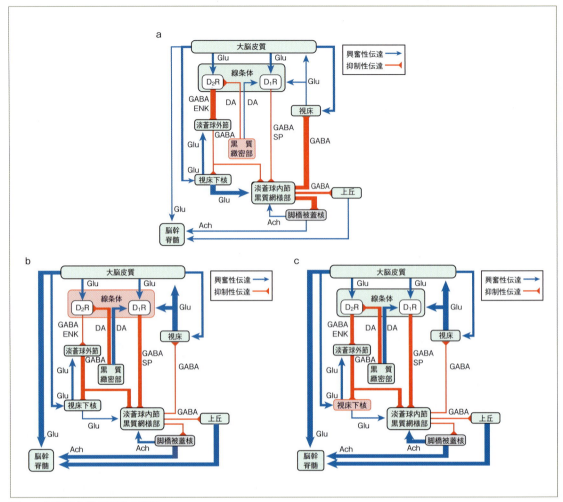

図4　大脳基底核の回路の変化
Parkinson病(a)，舞踏運動(線条体病変)(b)，バリスム(視床下核病変)(c)における大脳基底核の回路の変化．矢印の太さが活動性の変化を示す．

核と中脳被蓋がある．

6. バリスム

　バリスムは四肢の付け根から大きく投げ出すような激しい不随意運動で，一見不規則な運動だが，常同性をもった運動である．通常は一側の上肢に起こることが多く，片側バリスムと呼ばれる．多くは対側の視床下核に責任病巣がある．視床下核から淡蒼球内節・黒質網様部へのグルタミン酸作動性の興奮性の信号が減弱し，その結果脱抑制により視床腹外側核の活動亢進をきたし，バリスムを生じると考えられている（図4c）．片側バリスムの回復過程で，動作の荒々しさ・速さが穏やかになって，常同性も不明瞭になり，舞踏運動に移

行することもある．

7. アテトーゼ

　アテトーゼは，手指・足趾を一定の位置・姿勢に維持できず常に動かし，持続的で非常にゆっくりとくねるような不随意運動である．責任病巣としては，線条体・淡蒼球・視床が挙げられるが，淡蒼球内節の活動低下と，脱抑制による視床腹外側核の活動亢進が考えられる．

8. ジストニー

　ジストニーは，筋緊張による四肢体幹の異常な肢位をとる姿勢異常である．線条体・視床・頭頂葉などさまざまな責任病巣が報告されている．被殻病変の場合，部分的な線条体障害により，残存

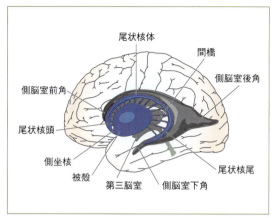

図5　被殻・尾状核と脳室の位置

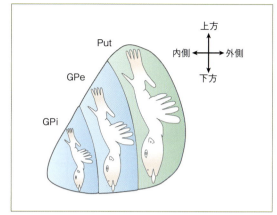

図6　被殻・淡蒼球の体性局在（文献6から引用）
レンズ核（被殻および淡蒼球外節・内節）の体性局在を模式的に示す．
Put＝被殻，GPe＝淡蒼球外節，GPi＝淡蒼球内節．

した線条体部の神経活動亢進，ついで淡蒼球内節，脱抑制による視床腹外側核の活動亢進により発現すると考えられている．

2 ▶ 各部位の機能

1．線条体

背側線条体と腹側線条体に区分される．

背側線条体は新線条体とも呼ばれ，被殻と尾状核からなる．両者は1つの構造物だったものが，進化の過程で内包によって2つに分断されたと考えられ，げっ歯類などでは被殻と尾状核の区別はない．被殻と尾状核が互いに連絡している部分（間橋）が線条striaとしてみえることから線条体striatumと命名された（図5）．大脳基底核の入力部であり，黒質緻密部からドパミン作動性の信号を受ける．線条体の95％を占めるMSNはGABA作動性神経細胞である．ドパミンD_1受容体陽性のMSNは直接路を構成し，黒質緻密部からのドパミン入力により興奮性が高まり，淡蒼球内節と黒質網様部へ抑制性信号を投射する．ドパミンD_2受容体陽性のMSNは間接路を構成し，淡蒼球外節へ抑制性信号を投射する．その他に介在神経細胞が存在し，アセチルコリン作動性介在神経細胞，パルブアルブミン陽性介在神経細胞，ソマトスタチン作動性介在神経細胞，カルレチニン陽性介在神経細胞が知られている．被殻の体性局在を図6に示す[6]．

腹側線条体は側坐核と嗅結節を含む．主に腹側被蓋野A10細胞集団からのドパミン入力を受ける．

2．淡蒼球

淡蒼球は，ミエリンの髄鞘を被った軸索が通過するため青白い外見を呈する．外節と内節に区別され，どちらもGABA作動性神経細胞を含んでいる．淡蒼球外節・内節は，後腹側部においてそれぞれ体性局在が存在する（図6）[6]．外節は間接路の一部で線条体から信号を受け，視床下核にGABA作動性の抑制性信号を送る．内節は直接路では線条体からGABA作動性の抑制性信号を，間接路では視床下核からグルタミン酸作動性の興奮性信号を受け，大脳基底核の出力部としてGABA作動性の抑制性信号を視床に送る．淡蒼球内節は，Parkinson病・ジストニーに対する脳深部刺激療法のターゲットである．

3．視床下核

視床下核は，19世紀Jules Bernard Luysが最初に記載したことから，ルイ体Luy's bodyとも呼ばれる．間接路の一部である淡蒼球外節からGABA作動性の抑制性入力を受けるほか，大脳皮質から直接グルタミン酸作動性の興奮性入力がある（ハイパー直接路）．視床下核の神経細胞は

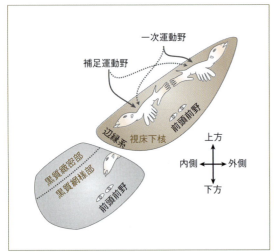

図7 視床下核と黒質の体性局在(文献6から引用)

視床下核と黒質の体性局在を模式的に示す．一次運動野から視床下核へは外側部，補足運動野からは内側部に投射している．それぞれの投射の一部は，逆側にも投射している．黒質網様部では，口腔顔面領域は淡蒼球内節の口腔顔面領域とつながっている（内包により分断）．その下方に運動野からの入力を受ける領域があるが，体性局在は明確ではない．運動領域の腹側には前頭前野領域，その一部は眼球運動領域が存在する．

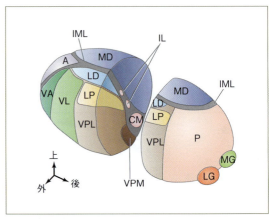

図8 視床

A＝視床前核anterior thalamic nucleus, MD＝視床背内側核mediodorsal thalamic nucleus, LD＝視床背外側核laterodorsal thalamic nucleus, VA＝視床前腹側核ventral anterior nucleus of thalamus, VL＝視床外側腹側核ventral lateral nucleus of thalamus, LP＝視床後外側核lateral posterior nucleus of thalamus, VPL＝視床後外側腹側核ventral posteriolateral nucleus of thalamus, CM＝視床正中中心核centromedian nucleus, VPM＝視床後内側腹側核ventral posteromedial nucleus of thalamus, IL＝視床髄板内核intralaminar nucleus of thalamus, P＝視床枕pulvinar, MG＝内側膝状体medial geniculate body, LG＝外側膝状体lateral geniculate body, IML＝視床内髄板internal medullary lamina of thalamus.

グルタミン酸作動性であり，黒質網様部および淡蒼球内節のGABA作動性神経細胞へ興奮性の出力を行うほか，淡蒼球外節への投射も知られている．図7に視床下核の体性局在を示す[6]．淡蒼球とともに，視床下核はParkinson病に対する脳深部刺激療法のターゲットである[7]．

4．黒質

黒質は中脳の一部を占める神経核であり，緻密部と網様部に分けられる．

黒質緻密部は，ニューロメラニン色素を含有する神経細胞が多く存在しているため，黒色を帯びている．多くの神経細胞はドパミン作動性であり，線条体に投射する．新規で予想外の刺激，報酬，学習により活性化する．コカインなどの薬物乱用では報酬反応を刺激し，薬物依存に陥ると考えられている．

黒質網様部はGABA作動性神経細胞を高密度に含む神経核である．淡蒼球内節とともに大脳基底核の出力部を担うが，内包により分離された．

実際，黒質網様部の神経細胞は，黒質緻密部に比較すると細胞の分布密度が低く，緻密部よりも淡蒼球に形態が類似している．黒質網様部へは，線条体からのGABA系抑制性入力（直接路），視床下核からのグルタミン酸系興奮性入力（間接路）などがある．投射線維は視床前腹側核（VA核），上丘や脚橋被蓋核などに出力する．

 視床

視床は間脳の一部で，広義の脳幹の最吻側部に当たるが，大脳基底核には含まれない．視覚，聴覚，体性感覚など，嗅覚を除く感覚入力を大脳新皮質へ中継する重要な役割を担う．線条体に視床からの入力があるほか，大脳基底核からの出力は視床を経由して大脳皮質に伝達される．背側視床（狭義の視床）と腹側視床に区分されるが，さらに視床亜核に分類される（図8）．

引用文献

1) 高田昌彦：大脳基底核の機能解剖学．パーキンソン病のすべて．脳の科学2004；26（増刊号）：35-45.

2) Wilson SAK : PROGRESSIVE LENTICULAR DEGENERATION : A FAMILIAL NERVOUS DISEASE ASSOCIATED WITH CIRRHOSIS OF THE LIVER. BRAIN 1912 ; 34 : 295-507.
3) Alexander GE, Crutcher MD : Functional architecture of basal ganglia circuits : neural substrates of parallel processing. Trends Neurosci 1990 ; 13 : 266-271.
4) Nambu A, Tokuno H, Takada M : Functional significance of the cortico-subthalamo-pallidal 'hyperdirect' pathway. Neurosci Res 2002 ; 43 : 111-117.
5) 南部 篤：大脳基底核の機能 パーキンソン病理解のために. Journal of Clinical Rehabilitation 2002 ; 11 : 1095-1101.
6) Nambu A : Somatotopic organization of the primate Basal Ganglia. Front Neuroanat 2011 ; 5 : 26.
7) Gross RE, Krack P, Rodriguez-Oroz MC, et al : Electrophysiological mapping for the implantation of deep brain stimulators for Parkinson's disease and tremor. Mov Disord 2006 ; 21（Suppl 14）: S259-283.

〔三品雅洋〕

Parkinson病

2）代表的疾患の神経機能解剖アプローチ

1 ▶ 機能解剖

　パーキンソン病Parkinson disease（PD）は運動症状以外に非運動症状を伴うことが認識されており，運動症状が出現して始めてPDの診断がつくことになる．運動症状の原因となる黒質は脳内での各部位とのネットワークを形成している．黒質はドパミン産生神経が重要であるが，この部位は腹側よりの運動関連ネットワークと背側より（腹側被蓋部：ventral tegmentum area（VTA））の辺縁系ネットワークを形成している（図1）．運動関連ネットワークでは視床下核の刺激手術が行われる．背側ドパミン神経（VTA）はうつ，意欲低下，精神病症状などの精神症状の発現に密接に関与しているが，脳幹から黒質経由辺縁系のネットワークと神経伝達物資の種類を図1に示す．

　PDの主要な症状である振戦の発現機序に関しては小脳を含むネットワークが知られている．外科的には視床Vim核の破壊が有効であるし，視床下核や淡蒼球の電気刺激でも振戦は消失することよりこれらをつなぐネットワークが振戦の発現に関与していると考えられるし，小脳の関与も想定される．振戦の発現機序は固縮とは異なっていると理解されているし，レボドパの効果も固縮ほどには効果はない．

2 ▶ 病因論

　PDの病因としては遺伝子要因と環境要因があり，この2つが発病に関与していると理解されている．現在までにはPD発病に関与している遺伝子，および遺伝子座は17個である．その結果，細胞内にはミトコンドリア機能低下（複合体Ⅰの機能低下），酸化ストレス，細胞内興奮性，炎症などの異常が生じ，相互に悪影響を及ぼし細胞死に至ると理解されている（図2）．

3 ▶ 画像

　基底核のドパミン産生神経細胞の減少が主であり，結果として線条体におけるドパミン終末の減少が生じる．ドパミン産生神経細胞はMRIではメラニン画像上でメラニンの減少を認める（図3）．線条体におけるドパミン終末の減少はドパミントランスポーター dopamine transporter（DAT）の減少としてDAT-SPECTで検査可能である（図4）．黒質変性は超音波エコー検査で高輝度の出現をみるが，日本人では側頭骨骨密度の関係で所見が得られないことがあるので臨床的使用は問題がある．

　PDは全身の神経系の障害をきたす疾患と理解されている．なかでも心臓交感神経の障害はMIBG心筋シンチで検出可能であるが，初期，早期のPDにおいては必ずしも障害を認めず，10～20%程度は正常範囲内の場合がある．

4 ▶ 臨床のポイント

　Braak仮説の登場によりPDの進展機序の理解が深まった．特に発病前症状の存在の理解が深まったといえる．これらの発病前症状は非運動症状である．非運動症状や心臓交感神経の機能低下だけではPDとの診断はできないが，病態の理解には有用である．しかし，Braak仮説ではPDの

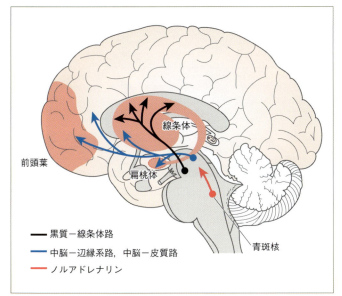

図1 主な中枢ドパミン神経系とネットワーク

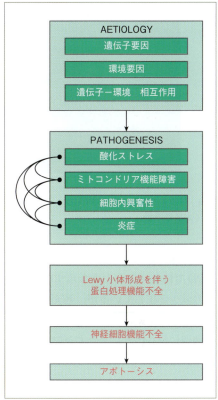

図2 Parkinson病の病因

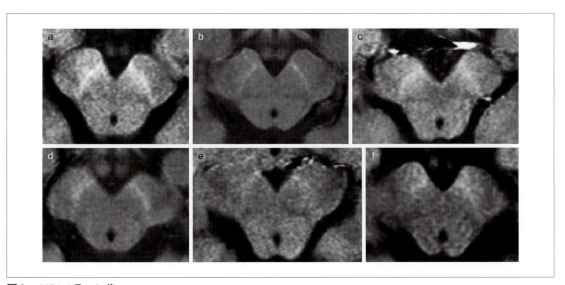

図3 MRIメラニン像
大脳脚の白い部分がメラニンを示している.
a:正常人,b〜f:PD患者.進行とともに神経メラニンの面積が減少する.

進展をすべて説明できない.大脳からの下行性進展や,嗅球から扁桃核を経て進行する症例も確認されている.このように3つの主要な進行様式が最終診断は運動症状の確認と補助診断としてのDATの減少をDAT-SPECTで確認することである.

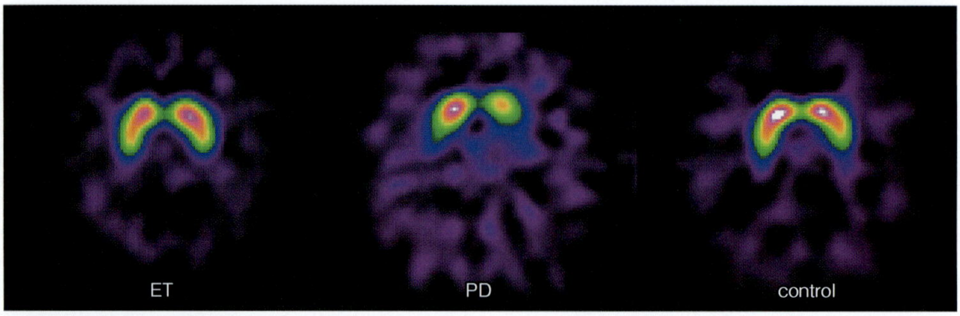

図4　DAT-SPECT：ドパミントランスポーター像
ET：本態性振戦.

　PDではドパミンのみならず多くの神経伝達物質の減少が生じているが，補充療法が有効なものはドパミン系だけである．このドパミン系の治療を適切に行うことにより非運動症状のうち，痛みなどのいくつかの症状の改善が期待できる．

〔山本光利・前田哲也〕

2) 代表的疾患の神経機能解剖アプローチ

Wilson病

1 ▶ 機能解剖（図1）

Wilson病は肝レンズ核変性症hepatolenticular degenerationとも呼ばれるように，肝臓と大脳基底核であるレンズ核を中心に強い変性像がみられる．

レンズ核とは淡蒼球と被殻を合わせた呼称であり，内側より淡蒼球の内節，中間が淡蒼球の外節，外側が被殻で構成される三層構造の凸レンズ状に形作られているため，このように呼ばれている．

大脳半球の最深部には灰白質である大脳基底核があって，系統発生学的には線条体（広義）として，発生の古い順に原線条体（扁桃体），古線条体（淡蒼球），新線条体（被殻と尾状核）と呼ばれている．

大脳半球（新皮質）の発生に伴って，新皮質との連絡用の線維束（内包）が新線条体を二分するように内部を突き抜ける．内側の灰白質を被殻，外側を尾状核と呼び，2つ合わせて線条体（狭義）という．被殻と尾状核は一体の構造であり，頭端，尾端ともに連続している．

線条体（被殻と尾状核）は大脳皮質からの線維を広範に受けるほかに，黒質や視床の一部からも入力を受けて淡蒼球と黒質に線維を送る．線条体と淡蒼球は錐体外路の重要な役割を果たしており，線条体淡蒼球錐体外路系と呼ばれて，相互連絡のもとに黒質で産生されたドパミンを軸索輸送によって受けて，全身の骨格筋の筋緊張を調節している．

Wilson病の神経症状は，大脳基底核，大脳皮質，小脳に銅が沈着し，これらの部位に関連した症状が出現する．すなわち，大脳基底核障害の症状として，筋緊張異常による構音障害が最も多く，歩行障害，羽ばたき振戦，ジストニアなどがみられる．さらに，大脳皮質障害の症状として知能障害，うつや幻覚などの精神症状も遅れてみられる．

2 ▶ 病因論

13番染色体長腕13q14.3に位置する*ATP7B*遺伝子は肝細胞に最も強く発現し，このほか脳，腎

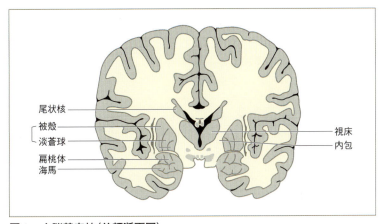

図1　大脳基底核（前額断面図）

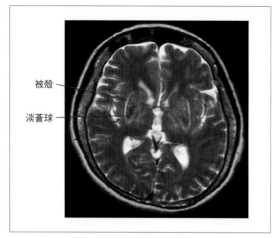

図2 構音障害と歩行障害をきたした38歳女性の入院時のMRI像（T2強調像）
被殻の外側，視床に高信号域を認める．

臓，心臓および筋肉にも発現している．この遺伝子から産生される蛋白の肝臓での役割は肝細胞内から胆汁中への銅排泄と活性型セルロプラスミン蛋白の合成過程における銅の供給と考えられている．Wilson病では，この*ATP7B*蛋白の機能異常のために銅排泄ができず，肝細胞内に蓄積される．銅は細胞内でメタロチオネインと結合して蓄積され無毒化されるが，貯蔵閾値を超えると肝細胞障害が生じる．さらに肝臓中から放出された非セルロプラスミン銅は，全身臓器，特に大脳基底核，角膜および腎臓などに蓄積し，臓器障害を引き起こす．

3 ▶ 画像（図2）

構音障害と歩行障害をきたした38歳女性の入院時のMRI像（T2強調像）．
被殻の外側，視床に高信号域を認める．

4 ▶ 臨床のポイント

肝障害が軽微な神経型Wilson病では，最初の症状として構音障害（しゃべり方がゆっくりになる，いわゆる呂律が回らない），流涎，歩き出すと止まりにくいといったParkinson病様の歩行障害の出現が若年成人でみられる．したがって，ゆっくりでも症状が進行する場合は，本疾患を念頭において血清セルロプラスミン値，尿中銅排泄量を測定する必要がある．

MRI所見では，はじめ高信号域（T2強調像）となるが，進行すると空洞所見として発見される．

参考文献

1) Wilson SAK : PROGRESSIVE LENTICULAR DEGENERATION : A FAMILIAL NERVOUS DISEASE ASSOCIATED WITH CIRRHOSIS OF THE LIVER. BRAIN 1912 ; 34 : 295-509.
2) Rumpel A : Über das Wesen und die Bedeutung der Leberveränderungen und der Pigmentierungen bei den damit verbundenen Fällen von Pseudosklerose, zugleich ein Beitrag zur Lehre von der Pseudosklerose. Dtsch Z Nervenheilk 1913 ; 49 : 54-73.
3) Bull PC, Thomas GR, Rommens JM, et al : The Wilson disease gene is a putative copper transporting P-type ATPase similar to the Menkes gene. Nat Genet 1993 ; 5 : 327-337.
4) Tanzi RE, Petrukhin K, Chernov I, et al : The Wilson disease gene is a copper transporting ATPase with homology to the Menkes disease gene. Nat Genet 1993 ; 5 : 344-350.
5) Petrukhin K, Fischer SG, Pirastu M, et al : Mapping, cloning and genetic characterization of the region containing the Wilson disease gene. Nat Genet 1993 ; 5 : 338-343.

〔玉井　浩〕

2) 代表的疾患の神経機能解剖アプローチ

Huntington病

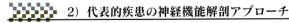

1 ▶ 機能解剖（図1）

　尾状核は側脳室の外側にあり，視床や被殻を囲むように前方から頭，体，尾とひも状に続き，扁桃体へとつながる．尾状核と被殻を合わせて線条体と呼ぶ．両者はもともと一体であったが，内包の線維束によって貫かれ，分離した．

　線条体（尾状核＋被殻）は，大脳皮質から入力を受ける．運動野からばかりでなく，認知機能に関わる前頭連合野や頭頂連合野，情動に関わる前頭眼窩野や帯状皮質などからの投射もある．運動野からは主に被殻へ，前頭連合野背側部からは尾状核へ投射する．さらに，視床の正中中心核，黒質緻密部からの線維の入力を受ける．大脳皮質から入力を受けた線条体は淡蒼球内節と黒質網様部へ出力され，ここから脳幹や視床の腹側各群へ投射し，さらには大脳皮質へ再度投射するというループ回路を形成している[1]．

　大脳基底核の神経回路は，GABA（γ-アミノ酪酸）を伝達物質とする抑制性伝達が中心で，投射先の神経細胞を抑制する．すなわち，出力部の淡蒼球内節と黒質網様部の神経細胞は，投射先の活動を常時抑制（ブレーキをかけている）している．大脳基底核はブレーキのかけ具合を調節することで機能を発揮する．

　Parkinson病では，過度の抑制のため運動減少・筋緊張亢進が生じるが，Huntington病では，出力部の活動が低下し，視床—大脳皮質や脳幹への抑制（ブレーキ）が利かないために不随意運動が生じると考えられる．

2 ▶ 病因論

　常染色体優性遺伝の神経変性疾患．舞踏運動choreaを主体とした不随意運動と認知症，精神症状を伴う．病理学的に，尾状核に最も強い線条体の萎縮および大脳前頭・側頭葉の萎縮が認められる．組織学的には，線条体（尾状核＋被殻）の主に小型神経細胞脱落によってGABA作動性抑制神経細胞が機能低下をきたし，不随意運動を起こす．また，認知障害は，主に大脳皮質細胞の脱落と皮質下神経細胞の脱落によると考えられる[2]．

　Huntington病遺伝子は第4染色体短腕に存在（ハンチンチン遺伝子）し，CAGリピート延長がみられる．ハンチンチン遺伝子のCAGリピート（健常者では7〜34個）をPCR法で調べ，36以上であれば診断が確定する[2]．

3 ▶ 画像

　図2を参照．PETでは尾状核，被殻の代謝低下が認められる．

4 ▶ 臨床のポイント

　30〜50歳で発病することが多い．欧米での有病率は人口10万人当たり4〜8人であるが，日本ではその1/10以下である[3]．四肢の舞踏病は遠位部に強く，顔面では口すぼめや舌うち，しかめ面など，筋トーヌスの著明な低下がみられる．易怒性，集中力低下も初期からみられ，認知症は進行性で，自殺企図もよくみられる．20歳以下での若年発症が10%程度あり，ほとんどが父親から遺伝子を受

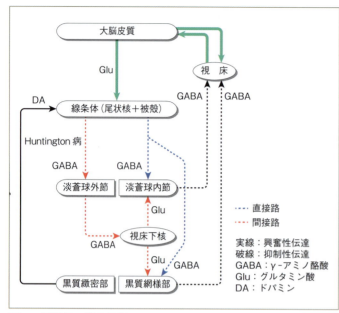

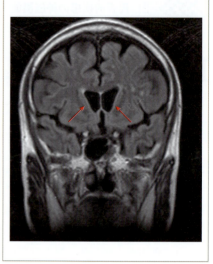

図1 尾状核の機能解剖(文献1から改変引用)
大脳基底核内の神経回路は，線条体から出力部の淡蒼球内節・黒質網様部へ直接に投射する直接路と，線条体から淡蒼球外節，視床下核を経由して出力部に向かう間接路の2つにまとめられる[1]．線条体は，直接路を経由すると出力部に抑制をかけ，間接路を経由すると2つの抑制性伝達と1つの興奮性伝達を介して出力部を興奮させる[1]．

図2 Huntington病の頭部MRI像
59歳女性，53歳発症．
舞踏運動，認知症あり．性格変化はやや頑固な程度で目立たない．
頭部MRI（冠状断面）で両側の尾状核に萎縮（→）と側脳室前角の拡大を認める(国立精神・神経医療研究センター病院　村田美穂先生ご提供)．

け継いでいる[3]．若年発症ではCAGリピート数が長く，これは精子において不安定であるため，父親由来のリピート数がさらに延長するためと説明される[2]．下の世代ほどリピート数が延びて発症年齢が若年化することを表現促進現象といい，リピート病に共通した現象である[3]．65歳以上で発病し，進行が遅く，認知症を伴うことが少ない病型があり，高齢発病Huntington病という．

引用文献

1) 河田光博，稲瀬正彦：基底核の損傷により特異な運動障害が生じる．カラー図解人体の正常構造と機能Ⅷ神経系(1)，坂井健雄，河原克雅編，日本医事新報社，p.60-61，2004．
2) 貫名信行：ハンチントン病．認知症テキストブック，日本認知症学会編，中外医学社，p.334-338，2008．
3) 神田 隆：ハンチントン病．医学生・研修医のための神経内科学，中外医学社，p.207-209，2008．

（櫻井博文・羽生春夫）

2）代表的疾患の神経機能解剖アプローチ

chorea-acanthocytosis

1 ▶ 機能解剖

　神経有棘赤血球症 neuro-acanthocytosis は神経症候と有棘赤血球症を併せ持つ疾患の総称である．大脳基底核に変性を認め，舞踏運動などの不随意運動を呈する群と呈さない群に大別され，chorea-acanthocytosis（ChAc）は前者に分類される．同群には他に McLeod 症候群，Huntington's disease-like 2，pantothenate kinase associated neurodegeneration がある．一方，不随意運動を呈さない群に Bassen-Kornzweig 病や低βリポ蛋白血症などがある．

　Huntington 病では線条体における中型神経細胞の脱落が強く，大型神経細胞の脱落は軽度である．この GABA/エンケファリンを含む中型神経細胞の脱落が舞踏運動に関係すると考えられており，ChAc は Huntington 病と病変部位および神経症候の多くが共通していることから，同様の機序で舞踏運動を起こしていると推測される．また，frontosubcortical dementia を呈する患者では，脳血流 SPECT で前頭葉の血流低下がみられ，病変が前頭葉に広がっている可能性がある[1]．

2 ▶ 病因論

　常染色体劣性遺伝を示し，chorein をコードする 9 番染色体長腕に存在する *vacuolar protein sorting 13A*（*VPS13A*）の機能喪失により起こるとされる[2]．近年になり，chorein の細胞内局在やドパミン神経細胞における機能，そして赤血球の細胞骨格との関連が報告されているが，その明確な機能はわかっていない．

　遺伝子検査で確定した ChAc の剖検例は極めて少ないが，肉眼的に線条体の萎縮とそれに伴う脳室の拡大を認める．組織学的には高度の神経細胞脱落（中型神経細胞）とそれに伴うグリオーシスがみられる（図1）．淡蒼球も中等度の神経細胞脱落とグリオーシスを呈し，黒質網様部や脊髄前角にも軽度ながら神経細胞脱落を認める[3,4]．ChAc には疾患特異的な封入体は存在しない．なお，ChAc では大脳の萎縮はないかあっても軽度であるが，われわれは運動野の Betz 細胞が高度に脱落していた症例を経験した[4]．

3 ▶ 画像

　図2を参照のこと．

4 ▶ 臨床のポイント

　通常20歳以降に発症し，頭部や上肢に始まり徐々に全身に広がる舞踏運動，口舌ジストニア，口唇の自咬症，嚥下障害（進行すると頸部を後屈させ水鳥様に嚥下する），しかめ面，舌舐めずり，奇声などを呈する．また，歩容が特徴的で，膝が突然がくりと折れ，倒れそうになる歩き方をする[4,5]．

　精神症状は実に多彩で，幻覚・妄想をはじめとする統合失調症様の症状，強迫症状，性格変化，脱抑制や抑うつを呈し，認知機能の低下も進行性にみられる．さらに，約半数にてんかんを認める．てんかん，精神症状，認知機能の低下は舞踏運動などの神経症候の前に認めたとする報告もあり，注意が必要である[5]．また，腱反射の低下，末梢神経障害，種々の程度の脱力や筋萎縮もみられ

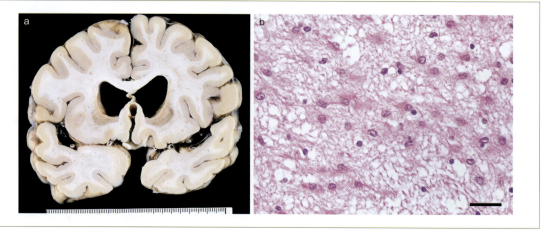

図1　死亡時47歳男性
35歳時にてんかんで発症し，その後舞踏運動，口舌ジストニア，口唇の自咬症を呈した．有棘赤血球を認め，遺伝子検査にて*VPS13A*の遺伝子変異を確認[4]．肉眼的に両側線条体の萎縮が著明(a)．尾状核では高度の神経細胞脱落とグリオーシスを認める(b)．
Bar＝30μm．

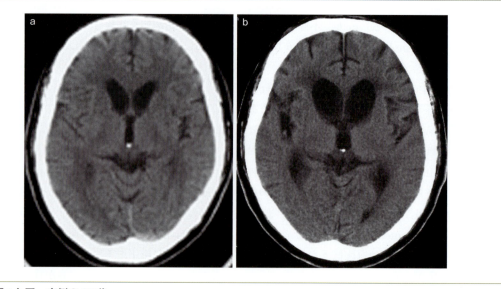

図2　図1と同一症例のCT像
40歳時(a)および45歳時(b)の頭部単純CTを示す．尾状核が進行性に萎縮し，それに伴い脳室の拡大が明らかである．

る．
　末梢血塗抹標本では有棘赤血球をみつけられないこともある．より感度が高く特異的な検査方法として，Storchらは患者血液を生理食塩水で2倍に希釈し，それを位相差顕微鏡で観察することを勧めている[6]．有棘赤血球がみられる点，血清クレアチンキナーゼが軽度上昇する点，針筋電図で神経原性変化を呈する点，進行期でも画像上大脳皮質の萎縮が軽度である点がHuntington病との主な鑑別点である．

🔷引用文献

1) Ichiba M, Nakamura M, Kusumoto A, et al：Clinical and molecular genetic assessment of a chorea-acan-

thocytosis pedigree. J Neurol Sci 2007 ; 263 : 124-132.
2) Ueno S, Maruki Y, Nakamura M, et al : The gene encoding a newly discovered protein, chorein, is mutated in chorea-acanthocytosis. Nat Genet 2001 ; 28 : 121-122.
3) Walker RH, Danek A, Dobson-Stone C, et al : Developments in neuroacanthocytosis : expanding the spectrum of choreatic syndromes. Mov Disord 2006 ; 21 : 1794-1805.
4) Miki Y, Nishie M, Ichiba M, et al : Chorea-acanthocytosis with upper motor neuron degeneration and 3419_3420 delCA and 3970_3973 delAGTC VPS13A mutations. Acta Neuropathol 2010 ; 119 : 271-273.
5) Danek A, Jung HH, Melone MA, et al : Neuroacanthocytosis : new developments in a neglected group of dementing disorders. J Neurol Sci 2005 ; 229-230.
6) Storch A, Kornhass M, Schwarz J : Testing for acanthocytosis A prospective reader-blinded study in movement disorder patients. J Neurol 2005 ; 252 : 84-90.

〔三木康生・若林孝一〕

2) 代表的疾患の神経機能解剖アプローチ

多系統萎縮症

1 ▶ 機能解剖

多系統萎縮症 multiple system atrophy（MSA）は中年から老年期に発症し，パーキンソニズム，小脳運動失調症，錐体路徴候，自律神経不全をきたす孤発性の神経変性疾患である．病型としてパーキンソニズムを主体とする MSA with predominant parkinsonism（MSA-P）と，小脳性運動失調症を主体とする MSA with predominant cerebellar ataxia（MSA-C）との2型に分類されている[1]．本邦ではMSA-CがMSAの約2/3を占めるのに対し，欧米ではMSA-Pが約2/3を占める．MSAの有病率は1.9〜4.9/100,000である．

パーキンソニズムの責任病巣は線条体黒質病変である．被殻の尾側，背外側が著しく萎縮する．黒質では緻密層に神経変性が起こり，黒質網状層は正常に保たれる．運動失調症の責任病巣はオリーブ橋小脳である．橋底部が萎縮し，橋の横走線維（橋小脳路）が変性，脱落する．自律神経不全の責任病巣は，交感および副交感神経系の中枢から末梢に及ぶ広範な病変である．起立性低血圧には，延髄の心血管中枢（孤束核，迷走神経背側核，弓状核），胸髄の中間質外側核の交感神経節前神経，交感神経節，節後アドレナリン線維など

の障害が関与する[2]．排尿障害には，青斑核，橋の排尿センター，被殻，黒質，小脳のPurkinje細胞，仙髄（S2-4）の前角に存在するOnuf核と中間質外側核，節後コリン線維障害などが関与する[2]．この他，大脳皮質のBetz細胞や脊髄前角細胞の種々の程度の脱落を伴う．

2 ▶ 病因論

1989年にMSAにおいてグリア細胞質内封入体 Glial cytoplasmic inclusions（GCIs）が病型にかかわらず脳内に存在することが示され，MSAが1つの疾患であることが確認された（→メモ1）．GCIs はα-シヌクレインの免疫染色で染色され，MSAは Parkinson病やLewy小体型認知症とともに，シヌクレイノパシーに分類される．GCIsは脳内のほとんどの領域でみられるが，特に大脳基底核，補足運動野，運動野，網様体，橋小脳に多く分布する．

極めてまれではあるが，家族性MSAがあり，その家系において*COQ2*のホモとヘテロの遺伝子変異が同定された[3]．MSAではミトコンドリアの呼吸鎖の障害が示唆されているが，*COQ2*はミトコンドリア内膜に存在する電子伝達系の一つである Coenzyme Q10 の生合成に重要な酵素である．孤発性MSAにおいても，いくつかの*COQ2*遺伝子の変異がみつかった．変異をもつ者では*COQ2*の活性が低く，*COQ2*遺伝子の変異はMSAの危険因子と考えられている．

3 ▶ 画像

MRIでは，MSA-Pの線条体（被殻）は後方優

多系統萎縮症という診断名は1969年に導入された．それ以前は，線条体黒質変性症 striatonigral degeneration（SND），オリーブ橋小脳萎縮症 olivopontocerebellar atrophy（OPCA），シャイ・ドレーガー症候群 Shy-Drager syndrome（SDS）とそれぞれ別の疾患として報告されていた．

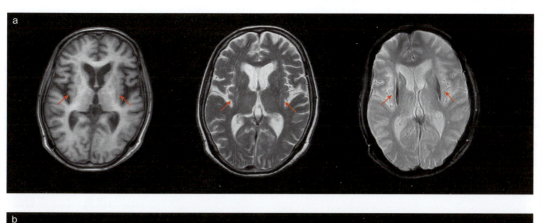
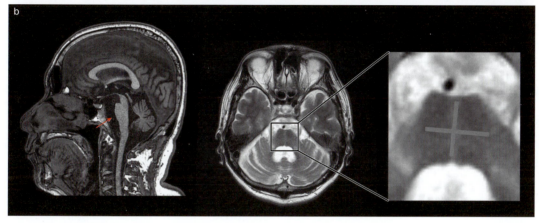

図1 多系統萎縮症
a. 73歳,経過3年のパーキンソニズムを主体とするMSA(MSA-P)の大脳基底核の画像.
T1強調像(左)で被殻の平坦化(矢印)がみられる.T2強調像(中)では被殻外側(矢印)の高信号がみられ,T2*像(右)では被殻外側(矢印)の低信号がみられる.
b. 58歳女性,経過3年のMSA-CのMRI像.
左のT1強調像(垂直断面像)では,橋底部(特に尾側,矢印)の萎縮,小脳萎縮,第四脳室の拡大がみられる.右のT2強調像(水平断面像)では十字徴候がみられる.拡大図にはわかりやすくするために灰色の十字が書き入れてある.

位に萎縮し,後外側部が平坦化する.被殻外側の線状T2高信号病変,被殻後部のT2低信号化,T1高信号化などの信号変化をきたす(図1a).MSA-Cでは,小脳虫部・半球,中小脳脚が萎縮し,第四脳室が拡大する.橋底部は尾側から萎縮し,T2強調像の水平断面像では十字状のT2高信号病変が出現する(十字徴候;cross sign/hot cross bun sign)(図1b).これは橋小脳路などの橋底部の横走線維が強く変性するのに対し,錐体路など縦走線維や橋被蓋が比較的保たれるためである.脳血流SPECTでは線条体と脳幹小脳の相対的血流低下が特徴である.[123I] MIBG心筋シンチグラフィにおいては,Parkinson病では[123I] MIBGの心筋への取り込みが低下することが多いのに対してMSAでは正常のことが多く,両疾患の鑑別に有用である.

4 ▶ 臨床のポイント

MSAでは運動症状の発現前にレム睡眠行動異常症と自律神経症状(勃起不全,排尿障害,起立性低血圧)がしばしば出現する[1].MSA-Pでは無動と筋強剛に加えて不規則で粗大な姿勢時および運動時振戦を伴うことが多く,レボドパに対す

る反応が不良であることが多い．MSA-Cでは失調性歩行，断綴性言語，注視方向性眼振，四肢の小脳性運動失調がみられる．皮質錐体路徴候として腱反射の亢進，Babisnki徴候がしばしばみられる．首下がり，体幹の著しい側屈および前屈，口部顔面のジストニア，高調性のいびき，吸気性喘鳴，睡眠時無呼吸，冷たい手足，感情失禁はMSAを示唆する所見である[1]．確定診断は病理像による．根治療法が確立していないため，対症療法を行う．

引用文献

1) Gilman S, Wenning GK, Low PA, et al：Second consensus statement on the diagnosis of multiple system atrophy. Neurology 2008；71：670-676.
2) Jecmenica-Lukic M, Poewe W, Tolosa E, et al：Premotor signs and symptoms of multiple system atrophy. Lancet Neurol 2012；11：361-368.
3) Multiple-System Atrophy Research Collaboration. Mutations in COQ2 in familial and sporadic multiple-system atrophy. N Engl J Med 2013；369：233-244.

〈篠遠　仁・平野成樹〉

2) 代表的疾患の神経機能解剖アプローチ

二次性（症候性）ジストニア

1 ▶ 機能解剖

ジストニアは中枢神経系の障害に起因し、骨格筋の持続のやや長い収縮で生じる症候で、ジストニア姿勢 dystonic posture とジストニア運動 dystonic movement よりなる。前者は異常収縮の結果として異常姿勢・異常肢位で（図1）、後者は異常収縮によるゆっくりとした運動であり、症例ごとに決まった異常運動・異常肢位パターンを示す[1]。

運動における基底核の神経回路モデルとして、従来から示されている direct pathway と indirect pathway に加え、Nambu らは hyperdirect pathway を提唱している[2]。これは従来の2経路よりも速い pathway が視床を抑制し、なめらかな随意運動の開始を準備するというものである。

ジストニア患者においては、線条体の direct pathway と indirect pathway の両方の活動性が亢進し、淡蒼球内節の自発発火頻度も低下してい

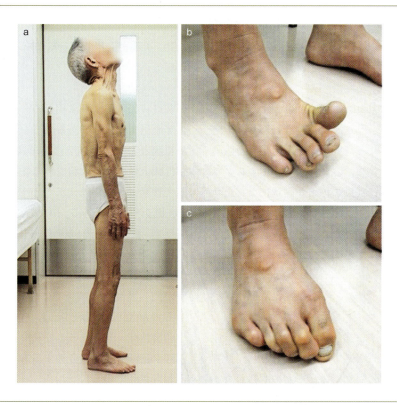

図1　ジストニア症例（自治医大ステーションブレインクリニック　藤本健一先生ご提供）
a．原因不明の頸部後屈ジストニア．
b, c．Parkinson 病患者の右足趾の局所性ジストニア．坐位では母趾が背屈し（b），立位では全趾とも底屈する（c）．

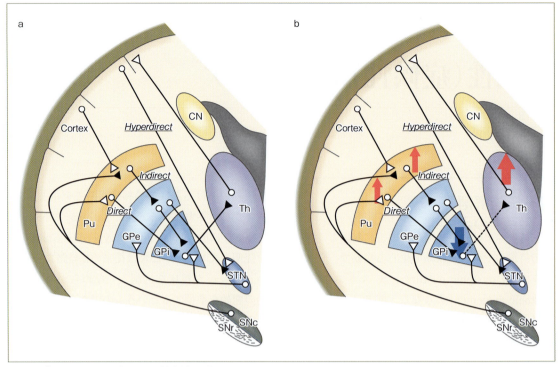

図2 ジストニアで想定される基底核回路
a. 正常の状態：尾状核と被殻を合わせて線条体と呼び，基底核回路の入力路となり，淡蒼球内節と黒質網様部が主な出力路となっている．
b. ジストニア：淡蒼球内節での細胞活動が低下していることにより視床への抑制が制限され，大脳皮質への興奮性刺激が増大していると考えられる．
CN：尾状核，Pu：被殻，GPe：淡蒼球外節，GPi：淡蒼球内節，Th：視床，STN：視床下核，SNc：黒質緻密部，SNr：黒質網様部．

る[3,4]．そのため視床の活動が常時十分に抑制されない状態になり，そこで大脳皮質が興奮すると，淡蒼球内節がさらに長時間抑制されて視床の活動が長時間持続する結果，意図しないタイミングで運動が起こったり，運動の停止が困難になったりすると考えられている（図2）．また，後述する感覚トリックなどの存在から，感覚神経系の関与も想定されているが，不明な点が多い．

2 ▶ 病因論

一次性ジストニアは遺伝子異常に基づく遺伝性ジストニアと孤発性ジストニアに分類され，後者には眼瞼痙攣や痙性斜頸，書痙などの明らかな器質的原因がなく，心因が大きく関わるものも含まれる．

これに対し二次性（症候性）ジストニアは，大脳基底核に障害が及ぶ疾患の一症候としてジストニアを呈する状態である．

原因として，神経変性疾患（Parkinson病，進行性核上性麻痺，大脳皮質基底核変性症，脊髄小脳変性症，PKANなど），周産期脳障害，先天奇形，脳炎や脳症，外傷，脳血管障害，虚血性脳症，脳腫瘍，脱髄性疾患（多発性硬化症など），薬物（ドパミン遮断薬，抗てんかん薬など），中毒（マンガン，水銀，一酸化炭素など）などが挙げられる．わが国の研究班の調査では，Parkinson病に合併するのが32％，薬剤性ジストニアが20％，脊髄小脳変性症，進行性核上性麻痺，常染色体劣性若年性Parkinson病に合併するものがそれぞれ7％と報告されている[1]．

3 ▶ 画像

　二次性（症候性）ジストニアでは，原因疾患に関係する画像変化がみられることがあるが，明らかな異常がみられないことも多い．一次性局所性ジストニアである眼瞼痙攣と痙性斜頸の患者において，SPECT像で血流が局所的に増減することが確認されている[5]．

4 ▶ 臨床のポイント

　ジストニアは異常筋収縮の出現する箇所の分布により次のように分類される．
- focal dystonia：眼瞼痙攣や痙性斜頸のように一部分に限局する．
- segmental dystonia：頸部と上肢などの隣接した部位に及ぶ．
- multifocal dystonia：隣接しない複数の部位にみられる．
- hemidystonia：半身に及ぶ．
- generalized dystonia：全身に及ぶ．

　罹患筋の運動や罹患筋以外の筋の運動で，罹患筋の不随意収縮が増強されることがあり（action dystonia），ジストニアの姿勢や動作は患者によって定型的であることや，特定の動作や環境で誘発され，増悪することも特徴的である．

　そのほかにも以下の特徴的な現象がみられる．

- 感覚トリック sensory trick：皮膚の触覚刺激などの感覚刺激を加えると消失する．
- オーバーフロー現象 overflow phenomenon：動作に関係ない筋にまで不随意収縮が広がっていく．治療介入が遅れたときに多い．
- 早朝効果 morning benefit：起床時には症状が軽い現象をいう．持続時間はまちまちで重症化するとみられなくなる．
- フリップフロップ現象 flip-flop phenomenon：治療介入とは関係なく，急に症状が悪化したり軽快したりする．

引用文献

1) 長谷川一子：Dystoniaの分類と病型．Annual Review 神経2008，柳澤信夫他編，中外医学社，p.179-197，2008．
2) Nambu A, Tokuno T, Takada M：Functional significance of the cortico-subthalamo-pallidal 'hyperdirect' pathway. Neurosci Res 2002；43：111-117.
3) 南部　篤：直接路・間接路・ハイパー直接路の機能．Brain and Nerve 2009；61：360-372．
4) Starr PA, Rau GM, Davis V et al：Spontaneous pallidal neuronal activity in human dystonia：comparison with Parkinson's disease and normal macaque. J Neurophysiol 2005；93：3165-3176.
5) 川嶋乃里子，長谷川一子：一次性局所性ジストニアのSPECT．ジストニア2012，長谷川一子編，中外医学社，p.234-241，2012

（安藤喜仁・中野今治）

2) 代表的疾患の神経機能解剖アプローチ

口蓋ミオクローヌス（口蓋振戦）

1 ▶ 機能解剖

　口蓋ミオクローヌス palatal myoclonus は軟口蓋にみられる2～3 Hzの律動的かつ反復性の筋収縮からなる，まれながら特徴的な不随意運動である．軟口蓋，口蓋垂に加えて喉頭など他の鰓弓筋，および頸肩甲部の骨格筋にも現れる．長年，単相性のミオクローヌスと考えられてきたが，現在では持続する律動的運動であることから振戦に分類され，口蓋振戦 palatal tremor と記載されることが多い[1]．

　19世紀にドイツの耳鼻科医であった Kuepper により報告され，1930年代に Guillain と Mollaret によって症候学的・病理学的に確立された．本症候は，小脳歯状核，対側の中脳赤核，対側中心被蓋路，対側下オリーブ核を結ぶ三角形をなす閉鎖回路になんらかの病変が生じることにより発症する．この閉鎖回路は報告者の名をとって Guillain-Mollaret の三角と名づけられている（図1）．

　通常，下オリーブ核は登上線維 climbing fibers を介して平行線維 parallel fibers から小脳の片葉 flocculus への信号伝達をコントロールし，片葉が前庭眼反射 vestibulo-ocular reflex（VOR）を抑制している．なんらかの病変によって下オリーブ核への入力が途絶すると，核は脱神経過敏となり，時間の経過とともに高度のグリオーシスを伴う神経細胞死が起き，いわゆる仮性肥大が生じる．病理学的には細胞体の腫大，細胞質の空胞形成，アストロサイトの増生，脱髄などが混在しているとされる．生理学的基礎には不明な点が多いが，下オリーブ核の脱抑制により VOR の経路全体に発振現象が起こるためとする説，口蓋ミオクローヌ

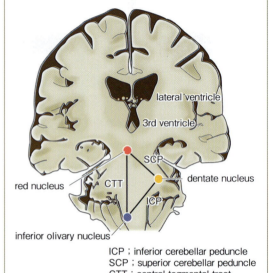

図1　Guillain-Mollaret の三角

ICP；inferior cerebellar peduncle
SCP；superior cerebellar peduncle
CTT；central tegmental tract

スの生成には下オリーブ核ではなく，疑核やその近傍の背外側網様体の脱抑制が重要であるとする説，歯状核-オリーブ核の脱抑制と，オリーブ核内の神経細胞の律動的連結によるのではないかとする説などが提唱されている．

2 ▶ 病因論

　本態性と症候性に分けられ，本態性口蓋ミオクローヌスでの病理学的背景は知られていないが，症候性口蓋ミオクローヌスは Guillain-Mollaret の三角を構成する中脳から下オリーブ核に至る中心被蓋路に障害をきたすさまざまな病変が原因となる．橋出血や脳幹梗塞などの血管障害，腫瘍性病変，多発性硬化症などの脱髄性疾患，神経

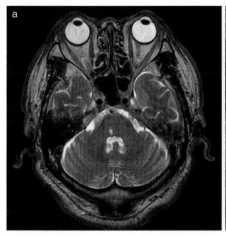
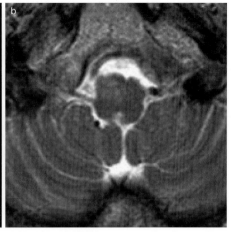

図2　橋右側被蓋の陳旧性脳梗塞(a), 延髄右側下オリーブ核の仮性肥大(b)

Behçet病や橋本脳症などの自己免疫疾患，外傷などがよく知られ，遺伝性脊髄小脳変性症や進行性核上性麻痺などの神経変性疾患，（成人型）Alexander病やKrabbe病などの代謝性疾患での報告も散見される．また，近年脳MRIで下オリーブ核の異常高信号を伴い，口蓋ミオクローヌスと進行性の小脳性運動失調を呈する変性疾患がprogressive ataxia and palatal tremor（PAPT）という独立した疾患概念で報告されるようになっている[2]．

3 ▶ 画像

本態性口蓋ミオクローヌスではMRIで病変が同定できないが，症候性のものでは中心被蓋路を含む脳幹被蓋の病変と，一側または両側の下オリーブ核の仮性肥大が認められる．一側性に口蓋ミオクローヌスが認められる症例ではその対側に脳幹被蓋病変とT2強調像で高信号を呈する下オリーブ核の仮性肥大がみられる．

症例提示

68歳男性．

軽度の右半身感覚障害，体幹の小脳性運動失調で発症し，橋右側被蓋のラクナ梗塞と診断，保存的加療を受けた．脳梗塞発症1年後に意図せず「息をのみこむような動き」が出現，食事中にむせ込むとの訴えで受診．診察上，約2Hzの軟口蓋左側の規則的な不随意運動が認められ，橋梗塞後の症候性口蓋ミオクローヌスと診断した．脳MRIでは橋被蓋の陳旧性脳梗塞（図2a）に加えて，T2強調像で延髄右側下オリーブ核の仮性肥大があり，淡い高信号を呈した（図2b）．

4 ▶ 臨床のポイント

本態性と症候性に分けられ，本態性口蓋ミオクローヌスの発症年齢は10～40歳代と症候性より若く，男女差はない．障害筋群は口蓋帆張筋群（三叉神経支配）で両側性が多く，口蓋ミオクローヌスによってEustachio管が開き，反復性のクリック音が自覚的に感知され，睡眠中は消失する．

症候性口蓋ミオクローヌスは中脳から下オリーブ核にかけての中心被蓋路に障害をきたすさまざまな脳幹病変が原因となる．30～50歳代が多く，男女比は2：1とされる．障害筋群は口蓋帆挙筋群（迷走神経疑核支配）とされ，やはり両側例が多い．クリック音が聞かれるのはまれであるが，睡眠中も持続し，喉頭，顔面，眼球，声帯，横隔膜，頸部の筋群にも持続性の律動的運動を示す症例もある[3]．

治療としてはクロナゼパムなどの対症療法や，ボツリヌス局所注射の有効性などが報告されている．

■ 引用文献

1) 福武敏夫：口蓋振戦（口蓋ミオクローヌス）．Clinical Neuroscience 2002；20：1302-1304.
2) Samuel M, Torun N, Tuite PJ, et al：Progressive ataxia and palatal tremor（PAPT）：clinical and MRI assessment with review of palatal tremors. Brain 2004；127：1252-1268.
3) Zadikoff C, Lang AE, Klein C：The 'essentials' of essential palatal tremor：a reappraisal of the nosology. Brain 2006；129：832-840.

〔工藤洋祐・田中章景〕

2) 代表的疾患の神経機能解剖アプローチ

肝性脳症

1 ▶ 機能解剖

　肝性脳症で死亡した肝硬変症例の神経病理所見として，大脳皮質，基底核，小脳や脳幹にマクログリア細胞の異型化（Alzheimer II 型神経膠細胞）が観察される．また，急性肝不全例では高率に脳浮腫がみられる．

　肝性脳症では大脳基底核領域（被殻，淡蒼球，黒質）や内包を中心に，T1強調像で高信号を呈する症例があり，淡蒼球に親和性があるマンガンの沈着が考えられている[1]．また，海馬と錐体外路は他部位に比べてT1強調像で高信号が強く現れると報告されている[2]．肝性脳症では，新しいことを記憶する能力が低下し，生活態度が活動的でなくなるなどの症候から海馬の関与が示唆されている．また，羽ばたき振戦や腱反射亢進などの神経症状は錐体外路と関連する．

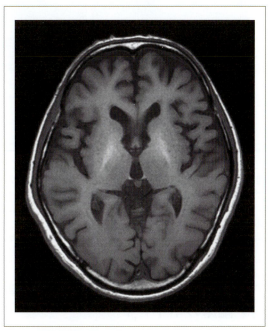

図1　肝性脳症のMRI像
56歳男性，肝硬変症例．II度の肝性脳症が時々出現していた．肝性脳症非発現時のT1強調像では両側淡蒼球に高信号を認めた．

2 ▶ 病因論

　肝性脳症の発症機序として，アンモニアを中心とした中毒性物質による多因子説，アミノ酸代謝異常説，偽性神経伝達物質説，γ-アミノ酪酸/ベンゾジアゼピン受容体複合体異常説などがあるが，単一機序での説明は困難である．

　最近欧米では，新しい肝性脳症の分類が提唱されている[3]．A型 acute type は急性肝不全でみられる脳症，B型 bypass type は門脈大循環短絡による脳症で肝疾患を伴わないもの，C型 cirrhosis type は肝細胞障害と門脈大循環短絡の両者が関与する脳症である．さらに，これらの分類には入らない昏睡度ゼロの状態の肝性脳症をミニマル肝性脳症（潜在性肝性脳症）と呼称し，1つの病態として分類している．

　肝性脳症の重症度（昏睡度分類）はわが国では犬山分類による昏睡度分類（I-V度）が，欧米ではWest Haven criteria（I-IV度）が用いられている．

3 ▶ 画像

　図1，2を参照．

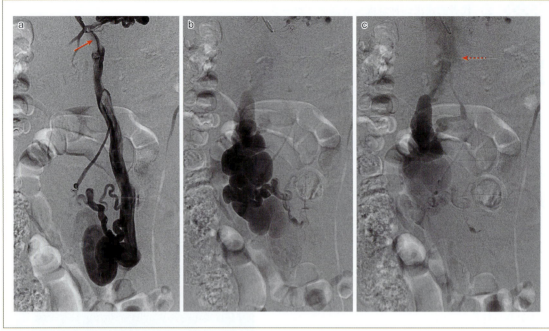

図2 B型の肝性脳症を呈した特発性門脈圧亢進症の一例
大きな門脈大循環短絡路形成のため高アンモニア血症を生じていた．
a．直接門脈穿刺による上腸間膜静脈造影（早期）．血流は逆転し末梢側（短絡路）へ流出していた．門脈側は壁在血栓にて狭窄していた（→）．
b．上腸間膜静脈造影（中期）．上腸間膜静脈から拡張した血管瘤へと流入し腸骨静脈へ排出していた．
c．上腸間膜静脈造影（後期）．腸骨静脈から下大静脈（--→）へ流出していた．

4 ▶ 臨床のポイント

　ミニマル肝性脳症は精神神経症状がないものの，定量的精神機能検査ではじめて異常が発見される．しかし，診断のための検査法が確立されていない．Ⅰ度の肝性脳症はリアルタイムに判定するのは難しく，retrospective にしか判定できない場合が多い．Ⅱ度以上の肝性脳症は，羽ばたき振戦，高アンモニア血症，誘因や増悪因子の存在などから診断は容易である．また，前述のようにMRI像での特徴的な所見も診断の一助となる．

　C型の肝性脳症には明らかな誘因が約70〜80％に確認されるため，治療ではまず誘因の除去，増悪因子の是正を行う．また，高アンモニア血症治療薬として合成二糖類，非吸収性抗菌薬，特殊組成アミノ酸製剤などの投与が有効である．B型の肝性脳症では通常治療のほかに，原因となる大きな短絡路をインターベンション治療により閉塞させることでアンモニアは低下し，脳症の著明な改善が得られる．なお，ミニマル肝性脳症例はQOLの低下が明らかであり，運転など複雑な動作に不全がみられ，経過中に脳症が顕在化することから，積極的な治療の対象になる．

引用文献

1) Inoue E, Hori S, Narumi Y, et al：Portal-systemic encephalopathy：presence of basal ganglia lesions with high signal intensity on MR images. Radiology 1991；179：551-555.
2) Norton NS, McConnell JR, Zetterman RK, et al：A quantitative evaluation of magnetic resonance image signal changes of the brain in chronic hepatic encephalopathy. J Hepatol 1994；21：746-770.
3) Ferenci P, Lockwood A, Mullen K, et al：Hepatic encephalopathy-definition, nomenclature, diagnosis, and quantification：final report of the working party at the 11th World Congress of Gastroenterology, Vienna, 1998. Hepatology 2002；35：716-721.

〈楢原義之・金沢秀典〉

2) 代表的疾患の神経機能解剖アプローチ

Creutzfeldt-Jakob病

1 ▶ 機能解剖

　ヒトのプリオン蛋白prion protein（PrP）の遺伝子は第20番染色体に存在し，253個のアミノ酸で構成されている．プリオン病は，PrPが正常型（PrP^c）から感染性をもつ異常型（PrP^{sc}）に変換し，主に中枢神経内に蓄積することにより発症する．PrP^{sc}はPrP^cの立体構造変化によって生成されるが，その詳細な変換機構は明らかとなっていない．

　Creutzfeldt-Jakob病（CJD）はプリオン病の代表的疾患であり，病因により特発性（孤発性），プリオン蛋白遺伝子（*PRNP*）変異による遺伝性，他のプリオン病からの獲得性（感染性）に分類される．本邦のプリオン病に関するサーベイランス委員会からの報告では，孤発性CJD（sCJD）がプリオン病が全体の76.6％と最も多くを占め，遺伝性プリオン病は17.2％であった．獲得性プリオン病は5.7％であったが，1例の変異型CJD（vCJD）以外はすべて硬膜移植後CJDであった[1]．

　sCJDはプリオン蛋白遺伝子のコドン129がメチオニン（M）かバリン（V）かという多型（MM，MV，VVの3遺伝子型）とプロテアーゼ抵抗性PrPのタイプ（Parchi分類による1型，2型）により7型に分類され，臨床病型との対比が報告されている（表1）[2]．

2 ▶ 病因論

　遺伝性プリオン病の原因遺伝子異常については，現在までに30種類以上の遺伝子変異と15種類の欠失・挿入が報告されている．家族性CJDは浸透率が非常に低いと考えられ，家族内発症者が認められない場合も少なくない．本邦ではV180I変異CJDが最多で，他にE200K変異CJD，M232R変異CJDの頻度も高い[3]．

　医原性CJDは医療行為を介して二次的に獲得（感染）したもので，感染源としてヒト乾燥硬膜，角膜，深部脳波電極，ヒト下垂体製剤，輸血，脳外科手術の際の手術器具などが報告されている．本邦ではヒト乾燥硬膜（商品名Lyodura）移植後の発症が多く認められ，当時社会問題となった．1987年3月に厚生省（当時）はすべてのヒト乾燥硬膜の使用を禁止している．潜伏期は1～30年（平均12年）と報告されている．

　vCJDは牛海綿状脳症 bovine spongiform

表1

	臨床型	発症年齢	進行経過	ミオクローヌス	周期性同期性放電	髄液中14-3-3蛋白	MRI拡散強調像高信号
MM1	古典型	60歳代	亜急性	＋	＋	＋	＋
MV1	古典型	60歳代	亜急性	＋	＋	＋	＋
MM2-thalamic	視床型	50歳代	緩徐	－	－	－	－
MM2-cortical	皮質型	60歳代	亜急性	＋	まれ	（＋）	＋
MV2	失調型	60歳代	緩徐	＋	まれ	まれ	＋視床
VV2	失調型	60歳代	緩徐	まれ	まれ	（＋）	＋視床
VV1	皮質型	40歳代	緩徐	－	－	（＋）	＋

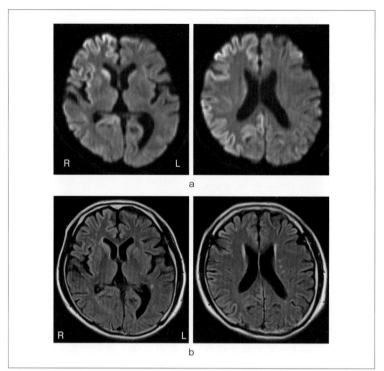

図1　孤発性Creutzfeldt-Jakob病
60代の男性．視野異常と性格変化を主訴に来院．
頭部MRI拡散強調像にて右尾状核，右大脳皮質に高信号を認める．右被殻も淡い
高信号を呈している（a）．FLAIR像でも右大脳皮質に高信号を認めるが，拡散強
調像ほど明瞭ではない（b）．

encephalopathy（BSE）罹患牛由来の汚染食品を介してヒトに伝播したもので，本邦からは1例の報告がある．このvCJDの発症例は1990年代前半に英国渡航歴があり，この時に獲得した可能性が高いと考えられている[4]．

3 ▶ 画像

sCJDのMRI所見は病型により異なる（表1）．古典型sCJDではT2強調像/FLAIR像にて大脳皮質や線条体が高信号となり，進行に伴い脳萎縮が著明となる．拡散強調像では早期から高率に大脳皮質，線条体に明瞭な高信号が認められ，特徴的かつ診断に有用な所見である．初期には非対称性で，片側性の場合もある．ADC mapでは低信号となる場合が多い．拡散強調像による高信号は進行に伴い消失する（図1，2）[5]．

vCJDではT2強調像/FLAIR像にて視床枕の対称性の高信号（pulvinar sign），視床枕から視床背内側核にかけた高信号（hockey-stick sign）が認められ，特徴的所見とされている[5]．

4 ▶ 臨床のポイント

CJDは病因や病型により臨床経過や画像所見が異なることから，その鑑別にはプリオン蛋白遺伝子解析や髄液検査（14-3-3蛋白など）が必須となる．

以下に本邦で最も多い病型である古典型sCJDの臨床経過を示す．古典型sCJDの発症年齢は平均68歳で，臨床病期は3期に大別される．第1期は平均3ヵ月程度で不安感や倦怠感などの不定愁訴や視覚異常が多く，第2期になると急速に認知症が進行し，発話障害，小脳失調，錐体路徴候，錐体外路徴候が出現して歩行が困難となる．また全身にミオクローヌスが認められる．第2期は平均5ヵ月程度で，第3期になると無動無言状態となり，除皮質硬直を呈する．全経過は約18ヵ月であ

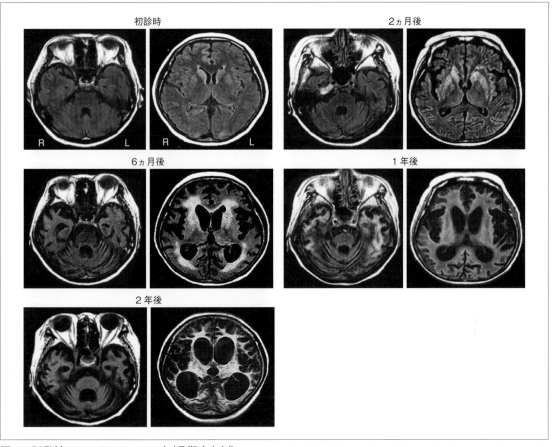

図2 孤発性Creutzfeldt-Jakob病（長期生存例）
初診時60代女性のFLAIR像の継時的変化.
脳幹，小脳，線条体，大脳皮質の進行性の萎縮を認める．初期の段階（2ヵ月後）では両側線条体に高信号が認められる．

るが，管理が良ければ長期生存となる例もある[6]．
 特徴的検査所見として，脳波での周期性同期性放電 periodic synchronous discharge（PSD）が挙げられるが，初期には出現しない．また髄液検査にて14-3-3蛋白，タウ蛋白，ニューロン特異的エノラーゼ neuron specific enolase（NSE）の増加が認められる．

引用文献

1) 山田正仁, 篠原もえ子, 浜口 毅ほか：日本におけるヒト・プリオン病のサーベイランスと疫学的実態．プリオン病と遅発性ウイルス感染症（プリオン病及び遅発性ウイルス感染症に関する調査研究班編集），金原出版株式会社，p.16-21, 2010.
2) 三條伸夫, 水澤英洋：プリオン病—本邦の特徴と診断のポイント—. 臨床神経学 2010；50：287-300.
3) 志賀裕正：遺伝性（家族性）プリオン病—臨床病型の特徴と診断のポイント—. 2) 家族性クロイツフェルト・ヤコブ病．プリオン病と遅発性ウイルス感染症，プリオン病及び遅発性ウイルス感染症に関する調査研究班編集，金原出版株式会社，p.132-138, 2010.
4) Yamada M；Variant CJD Working Group, Creutzfeldt-Jakob Disease Surveillance Committee, Japan：The first Japanese case of variant Creutzfeldt-Jakob disease showing periodic electroencephalogram. Lancet 2006；367：874.
5) Tschampa HJ, Zerr I, Urbach H：Radiological assessment of Creutzfeldt-Jakob disease. Eur Radiol 2007；17：1200-1211.
6) 水澤英洋：特発性プリオン病（孤発性クロイツフェルト・ヤコブ病）—臨床病型の特徴と診断のポイント．1) 古典型孤発性クロイツフェルト・ヤコブ病．プリオン病と遅発性ウイルス感染症，プリオン病及び遅発性ウイルス感染症に関する調査研究班編集，金原出版株式会社，p.106-111, 2010.

〈赫 寬雄・相澤仁志〉

3. 感覚系

1) 正常の神経機能解剖

目でみる感覚系のアウトライン

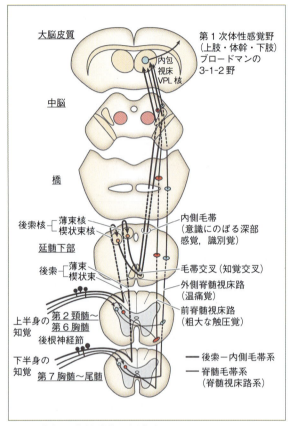

図1 体部の体性感覚の伝導路（文献2 図12-8より改変作成）

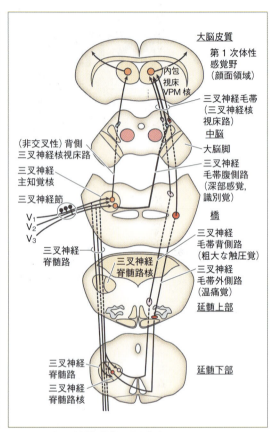

図2 頭部の体性感覚の伝導路（文献2 図12-15より作成）

1▶ シェーマでみる感覚路（図1〜6，表1）

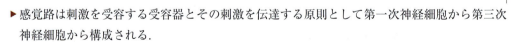

▶ 感覚路は刺激を受容する受容器とその刺激を伝達する原則として第一次神経細胞から第三次神経細胞から構成される．

▶ 受容体には，温痛覚，振動覚，粗大な触圧覚などのように受容器自身が中枢神経系に軸索を送る一次受容器（受容器＝第一次神経細胞）と，味覚，視覚，聴覚，前庭感覚などのように受容器細胞とその興奮を中枢に伝える細胞（第一次神経細胞）が異なる二次受容器がある．

▶ 第一次神経細胞の細胞体は脳・脊髄神経節にあるが，第二次神経細胞の細胞体は，脊髄後角

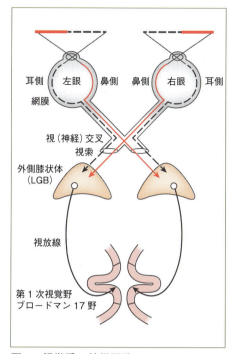

図3 視覚系の神経回路(文献2 図12-17より引用改変)

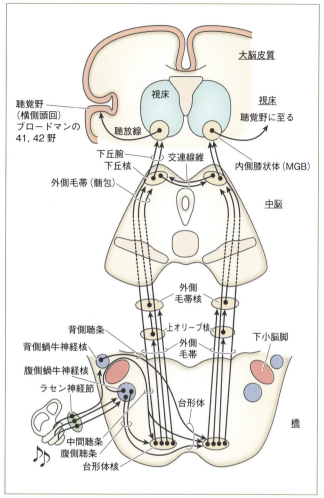

図4 聴覚の神経回路(文献2 図12-20より引用)

あるいは脳幹の知覚性神経核(延髄後索核,三叉神経主知覚核,三叉神経脊髄路核など)に位置する.

▶ 大部分の第三次神経細胞の細胞体は視床の感覚性中継核にあり,その軸索は大脳皮質の感覚野(体性感覚野,視覚野など)に投射する.これらの感覚路の概要を**表1**に示す.

▶ 聴覚に関しては,第三次神経細胞から第五次神経細胞は,台形体核,上オリーブ核,外側毛帯核などを介して下丘核に終止するが,経路中にこれらの中継核をバイパスすることも多い.第六次神経細胞は,下丘腕を通り視床の内側膝状体に終わる.第七次神経細胞は聴放線を通り,聴覚野に終わる.

謝辞

本項目の執筆にあたり,ご意見,ご助言を頂きました神戸大学名誉教授 寺島俊雄先生に深謝致します.

98 | 3. 感覚系

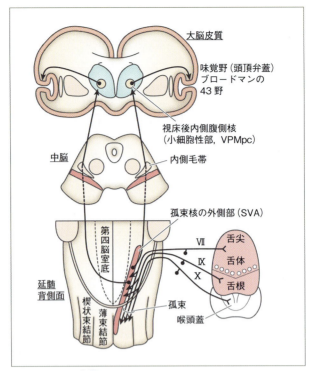

図5　味覚の神経回路(文献2 図12-21より引用)

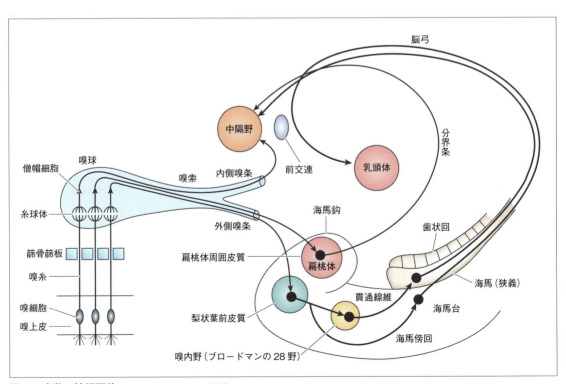

図6　嗅覚の神経回路(文献2 図12-22より引用)

表1 感覚の神経回路

	受容器	第一次ニューロン	経路	第二次ニューロン	経路	第三次ニューロン	経路	投射中枢
体部の体性感覚(深部感覚,識別覚)(図1)		後根神経節	楔状束(上半身)薄束(下半身)	楔状束核薄束核	(毛帯交叉で交叉)内側毛帯	視床VPL核	内包後脚	中心後回(第一次体性感覚野)
体部の体性感覚(温痛覚,粗大な触圧覚)(図1)		後根神経節		脊髄後角	(前白交連で交叉)外側・前脊髄視床路	視床VPL核	内包後脚	中心後回(第一次体性感覚野)
意識にのぼらない深部感覚		後根神経節		副楔状束核(上半身)胸髄核(下半身)	楔状束核小脳路(上半身)後脊髄小脳路(下半身)	小脳皮質		不明
頭部の体性感覚(深部感覚,識別覚)(図2)		三叉神経節		三叉神経主知覚核	(交叉・非交叉混在)三叉神経毛帯・三叉神経核視床路	視床VPM核	内包後脚	中心後回(第一次体性感覚野)
頭部の体性感覚(温痛覚,粗大な触圧覚)(図2)		三叉神経節		三叉神経脊髄路核	(交叉)三叉神経毛帯	視床VPM核	内包後脚	中心後回(第一次体性感覚野)
視覚(図3)	網膜(杆状体,錐状体)	双極細胞		神経節細胞	視神経視索	外側膝状体	視放線	後頭葉(第一次視覚野)
聴覚*(図4)	コルチ器	ラセン神経節	蝸牛神経	蝸牛神経核	聴条	台形体核,上オリーブ核,外側毛帯核,下丘核,内側膝状体	聴放線	横側頭回(聴覚野)
前庭感覚	三半規管,球形嚢,卵形嚢	前庭神経節	前庭神経	前庭神経核	前庭小脳線維	小脳皮質		不明
味覚(図5)	味蕾	膝神経節,下神経節(舌咽・迷走神経)	鼓索神経,舌咽神経,迷走神経	孤束核	内側毛帯	視床VPM核		頭頂弁蓋部(第一次味覚野)
嗅覚(図6)		嗅細胞		僧帽細胞(嗅球)	外側嗅条,内側嗅条	→	→	梨状葉前皮質,扁桃体,中隔野

参考文献

1) 吉村 惠:IV 感覚系,15 体性感覚系.エッセンシャル神経科学,Siegel A, Sapru HN(前田正信 監訳),丸善株式会社,p.253-264, 2008.
2) 寺島俊雄:第12章 神経回路(2)感覚路.カラー図解 神経解剖学講義ノート.金芳堂,p.162-179, 2011.
3) 高橋昭喜:第2章 大脳白質.神経機能系の覚え書き.脳MRI 1.正常解剖,第2版,高橋昭喜 編著,学研メディカル秀潤社,p.365-369, 2005.

(小川敏英)

1) 正常の神経機能解剖

感覚系の構成とその機能

1 ▶ 感覚系の機能分類

感覚系には大別して体性感覚，内臓感覚，特殊感覚があり，本項ではこのうち体性感覚について取り扱う．内臓感覚は胃腸・胸膜・腹膜などの主に内臓の刺激による痛みである．特殊感覚とは，嗅覚，味覚，聴覚，視覚，平行覚などの感覚である．

皮膚にトゲが刺さって痛いとか，入浴する時に風呂のお湯が熱いとか感じるのは，皮膚に痛みや温かさなどを感知する感覚受容体があり，われわれはこの感覚受容体により外からのいろいろな刺激を受けている．この感覚受容体は皮膚だけでなく筋肉や関節にもあり，体全体に及んでいる．このように皮膚，筋肉，関節などにある各種の感覚受容体が感じた刺激は，感覚線維を経由して脊髄後根から脊髄に入り，刺激の種類によって異なる脊髄の経路を上行し，視床を経て大脳の頭頂葉の感覚野に至る．

体性感覚には大きく分けて，触覚・温度覚・痛覚を感じる表在感覚，振動覚・関節覚を感じる深部感覚および複合感覚の3つがあり，複合感覚は主に頭頂葉の障害で生じる（→メモ1）．

感覚障害の診察の際には，患者の協力が必要であるため，意識障害や認知症の患者では，正確な診断を下すことができないことがあり，十分注意すること．また検査内容については，患者に十分説明し了解してもらうことも適切な検査を行うためには必要なことである．

 感覚の分類
- 表在感覚
    触覚，温度覚，痛覚
- 深部感覚
    振動覚，関節覚
- 複合感覚
    2点識別感覚，立体感覚，圧・重量感覚，手触り感覚，皮膚書字感覚

2 ▶ 各感覚の機能

I. 表在感覚

主に皮膚や粘膜で感じる感覚で，触覚と温度覚・痛覚がある．それぞれの経路は四肢体幹の触覚は前脊髄視床路を上行し，四肢体幹の温度覚・痛覚は外側脊髄視床路を上行，顔面の触覚は三叉神経主知覚核で，顔面の温度覚・痛覚は三叉神経脊髄路核で，神経細胞を乗り換えた後に上行し，それぞれ視床を経由して頭頂葉の感覚野に至る．

1. 触覚

触覚はMerkel細胞とMeissner小体で感知される．触覚の神経線維は太い有髄神経Aβである．

1) 四肢体幹の触覚線維の経路（図1）

脊髄神経後根から脊髄内に入り，脊髄後角の固有核で二次神経細胞に乗り換え，脊髄灰白質の中心管の前で交叉（一部は同側性に上行）し，前脊髄視床路（体性機能局在：上肢が内側で，下肢が外側）を上行し，視床後外側腹側核nucleus ventralis posterolateralis thalami（VPL）で三次神経細胞に乗り換え，頭頂葉の感覚野に至る．

2) 顔面からの触覚線維の経路（図2）

三叉神経節から脳幹内に入り，三叉神経主知覚

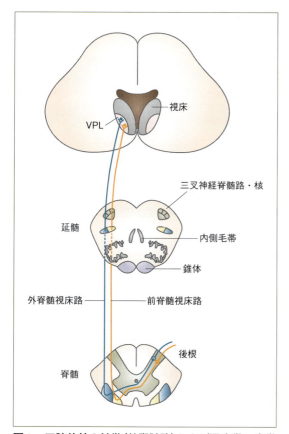

図1 四肢体幹の触覚（前脊髄路）および温度覚・痛覚（外脊髄路）の経路

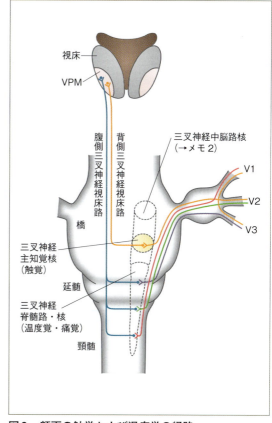

図2 顔面の触覚および温痛覚の経路
V1（眼神経），V2（上顎神経），V3（下顎神経）.

核で二次神経細胞に乗り換えた直後に，橋のレベルで左右交叉（一部は同側性に上行）し背側三叉神経視床路を上行し，視床後内側腹側核 nucleus ventralis posteromedialis thalami（VPM）で三次神経細胞に乗り換え，頭頂葉の感覚野に至る．

2．温度覚（温覚，冷覚）

温度覚は自由神経終末で感知され，温度覚の神経線維は無髄神経（C線維）とAδ線維からなる．

3．痛覚

痛覚の受容体は自由神経終末で，痛覚の神経はC線維とAδ線維である．

1）四肢体幹の温度覚・痛覚線維の経路（図1）

脊髄神経後根から脊髄内に入り，脊髄後角の固有核で二次神経細胞に乗り換え，脊髄灰白質の中心管の前で交叉（一部は同側性に上行）し，外脊髄視床路（体性機能局在：上肢が内側で，下肢が外側）を上行し，VPLで三次神経細胞に乗り換え，頭頂葉の感覚野に至る．

2）顔面からの温度覚・痛覚線維の経路（図2）

三叉神経節から脳幹内に入り三叉神経脊髄路を下行し，三叉神経脊髄路核で二次神経細胞に乗り換えた（三叉神経の第3枝：下顎神経，第2枝：上顎神経，第1枝：眼神経の順で）直後に，頸髄から延髄のレベルで左右交叉し対側の腹側三叉神経視床路を上行し，脊髄視床路に合流しVPMで三次神経細胞に乗り換え，頭頂葉の感覚野に至る．この三叉神経脊髄路で顔面の温度覚・痛覚の局在は，口唇を中心に円心状に広がっていくのでたまねぎ状分布といわれている（→メモ2）．

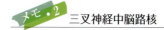

メモ・2 三叉神経中脳路核

三叉神経主知覚核の上端から中脳の上丘に位置する．咀嚼筋や顎関節などからの感覚情報を伝達する一方で，三叉神経運動核とも連絡している．

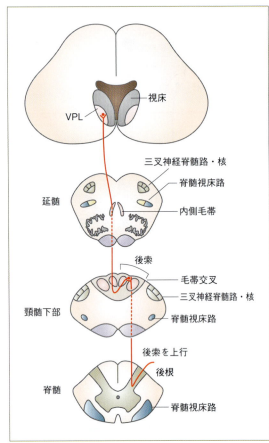

図3 四肢体幹の深部感覚(内側毛帯)の経路

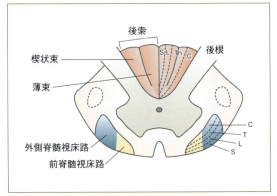

図4 脊髄での体性機能局在(感覚伝導路)

II. 深部感覚

深部知覚には，振動覚(音叉の振動)，関節覚(運動や位置覚)がある．深部覚が障害された場合には，Romberg徴候が陽性で，閉眼して両足をそろえて両手を前に出して起立した時に，不安定でよろけたり転倒する．

1. 振動覚

振動覚を感知するのはPacini小体とされており，振動覚を伝達するのは有髄Aδ線維とされている．

128Hzの音叉を振動させ，手指，橈骨・尺骨の突起，肘関節，鎖骨，胸骨，上前腸骨，膝蓋骨，脛骨，踝の内側・外側，足指などに音叉をあて振動を感じるか判定する．振動覚は四肢末梢から障害されるので，障害の少ない胸骨に音叉をあて振動を感じるかを判定後に四肢末梢から診察を行い，低下部位や左右差を比較する．振動覚は高齢になると低下する．振動覚は脊髄後索を経由するとされている．

2. 関節覚

関節覚には，関節の位置とその動きの方向を判定する位置覚と運動覚があるが，一般的には四肢の関節を検者が動かしてそれが判定できるかをみる．関節覚は四肢の末梢のものが障害されやすいので，主に手指，足趾を屈曲および伸展運動させてそれがどちらに動いているか判断させる．関節覚も脊髄後索を経由するとされている．

1) 深部感覚の経路 (図3)

脊髄神経後根から脊髄に入り，同側の脊髄後索を上行し，上部頸髄の後索核(薄束核；Goll，楔状束核；Burdach)で二次神経細胞に乗り換え，頸髄下部で左右交叉し脳幹の内側毛帯を上行，VPLで三次神経細胞に乗り換え，頭頂葉-感覚野に至る．

a. 脊髄での体性機能局在 (図4)

脊髄を上行する感覚伝導路の配列には一定の並び方があり，前脊髄視床路，外側脊髄視床路では内側から外側に向かって，上肢，体幹，下肢，会陰部の順に配列している．また後索では正中(後正中溝)から外側に向かって会陰部，下肢，体幹，上肢の順に配列(後索でも，薄束は会陰，下肢，体幹の一部，楔状束は体幹の一部，上肢)されている．

b. 脊髄内での感覚線維の経路（図5）
ⅰ）脊髄視床路
　触覚，温度覚・痛覚の感覚線維は，後根を介して脊髄内に入り，後角で二次神経細胞に乗り換え，灰白質の中心管の前方で交叉し前外方へ向かい1～2髄節の範囲で前・外側に入り，下方からの線維と合流して上行する．延髄・橋では被蓋の前外側を，中脳では被蓋の外側を上行し視床に至る．顔面からの三叉神経視床路も合流する．

ⅱ）後索-内側毛帯路
　深部感覚の感覚線維は後根から脊髄内に入り，ただちに後索を上行するが，4髄節の範囲で後索も内側の薄束と楔状束からなる．後索は，頸髄上部から延髄の後索核；薄核と楔状束核で終わり，ここで二次神経細胞に乗り換え，左右が交叉し毛帯交叉し，その後の線維は内側毛帯として延髄・橋・中脳を上行し，視床に至る．

ⅲ）脊髄小脳路
　この経路は固有感覚に属し，本人が感覚として自覚できない．脊髄後根から入ったこの感覚神経は同側のClarke柱（クラーク柱）で終わる．こから出る二次神経細胞は脊髄小脳路となって脊髄前側索を上行し，延髄の索状体（下小脳脚）を通り小脳に達する．この部位の障害では小脳性運動障害をきたす．

c. 脳幹での感覚線維の走行（図6）
　延髄での経路については各感覚の項目で記載している（図1～3を参照）が，中脳・橋での経路に

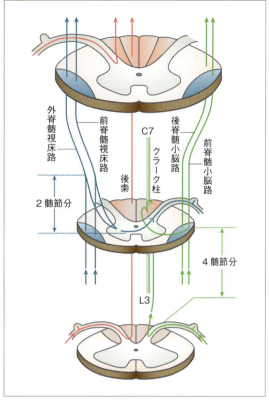

図5　脊髄内での感覚線維の経路図（文献1から引用，一部改変）

ついては，四肢・体幹の，触覚は前脊髄視床路，温度覚・痛覚は外脊髄視床路，深部覚は内側毛帯を経由して脳幹を上行し，VPLを経由し頭頂葉-感覚野に至る．顔面の触覚は，三叉神経主知覚核から背側三叉神経視床路を上行，温痛覚は腹側三

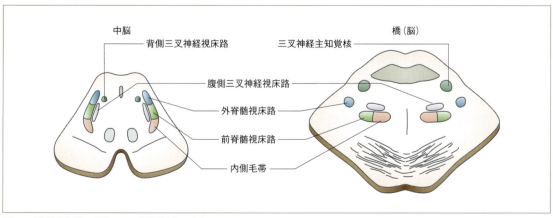

図6　脳幹（中脳・橋）での感覚線維の走行

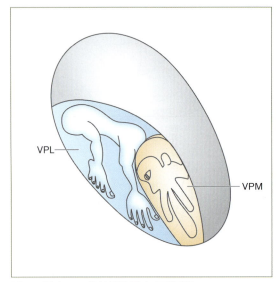

図7 視床での体性機能局在（冠状断）

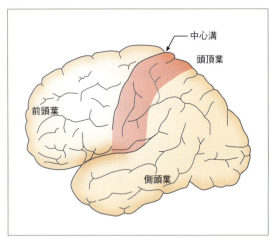

図9 大脳　　　部：頭頂葉の感覚野

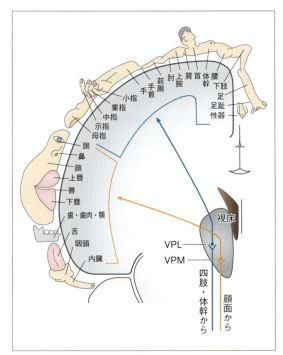

図8 大脳感覚野の体性機能局在（Penfield W, Rasmussen T：The cerebral cortex of man. NewYork：The Macmillan Company, 1950 から引用，一部改変）

叉神経視床路を上行し，VPMを経由し頭頂葉の感覚野に至る．

d. 視床での体性機能局在（図7）

視床は感覚経路の脊髄-脳幹と大脳との中継路の役割を果たしている．視床後腹側核が中継路となり，顔面はVPM，四肢体幹はVPLを経由して頭頂葉の感覚野に至る．視床核内にも体性機能局在があり，頭部・体軸が核内背側に，顔面・四肢が核内腹側にあって手と顔が相接している．このため，この部位に障害が起きると病巣と反対側の手と口の感覚障害が生じる．これを手口感覚症候群 syndrome sensitf à topographie chéiro-oraleと呼ぶ．

e. 大脳感覚野の体性機能局在（図8, 9）

感覚の経路は四肢顔面の受容体から出発して，頭頂葉の感覚野に至る．この感覚野では運動領域と同様に，顔面四肢体幹の身体の各部位に対応した領域が配列され，特に上肢や顔・舌での支配領域が広く，繊細な機能に対応していると考えられている（Penfield & Rasmussen, 1950による）．

f. 皮膚の分節性神経支配（図10）

脊髄の神経節から出た神経根は，末梢神経（感覚神経）として決まった皮膚の領域を支配している．この皮膚の支配領域を皮膚分節 dermatome（→メモ3）という．

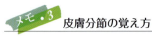

皮膚分節の覚え方

耳介：C2，手中指：C7，乳頭：T5，臍：T10，大腿付け根（鼠径部）：L1，足第5趾：S1．

g. 神経叢

末梢神経において，神経の軸索がネットワークを形成しているところで，多数の末梢神経が絡み

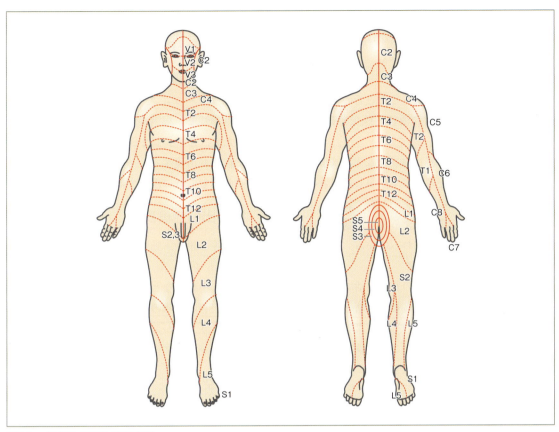

図10　皮膚の分節性神経支配

合った場所である．

　ⅰ）頸神経叢

　第1〜4頸神経の前枝からなる．感覚障害として耳介後部，鎖骨上部の肩・胸部前面の感覚を支配する（大耳介神経，小後頭神経，鎖骨下神経）．

　ⅱ）腕神経叢

　第5頸神経〜第1胸髄神経の前枝からなる．感覚障害として肩，肩甲，上胸，上肢の感覚を支配すると同時に運動も支配する．

　ⅲ）腰神経叢

　第12胸神経〜第4腰神経の前枝からなる．大腿，腓腹筋の感覚を支配する．

　ⅳ）仙骨神経叢

　第4腰神経〜第3仙骨神経の前枝からなる．骨盤の後壁を大坐骨孔に向かって斜めに下り，骨盤，臀部，性器，大腿，腓腹筋，足の感覚を支配する．

Ⅲ. 複合感覚

　表在感覚や深部感覚が障害されていないにもかかわらず，皮膚に与えた刺激を正確に認知することが困難な場合がある．これを複合感覚の障害といい，主に頭頂葉の障害を考える．

1．2点識別感覚

　コンパスやノギスを用いて，皮膚を同時に2点刺激して2点の識別ができる最小の幅を判定していく．2点識別は四肢では長軸方向と垂直方向に，体幹では長軸方向に沿って検査を行う．2点識別は身体の部位によって大きく異なり，正常では上肢の指先では5mm，手掌では20mm，手背では30mm程度と差があり，この間隔が拡大した場合に頭頂葉の障害を考える．

2．立体感覚

　立体感覚の検査は，閉眼させて普段使用している見慣れたものを，手に握らせて判定する．健常

者であればその物体を部分的に触れただけでも判断できる場合が多い．判定できなければ反対側の手に持たせて判断できるかをみる．

3. 圧・重量感覚

重量の異なる物体を閉眼させた患者の手掌にのせて，重さの違いを皮膚に受ける圧で感知して，軽い重いを判断する．

実際には同じ形の容器（コップなど）を2個用意し，異なる量の水を入れて，閉眼した患者の両手掌に置いて水の量の違いを，左右で比較して判断する．このような試験による重量感覚は，皮膚の圧受容器からの情報も加わっている．

4. 手触り（素材識別）感覚

鍵，鉛筆，消しゴムなどの普段生活で使うものの素材を，閉眼して手で握らせて判断させる．患者に立体感からでなく，そのものの素材による違いから判断する試験であり，この試験により頭頂葉の障害であるかどうか判断する．

5. 皮膚書字感覚

検者が指や棒で，手掌，顔面，下腿などの皮膚の上を数字や○△×などをなぞって，書いた数字や形を患者に判断させる．書くときには患者の隣りで同じ向きに書いて検査を行うことが好ましい．一側の皮膚書字感覚の障害があるときには，対側の頭頂葉の障害と診断される．

3 ▶ 代表的な感覚障害をきたす疾患・症候群

I. 単麻痺

末梢神経が単独で単神経障害をきたした病態で，橈骨神経麻痺，正中神経麻痺，尺骨神経麻痺，総腓骨神経麻痺が日常では多い．障害された神経の感覚障害のみでなく運動麻痺も出現する．橈骨神経麻痺ではdrop hand（下垂手）やdrop finger（下垂指），正中神経麻痺ではape hand（猿手）および手根管症候群，尺骨神経麻痺ではclaw hand（鷲手）がみられる．

II. 多発性根神経炎（Guillain-Barré症候群）

Guillain-Barré症候群をはじめとした多発性神経炎ではグローブ＆ストック型（手袋・靴下型）の左右対称性で，末梢から中枢へ進行する感覚障害をきたす．末梢神経が四肢末梢で多発性に障害されて症状が出現する．一般に感覚障害だけでなく運動麻痺も同時に出現する．

III. 胸郭出口症候群

腕神経叢と鎖骨下動脈，鎖骨下静脈が胸郭出口付近で頸肋，鎖骨，第一肋骨などの骨や前斜角筋，中斜角筋，小胸筋などの筋肉に，圧迫・牽引されることで起きる症状の総称である．症状としては首や肩のこり，腕から手にかけてのしびれ，腕のだるさなどが出現する．

IV. 脊髄空洞症

脊髄の中心管の管腔が拡大して，脊髄灰白質を中心部から広範に（多くの髄節にわたって）圧迫することで変性が起こり，中心管前方を交叉し走行している温痛覚・触覚の神経線維が両側性に障害され，両側性の温度覚・痛覚・触覚の障害が生じる．後索を走行する深部感覚の障害は生じない．

V. Brown-Séquard症候群

脊髄半側が障害された時の感覚障害で，温度覚・痛覚・触覚は病変部以下の反対側で障害を受け，深部感覚は同側以下で障害を受ける．また病側の錐体路が障害を受けるので病変部以下で運動麻痺が生じる．

VI. 亜急性脊髄連合変性症／脊髄癆

ビタミンB_{12}欠乏症などによる亜急性脊髄連合変性症や梅毒による脊髄癆では脊髄後索に障害が生じるため，振動覚・関節覚などの深部感覚障害が生じる．Romberg徴候が陽性となり，起立保持が困難となる．温痛覚や触覚などの表在覚は障害されない．

VII. 全脊髄障害

　障害された脊髄髄節以下のすべて（左右ともに）の感覚障害と運動麻痺が出現し，膀胱直腸障害も出現する．

VIII. Wallenberg症候群（延髄外側症候群）

　後下小脳動脈の解離などによる脳梗塞で延髄外側に障害が起こると，三叉神経脊髄路と外側・前脊髄視床路が障害され，病側の顔面と反対側の半身の温度覚・痛覚障害を認める．また病巣側の小脳障害，Horner症候群（→メモ4），軟口蓋・咽頭・喉頭麻痺を認める．

Horner症候群

　背側縦束（視床下部から脊髄に下行する）の障害にて，同側の眼瞼下垂，眼球陥凹，縮瞳，発汗低下を認める．

IX. 手口感覚症候群

　病巣と反対側の片側の手と口を含む領域に同時に生じる感覚障害のことである．視床病変は後腹側核で（図7），VPLは四肢体幹に対応しその下部は手に，VPMは顔面に対応しその下部は口の感覚に相当し，手と口は図7で示すように接近している．この部位に病変があると反対側の手と口での感覚障害が出現する．この症候は視床以外にも脳幹（橋・中脳），頭頂葉などでも認められる．

X. ヒステリー

　ヒステリーなどの精神障害で感覚障害をきたす場合がある．この時の大きな特徴は，感覚障害の部位が解剖学的な神経の分布には一致しないことである．

参考文献
1) 平山惠造：神経症候学 改訂第二版II．文光堂，2010.
2) 後藤文雄，天野隆弘：臨床のための神経機能解剖学．中外医学社，1992.
3) 岩田　誠：神経症候学を学ぶ人のために．医学書院，1994.
4) 田崎善昭，斎藤佳雄，坂井文彦：ベットサイドの神経の診かた，改訂第17版，南山堂，2010.

（荒木俊彦）

2) 代表的疾患の神経機能解剖アプローチ

脳血管障害(視床梗塞)

1 ▶ 機能解剖 (図1)

視床は第三脳室の両壁にある,約3×1.5cmほどの卵形の神経節細胞複合体である.視床はY字型をした内髄板によって大きく前領域,内側領域および外側領域の3つに分けられる.主な視床核を挙げると,前部領域は前核(anterior nucleus),内側領域は視床背内側核 nucleus dorsomedialis hypothalami(DM),内側領域は背側核群および腹側核群よりなる.さらに視床背外側核群 nucleus lateralis dorsalis thalami(LD),後外側核 posterior lateral nucleus(PL),視床枕 pulvinar,内側膝状体 medial geniculate body(MGB)および外側膝状体 lateral geniculate body(LGB)からなり,背側核群は視床前腹側核 nucleus ventralis anterior thalami(VA),視床外側腹側核 nucleus ventralis lateralis thalami(VL),視床後内側腹側

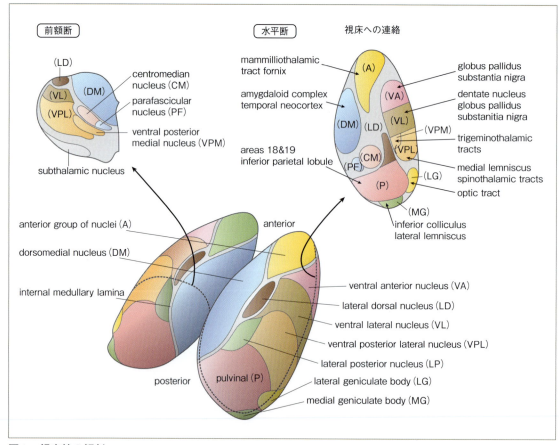

図1 視床核の解剖

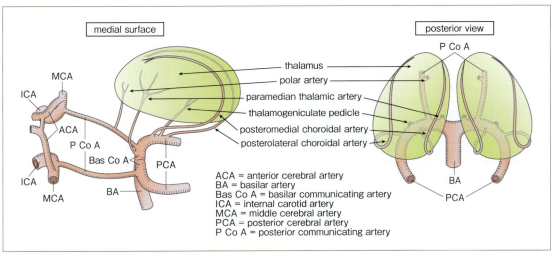

図2 視床の血管支配

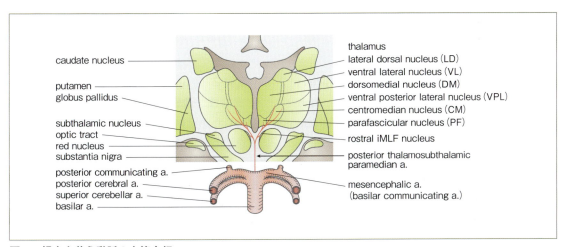

図3 視床を養う動脈の血管走行

核 nucleus ventralis posteromedialis thalami（VPM）および視床後外側腹側核 nucleus ventralis posterolateralis thalami（VPL）からなる．また，これら主要核群の外側を網様核が取り巻き，両側視床の内側には正中核がわずかに存在する．

視床は，辺縁系，体性感覚系，特殊感覚系，錐体外路系，小脳系および上行網様体賦活系からの情報を統合し中継する．前核は，大脳辺縁系におけるPapez回路を形成し，DMはYakovlev回路の構成する．VAとVLは錐体外路を構成する．また，VLは小脳からの情報を受け，運動野に投射する．VPMおよびVPLは，体性感覚を大脳皮質に中継する．LGBは対側視覚情報を後頭葉に伝え，MGBは聴覚情報を側頭葉に伝える．

2 ▶ 病因論（図2, 3）

視床を養う動脈は polar artery, paramedian thalamic artery, thalamogeniculate pedicle, posteromedial choroidal artery, posterolateral choroidal artery および posterior thalamosubthalamic paramedian artery である．polar artery は VA, thalamogeniculate pedicle は VPM と VPL, posteromedial choroidal artery は DM 後半部分や

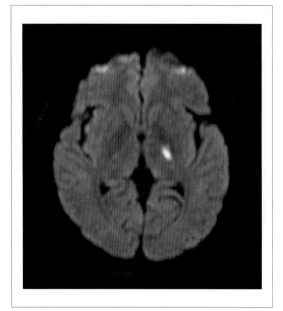

図4　症例1の頭部MRI拡散強調像

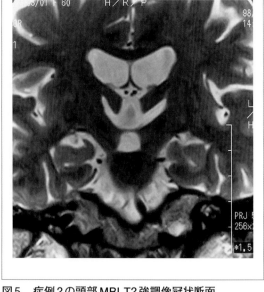

図5　症例2の頭部MRI T2強調像冠状断面

anterior nucleus, posterolateral choroidal arteryはpulvinar下外側やLD, posterior thalamosubthalamic paramedian arteryは正中中心核nucleus centromedianus（CM）, paramedian thalamic arteryはその他の視床核の支配動脈である．支配動脈の障害で，その灌流域の視床核の経路の障害が生じ，その経路特有の症状を呈する．

　視床梗塞単独の場合，穿通枝の閉塞によるラクナ梗塞が多い．視床梗塞のみでなく，視床梗塞に連続する後頭葉の梗塞が伴う時は後大脳動脈起始部病変を疑い，アテローム血栓性脳梗塞や心原性脳塞栓症を考える．心原性脳塞栓症では，多発性脳梗塞を生じることが多い．視床出血の場合は穿通枝の破綻によって生じる．

3 ▶ 症例

1．症例1（図4）

　40歳男性．右半身のしびれ感と知覚障害を訴え，頭部MRI拡散強調像で，外側視床に高信号域を認め，急性期脳梗塞と診断．

2．症例2（図5）

　62歳女性．遷延する意識障害の後，意識障害は改善したが記銘力障害，上方注視麻痺，自発性低下を認めた．頭部MRI T2強調像冠状断面で両側にまたがる蝶形の梗塞を認める（両側傍正中視床梗塞症候群）．

4 ▶ 臨床のポイント

　視床梗塞・出血では，半身の知覚障害，あるいは口唇と同側手指の知覚障害，意識障害などで発症することが通常である．半側視野障害，視床性失語，認知症，運動失調や上述の両側傍正中視床梗塞症候の症状を呈する場合もあり，注意を要する．診断はMRI検査で容易である．

参考文献

1) 後藤文雄，天野隆弘：臨床のための神経機能解剖学第3版．中外医学社，1992.
2) Daube JR, Reagan TJ, Sandok BA, et al：臨床神経学の基礎，第2版，大西晃生，納　光弘，岡崎春雄訳．メディカル・サイエンス・インターナショナル，1987.

（駒場祐一）

2) 代表的疾患の神経機能解剖アプローチ

脊髄癆(tabes dorsalis)

1 ▶ 機能解剖 (図1)

知覚は末梢受容器から後根を通って脊髄へ入り，固有覚（位置覚・振動覚）は同側の後索を上行し，温痛覚は対側の前側索を上行し，大脳皮質（体性知覚野）へ到達する．これらの上行伝導路は，それぞれ，触覚・固有覚に関する脊髄後索路と温痛覚に関する脊髄視床路（外側脊髄視床路・前脊髄視床路）とに分類される．脊髄後索路では，後根より脊髄に侵入した神経線維群は頸胸髄レベルでは後索外側より楔状束を，腰仙髄レベルでは薄束を形成する．一次ニューロンは後索を延髄まで上行して，延髄で二次ニューロンとシナプスを形成し，それぞれ薄束核と楔状束核を形成する．二次ニューロンは交叉性の内側毛帯を形成し上行し，視床の後外側腹側核で三次ニューロンとシナプスを形成する．脊髄癆では病原体の侵入に伴い，上述の脊髄後索路および後根（固有核についての一次ニューロンの細胞体の選択的破壊）の変性を生じて，深部感覚障害を呈する．特に位置覚や関節覚，筋覚の障害により脊髄性運動失調をきたし，起立歩行障害が生じる．視覚による代償を除去したときにこの障害は著しくなり，目を閉じて立っていることができずに倒れてしまう（Romberg試験陽性）．脊髄視床路では，一次ニューロンは後根神経節にて二次ニューロンとシナプスを形成した後，二次ニューロンは対側に交叉して脊髄の前外側を上行して視床の後外側腹側核で三次ニューロンとシナプスを形成する．前脊髄視床路が触覚を，外側脊髄視床路が温痛覚を伝える．外側脊髄視床路の障害により下肢，特に足首や膝などに瞬間的な激しい電撃様疼痛や，上腹部に発作

性の激痛などがみられる．脊髄癆での後根の障害では温痛覚・圧覚・触覚に関連する一次ニューロン細胞体は温存されて，これらの感覚鈍麻は起こりにくい．一方で腱や神経幹，睾丸などを強く圧迫したときに生ずる深部感覚は失われる．その他に脊髄後根・後索障害に起因した感覚路の障害でインポテンツ・膀胱直腸障害などの原因となりうる他に，脊髄反射弓の障害および深部腱反射の消失がみられる．

2 ▶ 病因論

脊髄癆は*Treponema pallidum*の感染によって生じる脊髄実質型の神経梅毒で，通常梅毒の第3期（晩期）に発病する．梅毒感染後，10数年経過した後に発症して*Treponema pallidum*の直接侵入によって症候を呈する．脊髄後索の脱髄や後根および後根神経節を含む障害であり，下部胸髄や腰仙髄に好発する[1]．脊髄の病理所見として脊髄軟膜炎や後索と後根の変性および萎縮が認められて，特に背側脊髄小脳路の中間根帯に変性が強く認められる．画像所見ではMRIのT2強調像で病理所見同様に後索に一致した高信号像がみられるという特徴がある[2]．

3 ▶ 臨床のポイント

診断の手掛かりとなる臨床症状としては前述の主症状に加えて，9割以上に認める瞳孔異常が重要である．なかでもArgyll Robertson徴候（縮瞳・対光反射消失・輻輳調節反射正常）が約半数にみられる．また，1割弱の症例でCharcot関節（感覚路の障害に伴った関節組織の慢性進行性の

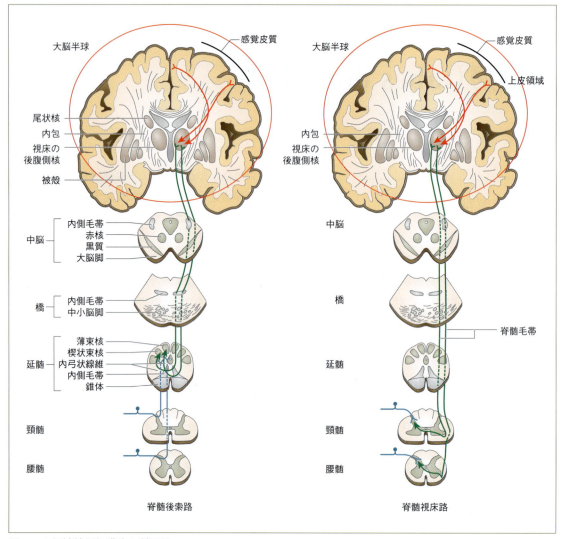

図1　上行性神経伝導路の断面図

変性と破壊，股関節・膝関節・足関節の腫大と過伸展を示す，原因疾患として脊髄癆が最も多く，糖尿病・脊髄空洞症がそれに続く）も認める．その他に脳梗塞，髄膜炎，痙性対麻痺などを呈する症例もある．上記の症状を認めて神経梅毒が疑われた場合に髄液検査を行う．明らかな神経学的異常所見を認めない場合もRPR法で1：32以上であれば髄液検査を行う．髄液VDRL陽性の場合，また陰性でも軽度の細胞増多（50/μL以下）や蛋白増加（75mg/dL以下）する例で髄液FTA-ABS陽性の場合に神経梅毒と診断する[3]．

■ 引用文献

1) 渡辺誠悦，糸山泰人：神経梅毒．図説病態内科学講座 11-1，金澤一郎編，廣済堂，p.115-119，1994．
2) 柳下　章：脊髄癆．エキスパートのための脊椎脊髄疾患のMRI，第2版，柳下章編，三輪書店，p.381，2010．
3) French P, Gomberg M, Janier M, et al：IUSTI：2008 European Guidelines on the Management of Syphilis. Int J STD AIDS 2009；20：300-309．

（水間敦士・高橋裕秀）

2) 代表的疾患の神経機能解剖アプローチ

脊髄腫瘍

1 ▶ 機能解剖

成人の脊髄は約40～45cmで，頸髄，胸髄，腰髄，仙髄からなる．脊髄は脳に情報を送る単なる通路のみではなく，情報を統合する機能も担っている．そのため，四肢に神経を出す部分では灰白質の割合が多く，頸膨大，腰膨大と呼ばれ，脊髄が膨らんでいる．このように，神経膠細胞が主体の灰白質と神経線維の白質の割合は髄節により異なっている．

感覚系の神経細胞は灰白質の後角に感覚性神経核として存在し，末梢からの感覚情報を後根を通して受け取り，上位中枢に送っている．

白質は前索，側索，後索に分類され，神経線維が走行している（図1）．感覚神経は後索では同側の深部知覚，前索では対側の触覚（前脊髄視床路），側索では対側の温痛覚（外側脊髄視床路）の神経線維が上行する．脊髄腫瘍の局在により，後角や後根障害では支配領域すべての感覚障害が発現することや，深部知覚のみが障害されたり保たれたりする解離性感覚障害が発現するのは各感覚神経の走行が異なるためである．脊髄視床路は後根から脊髄に入り後角で神経細胞を変え1～2髄節上行し，交叉して対側の脊髄視床路を上行する．また，その走行は脊髄外側より仙髄，腰髄，胸髄，頸髄の順に並んでいる．そのため，髄内腫瘍による脊髄中心部からの障害では外側の仙髄領域が障害を受けにくく，肛門周囲の温痛覚が保たれる sacral sparing がみられることがある．

高位診断において，頸髄ではC3/4レベルではC5髄節障害がみられるように脊椎高位と髄節レベルの高位差がある点に注意を要する．また，胸

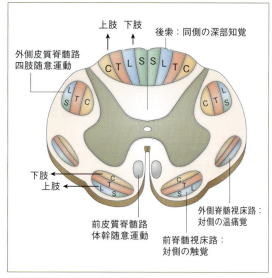

図1　脊髄水平断面の感覚路

腰椎移行部は円錐上部（epiconus, L4-S2髄節, 第12胸椎レベル），円錐部（conus, S3髄節以下, 第1腰椎レベル），馬尾神経が密集しているため，円錐部高位の脊髄腫瘍は多彩な症状がみられ，診断が難しい．簡単にまとめると円錐上部障害では下肢全体の感覚障害，筋力低下が主で，排尿障害は免れることが多く，円錐部障害では肛門周囲にいわゆるサドル型の感覚障害，排尿障害がみられやすい．

以上の脊髄解剖学を理解すれば，ある程度脊髄腫瘍の局在が推測できる．

2 ▶ 病因論

脊髄腫瘍はその局在から，硬膜外腫瘍，硬膜内髄外腫瘍，硬膜内髄内腫瘍に分類される．前述した脊髄視床路の配列のため，外側から圧迫を受け

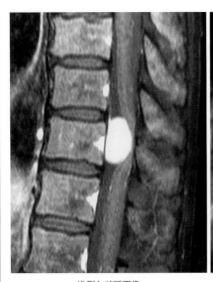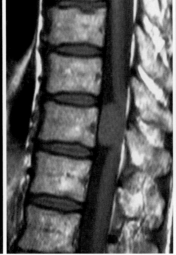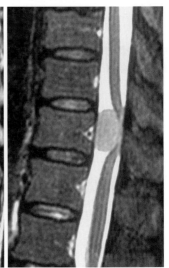

造影矢状断面像　　　　　　　　　T1強調像　　　　　　　　　T2強調像

図2　髄膜腫のMRI像
T1強調像で低信号，T2強調像で高信号を示し，造影撮影で均一に増強されている．硬膜に接しているところはお椀型に張り付いているようにみえ，これが神経鞘腫との鑑別点の1つである．

る硬膜外腫瘍や硬膜内髄外腫瘍の知覚障害は下肢から上行性のことが多く，髄内腫瘍は下行性のことが多い．

代表的脊髄腫瘍の感覚障害について，以下に列記する．

1．上衣腫
異常感覚が先行することがある．脊髄中心管付近に発生するため，腫瘍が小さい初期から痛覚線維が横走する前白交連を圧迫する．

2．星細胞腫
強い痛みが一過性に起こり，その後鈍い痛みが残ることが特徴の一つで，脊髄視床路を主体とする知覚路の障害による．

3．神経鞘腫
初発症状としては根症状が多い．それは脊髄神経後根から発生することが多いためである．

4．髄膜腫
特有なものはないが，歯状靱帯付近から発生することが多いため，脊髄が外側より圧迫され，上行性に進行するBrown-Séquard症候群を呈することがある．

3 ▶ 画像

図2を参照．

4 ▶ 臨床のポイント

脊髄腫瘍により麻痺が進行するほど回復は困難になるため，早期診断が重要であり，MRIが有用である．理学所見から障害高位を推測するが，下位頸椎レベルの腫瘍では下肢あるいは胸部以下の症状だけで上肢の障害がみられないことが多く，診断が遅れることもあるため，注意を要する．

（元文芳和・高井信朗）

2) 代表的疾患の神経機能解剖アプローチ

脊髄の血管障害

1 ▶ 機能解剖

　脊髄の血管障害は主に，虚血性障害（脊髄梗塞），出血性障害，血管奇形に分類される[1]．これらのうち虚血性障害では，後述のように伝導路および血管支配分布の局在から特徴的な感覚系障害をきたすことが知られている．脊髄表面の動脈は血管網を形成するが，この血管網を1本の前脊髄動脈と2本の後脊髄動脈が縦方向に貫いている．これらは両側の椎骨動脈から始まり，それぞれ脊髄前面の前正中裂と後面の後外側溝に沿って走行し，途中肋間動脈や腰動脈から根動脈を介して血流を受けている．これらの流入血管は6〜10個のことが多いが，最大のものはartery of Adamkiewiczと呼ばれており，下部胸髄と腰仙髄の大部分を栄養している．

　脊髄内における血管分布（図1a）は，前脊髄動脈が脊髄の前方2/3を，後脊髄動脈が後方1/3を灌流するという局在分布（図1b）と，中心動脈系と周辺動脈系に分ける局在分布（図1c）がある[2]．前脊髄動脈からは前正中裂の中へ脊髄中心へと向かう中心動脈が分枝しており，主に灰白質を栄養している．後脊髄動脈は後索および周辺動脈を介して脊髄表層部を栄養している．一方，脊髄における知覚路は大まかにいって前側索にある脊髄視床路および後索にある薄束・楔状束に分けられ，前者は痛覚・温度覚・触覚を伝え，後者は位置覚・振動覚を伝えている．これらの伝導路と血管支配分布の局在は，虚血性障害時の特徴的な感覚障害をもたらす原因となっており，代表的なものが前脊髄動脈症候群と後脊髄動脈症候群である．

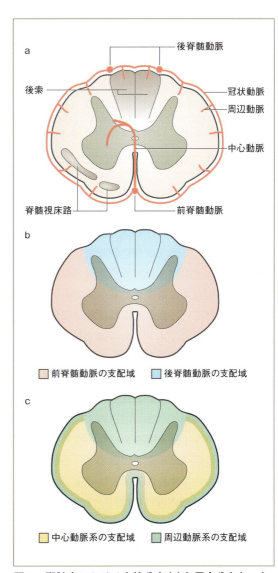

図1　脊髄内における血管分布（a）と局在分布（b, c）

　前脊髄動脈症候群では後索が障害を免れることが多く，障害レベル以下の解離性知覚障害（温痛覚が障害され，位置覚・振動覚は保たれる）が特徴的である．しかし近年MRIなど画像検査技術

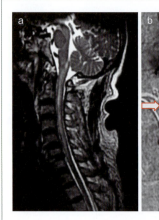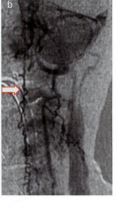

図2　dural arteriovenous fistulas
76歳男性．後頭部から後頸部痛，対麻痺．MRIでは頸髄内にT2高信号を認め(a)，血管造影検査にて頭蓋頸椎移行部に硬膜動静脈瘻(⇨)が診断された(b)（須田　智先生ご提供）．

の進歩に伴い，解離性知覚障害を伴わない例や，髄節性の宙吊り型解離性知覚障害をきたす例も報告されている．一方，後脊髄動脈症候群では後索病変による病変レベル以下の位置覚・振動覚障害と，後角病変による病変髄節レベルでの全知覚障害が認められる．しかし実際には後脊髄動脈は不規則な走行の血管であり，血管網で存在していることが多く，側副血行も多いため，感覚障害を含めて神経症候は非定型的な例が多い．また同じ理由から前脊髄動脈症候群に比べてその発症数は大幅に少ない．

出血性障害および血管奇形については多くで腰背部痛や根性痛などの症状が認められるが，脊髄の機能局在に由来する特徴的な感覚障害パターンをきたす傾向は認められない．

2 ▶ 病因論

動脈硬化の影響は脳血管に比べて脊髄血管では少ない[3]．それゆえ虚血性障害の原因として脊髄動脈自体の血栓症は少なく，大動脈・根動脈など脊髄外血管に起因する場合が多い．その他血管炎，大動脈硬化のコレステロール塞栓などが報告されているが，明らかな原因が特定できない場合も多い．脊髄出血では，外傷，腫瘍，動脈瘤，遺伝性凝固異常症などが原因になり得るとされている．

3 ▶ 画像

図2を参照．

4 ▶ 臨床のポイント

虚血性障害においてはMRIが診断に非常に有効である[4]．急性期には浮腫を反映してT2高信号となり，梗塞範囲が広い場合は脊髄腫大も認められる．高解像度のMRIでは横断面上の病変部位の同定が可能な場合もあり，前述した臨床症状との対応が認められる．脊髄出血でもやはりMRIが有効であり，脳出血のMRIと同様の経時的信号変化が認められる．血管奇形では，MRIにて異常なflow voidの検出と浮腫に伴う脊髄中心部のT2高信号が認められ，確定診断とshunt pointの検索のため脊髄血管造影検査も必要である（図2）[5]．

引用文献

1) Heldner MR, Arnold M, Nedeltchev K, et al：Vascular diseases of the spinal cord：a review. Curr Treat Options Neurol 2012；14：509-520.
2) Turnbull IM：Microvasculature of the human spinal cord. J Neurosurg 1971；35：141-147.
3) Tubbs RS, Blouir MC, Romeo AK, et al：Spinal cord ischemia and atherosclerosis：a review of the literature. Br J Neurosurg 2011；25：666-670.
4) Alblas CL, Bouvy WH, Lycklama À Nijeholt GJ, et al：Acute spinal-cord ischemia：evolution of MRI findings. J Clin Neurol 2012；8：218-223.
5) Suda S, Katsura K, Okubo S, et al：A case of dural arteriovenous fistulas at the craniocervical junction presenting with occipital/neck pain associated with sleep. Intern Med 2012；51：925-928.

（雨宮志門・濱本　真）

4. 大　脳

1) 正常の神経機能解剖

目でみる大脳のアウトライン

1 ▶ シェーマでみる大脳外観

- ▶ 大脳は脳の最も大きな部分で，終脳と間脳からなる．
- ▶ 終脳は両側の大脳半球からなっており，大脳半球間は脳梁をはじめとした白質線維で連絡されている．間脳は終脳と中脳の間にある脳であり，第三脳室を囲むように存在する．
- ▶ 大脳半球は，大脳皮質，大脳白質，基底核，側脳室からなる．大脳皮質と基底核は灰白質である．なお間脳である視床も灰白質であり，基底核と視床は中心灰白質とも呼ばれる（図1）．
- ▶ 大脳の皮質表面には大脳溝があり，大脳回を形成している．各葉を分けるものを葉間溝，各葉内にあって大脳回を分けるものを葉内溝という．葉間溝には，中心溝，外側溝（シルビウス裂），頭頂後頭溝がある．大脳半球は正中の大脳縦裂により左右の半球に分けられる．大脳半球は，葉間溝により，前頭葉，頭頂葉，側頭葉，後頭葉に分けられる．島皮質はシルビウス裂の深部に位置する大脳皮質である．その表面は前頭葉，頭頂葉，側頭葉に覆われており，この島を覆う外套を弁蓋部という．前頭葉の中心溝の後方の中心前回には運動野があり，頭頂葉の中心溝の後方にある中心後回には体性感覚野がある．中心溝は前頭葉と頭頂葉間の葉間溝であるとともに，機能的にも重要な脳溝である（図1a）．
- ▶ 大脳白質の神経線維束は，同側の大脳半球内の皮質に互いに連絡する連合線維，左右大脳半球の皮質を互いに連絡する交連線維，大脳皮質と下位の脳または脊髄の中枢と連絡する投射線維の3群に大別される．連合線維の代表的なものとして脳弓や帯状回内の帯状束があり，交連線維の中で最大のものが脳梁である．投射線維には，大脳皮質に向かう上行性線維と大脳皮質から起こる下行性線維とがある．放線冠は内包と大脳皮質間に扇状に拡がる代表的な投射線維である．下行性線維としては運動野からの皮質脊髄路が重要である．
- ▶ 基底核は，線条体，淡蒼球のほか，機能的には間脳の視床下核，中脳の黒質が含まれる（図1b）．線条体は，内包によって尾状核と被殻に分けられる．被殻と淡蒼球を合わせて，レンズ核という．基底核は大脳皮質や視床と相互の神経回路を形成し，運動の調節機能を司る（錐体外路系）．解剖学的には前障，扁桃体も基底核に含まれるが，錐体外路系との関連はない．扁桃体は機能的には大脳辺縁系の一部である．前障は外包と最外包に挟まれた板状の灰白質であるが，発生，機能的にも不明な点も多い．
- ▶ 間脳は，正中にある第三脳室と，左右にある視床，視床下核，視床上部，視床下部からなる．視床は上行路の中継核で，感覚の統合に重要な役割を果たしている他，大脳皮質や基底核と線維連絡があり，運動のコントロール，記憶，情動，眼球運動などの多くの機能を中継，連合する．視床下部は，内分泌，代謝，自律神経，情動と関係している．視床下核は視床の直下にあり，機能的には基底核に分類されている．視床上部は松果体と手綱核からなり，体性感覚と嗅覚の統合に関与している．

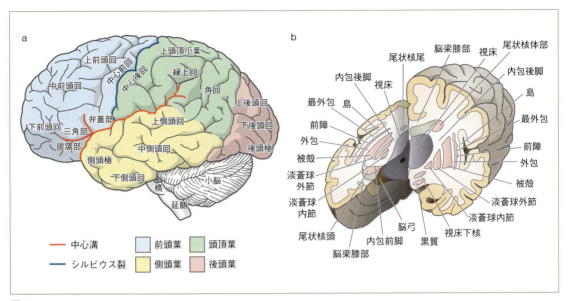

図1
a. 大脳脳表外観，b. 大脳外観（水平断面像と冠状断面像）．

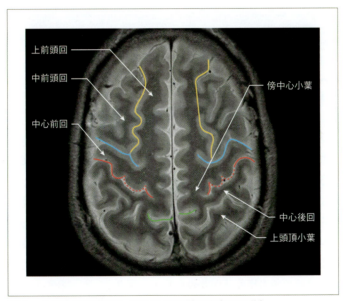

図2　大脳高位穹窿部レベルの水平断面像（STIR像）
黄線：上前頭溝，青線：中心前溝，赤線：中心溝，赤破線：手指の運動野領域，緑線：帯状溝縁部

2 ▶ 画像でみる大脳外観

▶中心溝は，大脳高位穹窿部レベルの水平断面像で比較的容易に同定が可能となる．同定に役立つ指標として，①中心溝は帯状溝縁部のすぐ前に入り込むように走行する．②中心前回の後縁の手指の運動野領域は逆Ω状あるいはω型に後方に突出する．③上前頭溝と中心前溝は

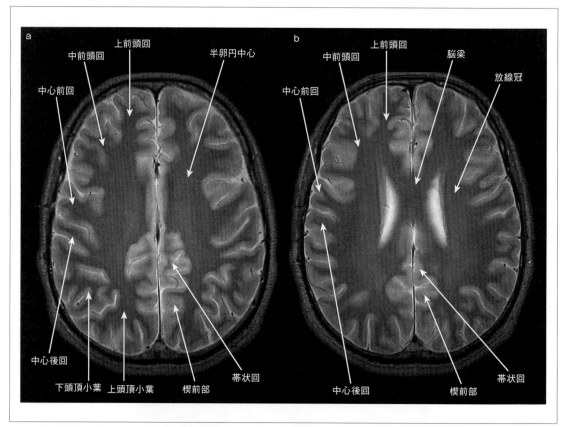

図3　大脳半卵円中心レベルおよび脳梁体部レベルの水平断面像（STIR像）
a. 半卵円中心レベル，b. 脳梁体部レベル．

合流がみられるが，中心溝は他の脳溝と合流しない．④中心前回の前後幅は中心後回の前後幅よりも大きい，などが挙げられる（図2）．

▶ 側脳室体部よりも上方の大脳半球の水平断面像では，中心に白質が半卵円形に拡がる半卵円中心が認められる．これは，投射線維，交連線維，連合線維よりなっている．

▶ 半卵円中心レベルの水平断面像は，前頭葉の上前頭回，中前頭回，中心前回，頭頂葉の中心後回，下頭頂小葉，上頭頂小葉の白質が認められる．脳梁体部の後方には帯状回後部，さらにその後方には頭頂葉の楔前部が認められる（図3）．

▶ 水平断面像では横側頭回が側頭葉上面の指標となり，側頭葉と頭頂葉の判別に有用である．横側頭回はHeschl回とも呼ばれ，聴覚皮質が存在する．島の後方から脳表に向かって前外側に帯状に伸びる薄い脳回である．冠状断面では上方凸のΩ型あるいはハート型を呈する．中および前大脳動脈の穿通枝が貫通する領域は前頭葉底部，側頭葉内側部，視索で囲まれた前有孔質であり，同部は穿通枝による血管周囲腔の拡大の好発部位である（図4）．

▶ 大脳の傍正中矢状断像では頭頂葉と後頭葉を分ける頭頂後頭溝が認められる．

▶ 頭頂後頭溝の前方に頭頂葉楔前部があり，その前方に帯状回の後部が認められる．

▶ 帯状溝は帯状回の前2/3の周囲を前後に走行し，前頭葉の上前頭回，中心傍小葉と帯状回を分けている．帯状回と頭頂葉の楔前部は頭頂下溝によって分けられる．最大の交連線維である脳梁は帯状回に囲まれるように存在し，前方から脳梁吻部，脳梁膝部，脳梁体部，脳梁

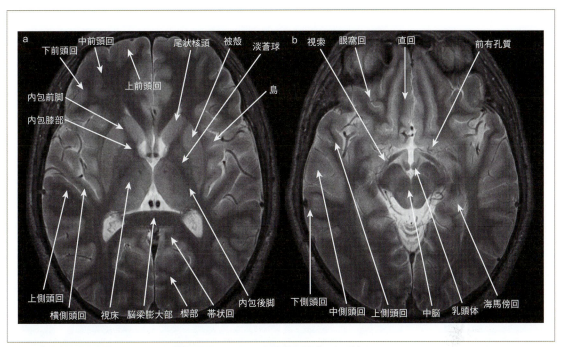

図4 大脳脳梁膨大部レベルおよび乳頭体レベルの水平断面像（STIR像）
a. 脳梁膨大部レベル，b. 乳頭体レベル．

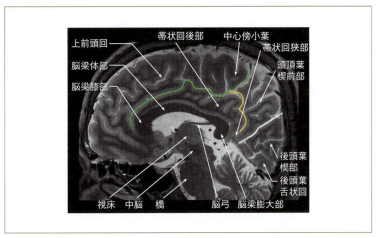

図5 大脳傍正中レベルの矢状断面像（STIR像）
緑線：帯状溝，黄線：頭頂下溝，白線：頭頂後頭溝．

膨大部からなっている（図5）．
▶ 基底核の冠状断面像で前交連よりも下方の淡蒼球は，腹側淡蒼球と呼ばれる．腹側淡蒼球直下の灰白質の信号強度を示す領域として無名質が認められる．無名質内にはコリン作動性神経細胞であるMeynert核が存在する．基底核の横断像では，FSE法のT2強調像において被殻外側縁に薄く均一な線状の高信号域が認められるが，3T装置でより明瞭となる．被殻の生理的鉄沈着が少ない領域が相対的に高信号を示しており，前障や病変と間違えないように注意を要する（図6）．

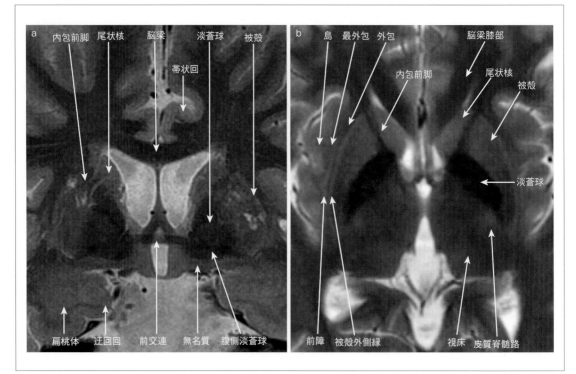

図6 大脳基底核の冠状断面像および水平断面像（FSE法 T2強調像）
a. 前交連レベル冠状断面像，b. 松果体レベル水平断面像．

- 側頭葉内側部を構成する重要な構造として海馬と扁桃体がある．海馬は側頭葉の深部内側に位置し，側脳室下角の内側壁を形成する．側頭葉の長軸に沿って拡がる勾玉のような細長い構造体であるが，前方から頭部，体部，尾部に分けられる．冠状断面で，側頭葉下面にある側副溝によって内側の海馬傍回，外側の紡錘状回に分けられる．海馬傍回は内側で海馬台となって海馬に移行する．側頭葉外側部は上・中・下側頭回，横側頭回よりなり，冠状断面では上側頭回の上面より横側頭回がΩ型あるいはハート型に突出する（図7）．
- 加齢によって生理的な鉄沈着が特定の解剖部位に強く沈着することが知られている．
- SE法のT2強調像，GRE法のT2*強調像あるいは磁化率強調像では，生理的な鉄沈着部位が低信号を示す．高度な低信号部分は淡蒼球，黒質，赤核，歯状核に，中等度の信号低下は線条体に，軽度の信号低下はそのほかの灰白質，白質にみられる．大脳では，前頭葉優位に信号が低下し，中心溝周囲の皮質は他の皮質と比べると低信号を示す（図8）．
- SPECTやPETによる脳血流，糖代謝の評価において，共通点としては，①若年成人の中心溝周囲の皮質の集積は，他の大脳皮質と比べて低下するが，高齢者は前頭葉や上頭頂小葉の集積が低下し，相対的に中心溝周囲の皮質の集積は保たれる．②後部帯状回，楔前部の集積は，他の皮質よりも増加する．相違点としてはFDG-PETでは側頭葉内側および小脳の集積は低下するが，ECDやIMPなどを用いた脳血流SPECTでは集積の低下はみられない（図9）．

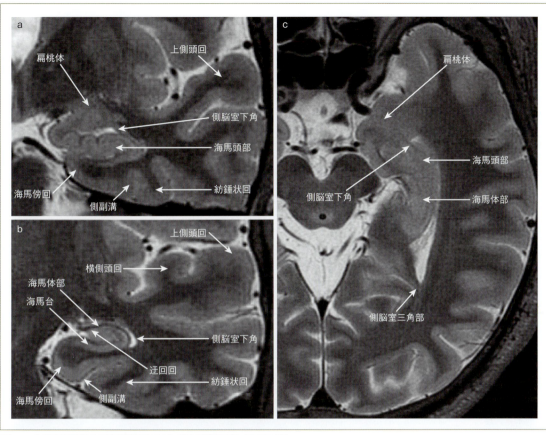

図7 大脳側頭葉の冠状断面像および水平断面像(STIR像)
a. 海馬頭部レベル冠状断面像, b. 海馬体部レベル冠状断面像, c. 海馬レベル水平断面像.

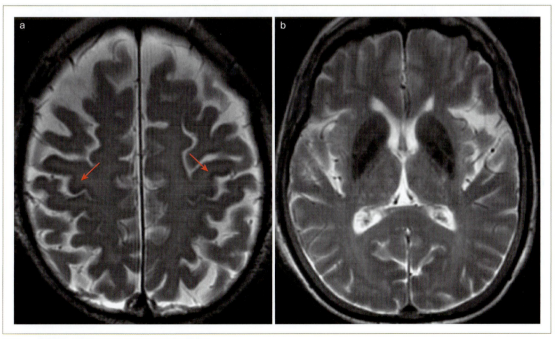

図8 大脳の水平断面像(SE法T2強調像)
a. 大脳高位穹窿部レベル, b. 脳梁膨大部レベル.
→:中心前回皮質.

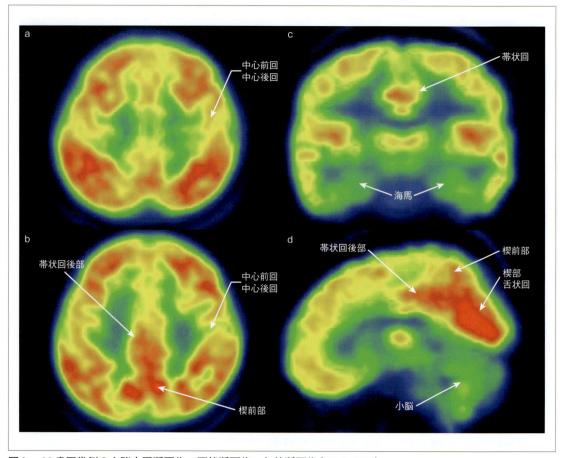

図9　30歳正常例の大脳水平断面像，冠状断面像，矢状断面像（FDG-PET）
a．高位穹窿部レベル水平断面像，b．半卵円中心レベル水平断面像，c．視床後部レベル冠状断面像，d．傍正中レベル矢状断面像．

参考文献

1) Greenstein B, Greenstein A：カラー図解 神経の解剖と生理，大石 実訳，第1版．メディカル・サイエンス・インターナショナル，p.2-53，2001．
2) 高橋昭喜，麦倉俊司，梅津篤司ほか：大脳皮質．脳MRI 1．正常解剖，第2版，高橋昭喜編著，学研メディカル秀潤社，p.14-40，2005．
3) 田岡俊昭：白質．頭部画像解剖 徹頭徹尾，蓮尾金博編，第1版．メジカルビュー社，p.15-29，2013．
4) Fujii S, Matsusue E, Kinoshita T, et al：Hyperintense putaminal rim at 3T reflects fewer ferritin deposits in the lateral marginal area of the putamen. AJNR Am J Neuroradical 2007；28：777-781．

（松末英司）

1) 正常の神経機能解剖

大脳の主要な構成とその機能

　大脳は前脳と同義である．前脳とは，発生学上前脳胞に由来し，終脳（大脳半球）と間脳で構成される．そして，大脳半球は，大脳皮質（外套），大脳白質，大脳基底核に区別される．したがって，ここでは，大脳を大脳皮質，大脳白質，大脳基底核，間脳（視床）に区分し，解説していく．

1 ▶ 大脳皮質

　大脳皮質は肉眼的に灰白色にみえるため，大脳皮質灰白質とも呼ばれ，大脳の表面を数mmの厚さで包んでいる部位を指す．細胞構築学的には最外層から順に，第1層：分子層，第2層：外顆粒細胞層，第3層：錐体細胞層（外錐体細胞層），第4層：内顆粒細胞層，第5層：神経細胞層（内錐体細胞層），第6層：多型細胞層に区分され，大脳皮質の表面に平行な6層構造をつくる．ブロードマンBrodmann（→メモ1）は，大脳皮質を解剖学的，細胞構築学的に52の領域に分類した（図1，表1：49，50，51野は欠番）．

コルビニアン・ブロードマン
（Korbinian Brodmann：独語圏の人名なので最後のnは2つ必要）

　1868〜1918．ドイツの医師．世界に先駆けて大脳皮質を全52の領域に分類した．ただし，現在では49，50，51野は欠番である．ブロードマンの脳地図は，さまざまな動物種で作成されているが，動物種が異なれば，同一番号野でも同一細胞構築ではなく，同一機能学的領域でもない．この点からも理解できるごとく，ヒトにおいても細胞構築学的分類であるブロードマン領域番号と，肉眼解剖学的分類である解剖学的用語とに，完全には一対一対応はしていない．ましてや，ブロードマン領域番号と機能学的領域とは対応していないので，ブロードマン領域，解剖学的領域，機能学的領域の三者のおおまかな対応表を表1として提示してある．

I．前頭葉

　中心溝より前方，外側溝（シルビウス裂：Sylvian fissure）より上方の部分．

1．運動野

　一次運動野は運動前野と共同して，運動の計画と実行を行う．解剖学的には中心前回に相当する（図2）．一次運動野では，ペンフィールドPenfield（→メモ2）とラスムッセンRasmussenによって詳細な体部位対応局在が示され，運動野におけるペンフィールドのホムンクルスhomunculus（ラテン語でこびとを意味する）と呼ばれている（図3a）．細胞構築学的には，一次運動野皮質の第5層に巨大な神経細胞が認められ，Betz細胞と呼ばれる．一次運動野では第4層が欠如している．皮質核路および皮質脊髄路を構成する神経線維の30％が一次運動野から起始し，そのうちの3％がBetz細胞の軸索である．

　運動前野は大脳基底核と共同して，運動の最適化・熟練化に関わっている．解剖学的には，上・中前頭回後部に相当する．運動前野皮質第5層の全神経細胞軸索の30％は皮質核路・皮質脊髄路に投射している．また，運動前野神経細胞軸索の一部は一次運動野へも投射している．

　補足運動野は，運動の準備や計画への関与，運動の動作としての意味を与える．補足運動野の解剖学的位置は，一次運動野の下肢（大腿・下腿）支配領域（図3aの尻から足指に相当するホムンクルスの領域）の前方に位置し，上前頭回後部の内側面領域で，一部に上前頭回後部の穹窿部を含む．すなわち，運動前野と補足運動野は，ブロードマン6野を構成しているが，上前頭回後部内側面と上前頭回後部穹窿部崖縁が補足運動野で，ブ

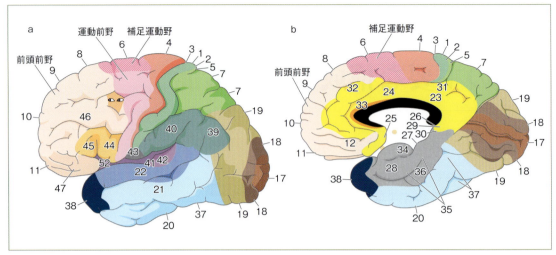

図1　ブロードマンの脳地図
a．外側面，b．内側面．
図中の大脳皮質の色表示に関して，各大脳皮質に対応する視床亜核を同色に色表示した（図10を参照）．
ブロードマン6野＝運動前野＋補足運動野（斜線）．前頭眼野（右向き眼）＝中前頭回後端のブロードマン8野の島状領域．

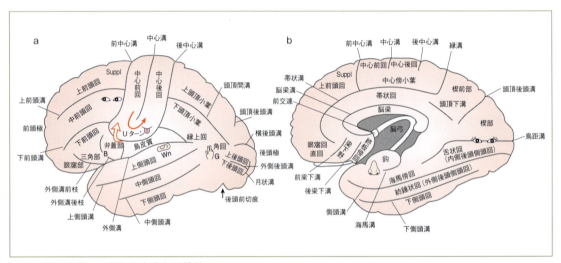

図2　大脳外表の解剖学的名称と脳機能
a．外側面．Suppl：補足運動野．右向き眼：前頭眼野（水平および垂直眼球共同運動の中枢）．舌：味覚中枢．耳：聴覚中枢．手指・G：ゲルストマン（Gerstmann：オーストリアの精神神経科医）症候群．B：ブローカ（Broca）中枢．Wn：ウェルニッケ（Wernicke）中枢．中心前回が中心後回にUターン状に融合している部位を矢印（⇨）方向に捲り上げると，味覚中枢と奥に島皮質がみえてくる．
b．内側面．Suppl：補足運動野の大部分は上前頭回内側面領域である．鼻：嗅覚中枢．睫毛付パッチリ眼：視覚中枢．

ロードマン6野の残りの上・中前頭回穹窿部の大部分が運動前野である（ブロードマン6野＝運動前野＋補足運動野）．

　前頭眼野は，両眼眼球の意識的な共同運動のコントロールに関与する．解剖学的には運動前野の前方で，中前頭回の後端に位置する（図1a，2a）．ブロードマン領域では中前頭回後端8野に島状に局在する．

　運動性言語野はブローカBroca野とも呼ばれ，優位半球の下前頭回三角部，弁蓋部に位置する（図2a）．同部位の障害により，運動性失語（発話量が少なく，努力性・非流暢性発語）が生じる．

2．前頭前野（前頭連合野）

　ブロードマン8〜12野，44〜47野に相当する領

表1 ブロードマン領域・解剖学的領域・機能学的領域の対応表

ブロードマン領域*	解剖学的領域	機能学的領域
3-1-2	中心後回	一次体性感覚野
4	中心前回	一次運動野
5	上頭頂小葉	頭頂連合野
6	中心前回吻側部, (内)上前頭回	運動前野, 補足運動野(斜線)
7	上頭頂小葉, (内)楔前部	頭頂連合野
8	上・中前頭回尾側部, (内)上前頭回	運動眼野, 前頭前野(前頭連合野)
9	上・中前頭回吻側部, (内)上前頭回	前頭前野(前頭連合野)
10	前頭極	前頭前野(前頭連合野)
11	下前頭回眼窩部, 眼窩回, 直回	前頭前野(前頭連合野)
12	眼窩回	前頭前野(前頭連合野)
13-16	島	内臓知覚, 循環系運動, 社会モラル観
17	鳥距溝周辺:(内)楔部, (内)舌状回, 後頭極	一次視覚野
18	上・下後頭回, (内)楔部, (内)舌状回	視覚連合野
19	上・下後頭回, (内)楔部, (内)舌状回, (内)紡錘状回	視覚連合野
20	下側頭回, (内)紡錘状回	下側頭連合野(視覚パターンの弁別)
21	中側頭回	下側頭連合野(視覚パターンの弁別)
22	上側頭回	ウェルニッケ中枢**
23	後部帯状回内側部	パペッツ記憶回路に関与
24	前部帯状回内側部	パペッツ記憶回路に関与
25	梁下野(帯状膝下野), 終板傍回	中核野(嗅覚, 記憶に関与)
26	脳梁膨大後野(膨大後部皮質)内側部	
27	梨状葉皮質(海馬傍回後部)	一次嗅覚野
28	後内嗅皮質(海馬傍回前部)	一次嗅覚野
29	脳梁膨大後外側部(膨大後部皮質)	
30	脳梁膨大後外側部(膨大後部皮質)	
31	後部帯状回外側部	
32	前部帯状回外側部	
33	前部帯状回最内側部	
34	海馬鉤	一次嗅覚野
35	海馬傍回(嗅周囲皮質)	一次嗅覚野
36	海馬傍回(海馬傍回皮質)	一次嗅覚野
37	後頭葉と側頭葉の移行部 (中側頭回, 下側頭回, 下後頭回, (内)紡錘状回)	
38	側頭極	ヤコブレフ情動回路に関与
39	角回	頭頂連合野(ゲルストマン症候群**)
40	縁上回	頭頂連合野(ゲルストマン症候群**)
41	横側頭回(ヘッシュル回)	一次聴覚野
42	横側頭回, 上側頭回	一次聴覚野
43	前頭・頭頂弁蓋	一次味覚野
44	下前頭回弁蓋部	ブローカ中枢**
45	下前頭回三角部腹側	ブローカ中枢**
46	下前頭回三角部背側, 中前頭回	
47	下前頭回眼窩部	ヤコブレフ情動回路に関与
48	海馬後支脚野***	パペッツ記憶回路に関与
52	島傍野(側頭葉と島の結合部)	

*:49, 50, 51は欠番.
**:優位半球の障害で症状が出現.
***:海馬後支脚野は海馬傍回内側部に存在するために外表(図1)からは観察できない.
注)海馬(図4)は海馬傍回内側の奥で, くも膜下腔に存在せず, 側脳室下角に存在するために外表からは観察できない. この観点からもブロードマン領域の番号は海馬には割り振られていない.
(内):内側面.

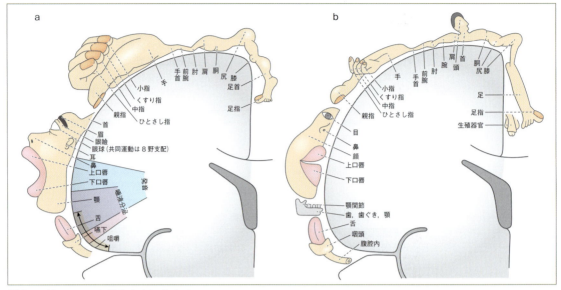

図3　ペンフィールドのホムンクルス
a. 一次運動野の体部位局在，b. 一次感覚野の体部位局在．

 ペンフィールド(Wilder Graves Penfield)

　1891～1976．カナダの脳外科医でてんかん脳外科治療の先駆者．モントリオール神経学研究所を創立し，神経科学に大きく貢献した．その最大の貢献が，世界に先駆けて作成したヒトの一次運動野，一次感覚野のホムンクルスである．ペンフィールドは，もちろん現在でいうインフォームド・コンセントに相当する患者の承諾を得たうえで，てんかん患者を局所麻酔下にて電気刺激を実施して，ホムンクルスを作成した．したがって，意識清明下にある患者自身による表現として，このホムンクルスは完成している．現在でも肯定されていて，脳外科領域を始め，至るところのヒト脳関係の領域において，今日なお脳地図として利用されている．ちなみに，当該ホムンクルスの原図はペンフィールドの依頼に基づいて，イラストレーターであるカントリーCantlie夫人が描いたものである．
　このペンフィールドのホムンクルスの特徴を以下に列挙する．①一次運動野でも一次感覚野でも，大脳縦裂に膝を引っ掛けて下腿をぶら下げて，そして大脳縦裂で膝を屈曲させて，大腿を大脳縦裂から大脳穹窿部外側に接しながら，大脳穹窿部外側に寝そべっている．②一次運動野ではうつぶせで寝ているが，一次感覚野では仰向けで寝かされている．この両者の体位の相違を，ペンフィールド自身が直接カントリー夫人に指示したか否かについて，筆者はいつも想像を巡らせている．③手の拇指の運動の繊細性・巧緻性の高さと，拇指の感受性の高さをその大きさをもって表現している．④顔も，拇指と同様に，口と顔の表情筋の高度な運動繊細性と感覚感受性をも充分にその大きさで表している．⑤大脳穹窿部外側方向にホムンクルスは寝そべっているが，顔は上下が逆転して大脳縦裂側が顎ではなく頭頂部となっている．⑥感覚野では，生殖器の感覚が足指の大脳縦裂側に局在していて，まるでpenisを足の指で踏みつけているようである．⑦首の局在部位が運動野と感覚野で大きく違う．つまり，運動野においては手の拇指と顔との間に存在し，感覚野では腕と胴の間に存在する．図3を見ると明らかなように，感覚野における首の局在は，運動野における首の局在よりも大脳縦裂側に移動する．

域で，一般に前頭連合野とも称される．ヒトではよく発達し，全大脳皮質の30%を占める．人間固有の高次精神機能：理性，思考，行動の計画と決定，創造性，感情，意欲，道徳観念などにおける人格に関連する中心的役割を果たす．

II. 頭頂葉

　中心溝，頭頂後頭溝と後頭前切痕を結んだ線，外側溝上部に囲まれた部位．ちなみに，後頭前切痕 preoccipital notch はサル ape で顕著なために，ape notch とも呼ばれている．

1. 感覚野
　一次体性感覚野は体性感覚の中枢である．解剖

学的には中心後回に相当し，吻側下端では一次運動野である中心前回とUターンする形で連続する．一次運動野と類似したペンフィールドの体部位対応局在が知られている（図3b）．

一次味覚野は味覚の中枢であり，中心前回と中心後回の下端融合部および頭頂弁蓋部に位置する（図2a：味覚中枢は中心前回・中心後回・頭頂葉下端を上方に捲り上げないと観察できない）．

2．頭頂連合野

上頭頂連合野は，自己周囲の空間認知や注意に関連する中枢である．解剖学的には上頭頂小葉（P1）に相当する．下頭頂連合野は，体性感覚野，視覚連合野，聴覚連合野と相互作用を行う領域である．解剖学的には下頭頂小葉（P2）に相当し，縁上回と角回に区別される（図2a）．優位半球の角回の障害は，角回症候群（ゲルストマンGerstmann症候群：失書，失計算，左右失認，手指失認）を呈する．

III. 側頭葉

外側溝より下部に位置し，後頭前切痕と頭頂後頭溝を結んだ線より前方の部分を指す．聴覚，言語，記憶の中枢である．ただし，側頭葉内側部に局在する海馬傍回とさらにその奥に局在する海馬（側脳室下角に存在）は大脳辺縁系で述べる．

1．一次聴覚野

一次聴覚野は外側溝深部にある横側頭回（ヘシュル回：Heschl's gyrus）に位置する（図2a）．聴覚の中枢である．蝸牛管の部位に対応する音階対応配列tonotopic arrangementが存在する．視床後部内側膝状体から聴放線（内側膝状体側頭葉路）の線維が入力する．

2．側頭連合野

優位半球の上側頭連合野は上側頭回後部に位置し，ウェルニッケWernicke中枢と呼ばれる（図2a）．同部の障害により，感覚性失語（発話量は多く流暢であるが，錯語が目立ち，聴覚的理解が障害されるため，話の辻褄が合わなくなる．言語障害に対する病識が欠如することがある）が生じる．優位半球前頭葉に位置するブローカ中枢との連合線維を弓状束と呼ぶ．下側頭連合野は中側頭回と下側頭回に位置し，視覚パターンの弁別を行う．視覚情報は一次視覚野からこの下側頭連合野に至る．

IV. 後頭葉

後頭前切痕と頭頂後頭溝を結んだ線より後方の部位．

1．一次視覚野

視覚中枢であり，鳥距溝を挟む部位に存在する（図2b）．細胞構築学的には，特に第4層が発達しており，第4層中央には肉眼的に白くみえるジェンナリーGennari線条が観察される．ジェンナリー線条は，視床後部外側膝状体の有髄軸索（視放線：外側膝状体鳥距溝路）である．

2．視覚連合野

後頭連合野とも呼ばれ，一次視覚野以外の部分を指す．一次視覚野より入力を受け，複雑な形態の特徴抽出を行う．

V. 島皮質

島皮質は外側溝の奥に存在する．解剖学的には前頭葉，頭頂葉，側頭葉に属するため，独立した島皮質という名称で呼ぶ．ヒトでは優位半球側の島皮質が大きい．島皮質は，島中心溝により前方と後方に区分され，さらに前方は3つの短回と後方は2つの長回の合計5つの島回から構成される．機能学的には，前・中・後部の3つに便宜上区分される．島皮質全体では，内臓知覚・循環系運動・味覚・嗅覚・社会モラル観に寄与している．機能学的区分上，島前部は発語・痛み予測・報酬系感情に，島中部は聴覚から発声への転換に，島後部は体性知覚・言語聴覚の情報処理に，それぞれ関与している．

VI. 大脳辺縁系

大脳皮質の内側にあり，大脳基底核や間脳を囲むように存在する領域である．本来の意味としては機能学的領域を示す重要な学術用語であり，解剖学的範囲は正確には定義されていない．しかし，本書では，その重要性・独立性から海馬体，海馬傍回，帯状回，扁桃体を当該領域として説明する．

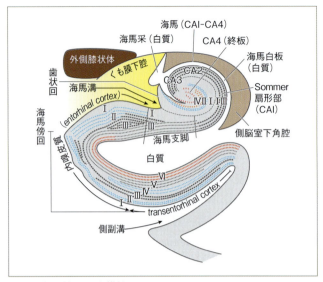

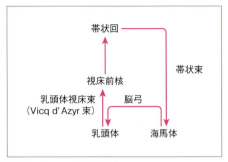

図5　Papez記憶回路

図4　海馬体の細胞構築図
Ⅰ：分子層；灰色，Ⅱ：外顆粒細胞層；青色，Ⅲ：錐体細胞層（外錐体細胞層）；黒色，Ⅳ：内顆粒細胞層；青色，Ⅴ：神経細胞層（内錐体細胞層）；黒色，Ⅵ：多型細胞層；赤色．

1．海馬体（→メモ3）

海馬体 hippocampal formation はアンモン体 Ammon's formation とも呼ばれ，海馬 hippocampus（アンモン角：Ammon's horn），海馬歯状回，海馬支脚（海馬台）からなる（図4）．海馬は，側脳室下角に存在する海馬内側部が側脳室下角のほうへ巻き込むため，海馬皮質灰白質と海馬白質の位置が逆転する．細胞構築学的に，側脳室下角に直接面する海馬白質に相当する部分を海馬白板 hippocampal alveus と呼び，また，海馬皮質灰白質に相当する部分は，第1層：分子層と，第3層：錐体細胞層のみの2層構造からなり，4つの区域に分類される（CA（cornu ammonis）1-CA4）．CA1は，ソマー（Sommer）扇形部と呼ばれ，錐体細胞が扇型に広がり分布する部分を指す．同部分は，虚血に対して脆弱性を示し，脳虚血の有力な判断部位である．また，アルツハイマー Alzheimer病（AD）病変の早期障害部位である．さらに，ADに限らず加齢に伴う病理組織学変化として，アルツハイマー神経原線維変化 Alzheimer's neurofibrillary change と老人斑 senile plaque が認められる部位であり，病理学的にはCA1は重要である．CA2は錐体細胞が扇形部から密集し，細い帯状を作る部位であり，CA3は錐体細胞が広がりながら外側から弧を描き外下方へ向かう部分であり，CA4（終板）は海馬歯状回に向かい粗な終止部となり，CA4の第3層の錐体細胞が，海馬歯状回の第6層の多型細胞層と混在する部分である．

海馬歯状回は，単に歯状回と呼ぶことが多い．細胞構築学的には，第1層：分子層，第2層：外顆粒層，第6層：多型細胞層の3層からなり，外

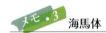　海馬体

細胞構築学上，海馬体＝海馬・海馬支脚（2層構造）＋海馬歯状回（3層構造）．

海馬傍回＝内嗅皮質（entorhinal cortex：3層→4層→5層→6層の各層構造をなす）＋transentorhinal cortex（6層構造）．したがって，内嗅皮質と海馬支脚とは細胞構築学的に区別可能である．その際，海馬支脚から内嗅皮質にかけて，まず島状に集団をなして出現する glomerular formation がみられる．そして，この glomerular formation はやがて transentorhinal cortex に向かって層構造を形成して第2層の外顆粒細胞層を形成していく．この glomerular formation の小型顆粒神経細胞は内嗅皮質におけるアルツハイマー神経原線維変化の早期出現部位である．一方，CA2は虚血抵抗帯と呼ばれ，虚血によりCA1，CA3，CA4が脱落しても比較的残存する部位である．

顆粒層が非常に発達しているのが歯状回の特徴である．

海馬支脚は細胞構築学的に海馬と連続する部位で，海馬と同様に2層構造をとる．すなわち，細胞構築学的には，海馬体は2層構造の海馬・海馬支脚と3層構造の海馬歯状回のことである．

海馬体の出力系で最も重要なものはパペッツPapezの回路（→メモ4）である（図5）．この回路は，海馬体-脳弓-乳頭体-乳頭体視床束（ヴィック・ダジールVicq d'Azyr束）-視床前核-帯状回-帯状束-海馬体の閉鎖回路であり，機能的には記憶・情動の回路である．海馬体への入力経路は，同側の内嗅皮質を介してくる経路（貫通線維）と，反対側の海馬体から海馬交連（脳弓交連）を介してくる経路の2つがある．特に，後者の経路は左右のパペッツ回路を相互補完的に維持している．

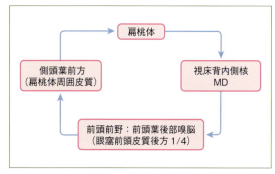

図6　Yakovlev情動回路

パペッツ（James Wenceslas Papez）

1883～1958．米国の解剖学者．パペッツ回路とは，パペッツが解剖学と組織学の見地から想定したマクロ的閉鎖回路で，記憶・情動に関与する．このパペッツ回路は左回路・右回路の両方が存在していて，相互にバックアップをしていると考えられている．したがって，左右のいずれか一方のみが障害されただけでは，症状が出現しにくいことがある．両側海馬体が障害されるADではこの両側回路の障害が一要因となり，認知障害を惹起することが想定できる．また，ビタミンB_1欠乏に関連して発症するWernicke脳症（ウェルニッケ-コルサコフ：Wernicke-Korsakov症候群）も両側乳頭体の障害に基づき，両側回路が障害されるために健忘症状を発症することも理解できる．脳弓が脳梁下を走行している際に，左右脳弓が最も接近する．この脳弓最接近部位はこの回路自体の危険領域であり，小病巣で両側回路が同時に障害されやすい部位である．実際に筆者は，膠芽腫glioblastomaが脳梁を介してバタフライ状に浸潤する際に，この最接近部位の左右脳弓にも浸潤して，膠芽腫が認知症を初発症状として発症した剖検症例を経験している．

2．海馬傍回

海馬傍回は，主に内嗅皮質（嗅内野あるいは内嗅領：entorhinal cortex）とtransentorhinal cortex（統一的和名がない）に区分される．側副溝collateral sulcusに面した海馬傍回皮質をtransentorhinal cortexと呼ぶ（図4）．紡錘状回（外側後頭側頭回）の方向から側副溝を介して海馬傍回を経由して海馬支脚の方向に向けて，細胞構築学的には皮質層構造が減少していく．すなわち，6層皮質構造から5層皮質構造（第4層が欠如），4層皮質構造（第3層と第5層が融合），3層皮質構造（第6層が欠如：第1層，第2層，第3（5）層が残存）となる．すなわち，海馬傍回皮質構造は海馬支脚に向けて，6層構造から3層構造へと変化する．transentorhinal cortexは極めて重要な部位である．同皮質は，アルツハイマー神経原線維変化が最も早期に出現する部位であり，次に，内嗅皮質・海馬支脚・海馬CA1の三者に及ぶ．この進展は，ADでも加齢現象でも同様に認められる点が病理学的に重要である．また，当該部位はび漫性Lewy小体病diffuse Lewy body diseaseにおいて，早期にLewy小体が出現する部位でもある．一次嗅覚中枢領域に関して，嗅覚路である外側嗅条は，海馬傍回の吻側内嗅皮質（梨状葉：動物では顕著，ヒトでは目立たない），海馬鈎および扁桃核皮質部に入力する．内側嗅条は中核野に終わる．出力系で最も重要なものはパペッツの回路である．

3．帯状回

帯状回は，大脳半球内側面で脳梁溝と帯状溝に挟まれる脳回のことで，この皮質内部を比較的短い軸索連合線維が走行している．この連合線維束全体を帯状束と呼び，パペッツの回路を担っている．脳梁膨大後方で帯状回は海馬傍回と連続する（図2b）．

4．扁桃体

海馬鈎内部に位置し，後方で尾状核尾と接する．

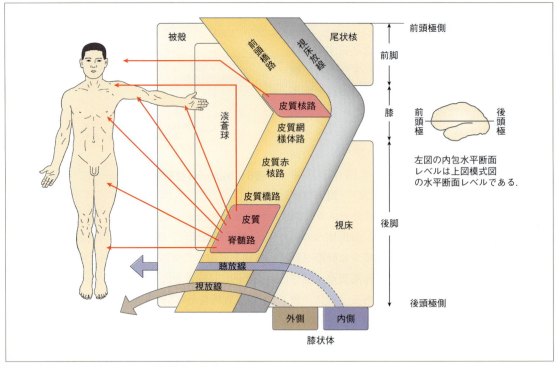

図7　内包の水平断面における伝導路の局在

大脳基底核の一つである．主に，皮質核，中心核，内側核，基底核（小細胞性内側部，大細胞性外側部），外側核の亜核に分類される．感情，情動の発現に関与し，社会生活を営むための中枢としても機能している．同部位の両側性障害は，クリューヴァー－ビューシー（Klüver-Bucy）症候群（恐怖感喪失，易順応性，感情鈍麻など情動盲といわれる症状）を呈する．主たる入力線維は，外側嗅条であり，嗅球僧帽細胞から嗅覚性入力を受ける．臨床神経学的関連からみた重要な出力線維経路はヤコブレフ（Yakovlev）情動回路を形成する線維回路である（図6）．すなわち，当該回路は，扁桃体－視床背内側（MD）核－前頭葉後部嗅脳（眼窩前頭皮質後方1/4）－側頭葉前方（扁桃体周囲皮質）－扁桃体の閉鎖回路を形成し，情動機能を維持する．形態解剖学的観点からみた出力線維を構成する構造物の名称は，前方のブローカ対角帯と後方の分界条の2つの前後の連絡路である．両者ともに中隔野（梁下野，終板傍回に相当）と視床下部に終止する．ただし，ヤコブレフ回路を形成する視床MD核への出力線維は，ブローカ対角帯の中を通過する．分界条は後方から遠回りして連絡するが，分界条のほうが中隔野と視床下部への主要連絡路である．

2 ▶ 大脳白質

肉眼的に白くみえるため大脳白質と呼ばれるが，大脳髄質ともいう．神経軸索の集合体であり，たとえるならば，機能的には光ファイバーの集合体である．神経軸索線維束はその走行により，次のように分類される．

I. 投射線維 projecting neurofibers

大脳皮質とその他の部分（大脳基底核，間脳，脳幹，小脳，脊髄）を連絡する線維を指す．主たる投射線維は大脳における上向性伝導路（求心性線維）および下向性伝導路（遠心性線維）を意味する．これらの伝導路は，内包（→メモ5）に集約されている．内包は尾状核，レンズ核，視床によって囲まれ，前脚，膝，後脚からなる（図7）．錐体路においては，皮質核路が膝，皮質脊髄路が

後脚を経由する．錐体外路系では，皮質橋路のうちの前頭橋路が前脚を経由し，頭頂・側頭・後頭の各皮質からの皮質橋路が後脚を経由する．また，皮質網様体路が膝を，皮質赤核路が後脚をそれぞれ経由する．視床と皮質を相反性に結合する線維を視床放線と呼び，4群に区分されている．それぞれ前頭脚，中心頭頂脚，側頭脚，後頭脚と呼ばれる．前頭脚は前頭葉穹窿部と内側面との連絡路が経由し，中心頭頂脚は中心前・後回およびその近傍の前頭・頭頂葉との経路が通る．側頭脚は主に聴放線と島・側頭部の脳回との連絡路も経由する．後頭脚には視放線が含まれ，頭頂・後頭部の脳回との経路も経由する．内包は，出血・梗塞により障害されやすい部分であり，病変が小さくても顕著な伝導路の障害を惹起する．

メモ・5　内包

高密度集積伝導路ともいえる内包は，主にレンズ核線条体動脈 lenticulostriate arteries（中大脳動脈より分岐）と一部はホイブナー反回動脈 recurrent artery of Heubner（前大脳動脈より反回して分岐）によって支配されている．これらの血管は，分岐の仕方に無理があるため，高頻度に出血や梗塞を惹起しやすい．このため，当該血管病変により，図7で示した高密度集積伝導路が一瞬に障害を受けてしまう．また，レンズ核線条体動脈の外側枝は高血圧により細動脈硬化をきたしやすく，シャルコー脳出血動脈 Charcot's cerebral hemorrhage artery と呼ばれている．

II．連合線維 association neurofibers

同側半球内の異なる2ヵ所の皮質を結合する線維を指す．隣接する脳回を連絡する短い線維（U線維）と，異なる領域を連絡する長い線維がある．脳弓は，海馬と乳頭体を結ぶ神経軸線維束であり，後方から，脳弓脚，脳弓体，脳弓柱と呼び方を変える．連合線維を表2に示す．

III．交連線維 commissural neurofibers

左右大脳半球皮質の対称する部位を結合する線維を指す．脳梁は大脳縦裂の底部にあり，側脳室背側壁に位置する．脳梁吻，脳梁膝，脳梁幹，脳梁膨大に分けられ，ヒトでは左右の大脳皮質を連絡する．約2億本の神経軸索交連線維が存在する．交連線維を表2に示す．

3▶大脳基底核

終脳由来の大脳中心灰白質（cerebral central gray：大脳皮質灰白質以外の大脳内部に局在する灰白質の総称）で，大脳半球の深部に位置する．基底核は大きく2つに分類される（図8）．線条体群と基底上核群である．線条体群には，尾状核，被殻，淡蒼球がある．尾状核と被殻を合わせて，発生学的には新線条体と称するが，一般的にはこの両者を合わせて単に線条体と呼ぶことが多い．両者は発生学的に同質のものであるが，ヒトでは高度に発達した内包により分断されている（吻側では連続しており，連続した部位は側坐核と呼ばれる）．ネズミでは尾状核 caudate nucleus と被殻 putamen は分断されておらず，caudate-putamen（統一的和名がない）と呼んでいる．同様に，淡蒼球内節と中脳黒質網様部は発生学的には同質であるが，内包によって分断されている．淡蒼球は，発生学的に古い部分であるため，旧線条体と呼ぶこともある．また，淡蒼球と被殻を合わせて解剖学用語としてレンズ核と称する．基底上核群には，扁桃体（大脳辺縁系で記載）と前障が含まれる．

I．線条体

被殻は内包と淡蒼球の外方に位置し，外側髄板で隔てられている．尾状核は全長に渡って側脳室に近接している．尾状核頭，尾状核体，尾状核尾に区分される．被殻と連続する吻側端は側坐核と呼ばれ，大脳中心灰白質の中で最初に老人斑が出現する部位である．細胞構築学的には大型神経細胞と小型神経細胞に区分され，ヒトでは大型：小型＝1：130の比率で混在している．皮質線条体線維はほぼ同側の皮質運動野・運動前野・感覚野を起始とし，線条体に投射する入力系である．前頭前野からは尾状核へ，運動前野からは尾状核と被殻へ，運動野と感覚野からは被殻へ投射する．これらの線維はグルタミン酸作動性で，興奮性に影響する．その他の入力系として，視床線条体線

表2　連合線維・交連線維の結合部位

	解剖学的名称	起始部	終止部
連合線維	脳弓	海馬	乳頭体
	弓状束	ブローカ中枢	ウェルニッケ中枢
	帯状束	帯状回	内嗅皮質
	後頭前頭束	後頭葉	前頭葉
	鉤状束	前頭葉	側頭葉
	上縦束	前頭葉	側頭葉，頭頂葉，後頭葉
	下縦束	側頭葉	後頭葉
交連線維	脳梁	大脳皮質全体	大脳皮質全体
	前交連	前脚：嗅球	前脚：嗅球
		後脚：紡錘状回	後脚：紡錘状回
	後交連	1) 視蓋前域オリーブ核	1) エディンガー・ウェストファル核（Edinger-Westphal：EW核） 対光反射経路：網膜→視蓋前域オリーブ核→後交連→反対側EW核→縮瞳
		2) カハール(Cajal)間質核 （垂直性および回旋性共同眼球運動に関与）	2) 動眼神経核
		3) ダルクシェーヴィチ核 （Darkschewitsch核） （垂直性共同眼球運動に関与）	3) 後交連核
		4) 内側縦束吻側介在核 （rostral interstitial nucleus of the medial longitudinal fasciculus：riMLF）	4) 内側縦束吻側介在核 （垂直性共同眼球運動の中枢）
	海馬交連	海馬，歯状回，海馬支脚 海馬傍回(内嗅皮質)	海馬，歯状回，海馬支脚 海馬傍回(内嗅皮質)

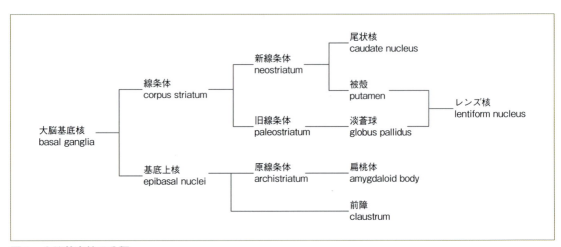

図8　大脳基底核の分類

維（起始：同側視床正中中心核，アセチルコリン作動性興奮性線維），黒質線条体線維（起始：同側中脳黒質緻密部，ドパミン作動性抑制性線維）が認められる．出力線維の主たるものは，線条体淡蒼球線維（投射先：同側淡蒼球，GABA作動性抑制性線維），線条体黒質線維（投射先：同側黒質網様部，GABA作動性抑制性線維）がある（図9）．

II. 淡蒼球

多量の有髄線維を含むため，蒼白くみえることから命名されている．被殻とは外側髄板によって

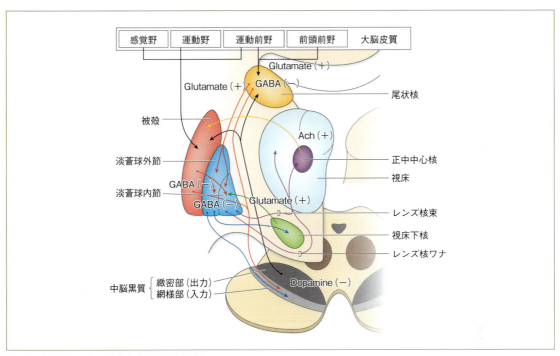

図9 大脳基底核の局在と機能的連絡網
Ach（＋）：アセチルコリン作動性興奮性線維，GABA（－）：GABA作動性抑制性線維，Glutamate（＋）：グルタミン酸作動性興奮性線維，Dopamine（－）：ドパミン作動性抑制性線維．

隔てられ，その内方に位置し，淡蒼球そのものは内側髄板によって，外節と内節に区分されている．淡蒼球内節と黒質網様部は，前述したごとく，細胞構築学的，機能学的観点から類似している．細胞構築学的には淡蒼球全体において有髄線維が非常に多く，その間に神経細胞が散在する．淡蒼球の神経細胞は，線条体の大型神経細胞よりも大型で，1種類のみしかなく，その細胞密度は線条体よりもはるかに小さい．また，鉄反応が生理的に陽性を呈する部位であり，類石灰化も生じやすい特徴がある．入力線維は，ほとんどが同側の線条体と同側の視床下核に起始する．前述の線条体淡蒼球線維は，投射先が同側の淡蒼球内節と外節とに分かれる．視床下核淡蒼球線維の起始部は同側視床下核で，視床下核束とも呼ばれ，外節に終始するものよりも内節に終始するもののほうが密度が高い．視床下核は黒質網様部にも投射線維を送っており，いずれもグルタミン酸作動性で興奮性に影響する．一方，出力線維は外節と内節で大きく異なる．外節は同側視床下核へGABA作動性の抑制性投射線維を送る．また，外節は同側黒質網様部へGABA作動性抑制性線維を出している．内節からは，GABA作動性抑制性の淡蒼球視床線維束が同側視床に投射する．これにはレンズ核ワナとレンズ核束の2系統があり，両者は視床腹側核（VA核・VL核），視床正中中心核に達する（図9）．

III. 前障

レンズ核と島皮質の間に位置し，内側部を外包，外側部を最外包によって区別される．島部と側頭部に区分される．視覚および体性感覚区分をもち，一次感覚野と相互結合がある．機能的には運動の調節を行っており，錐体外路系の構成要素の一部と考えられている．

IV. マイネルト基底核 nucleus basalis of Meynert：nbM

レンズ核腹側に位置し，外側を扁桃体によって境界される領域を無名質という．名前が表してい

るごとく，見捨てられてきた感があり，発生学的にもその発生母体は明確化されていない．同部位には，いくつかの神経核群が存在するが，特にマイネルト基底核（nbM）は重要であり，非常に注目を浴びている．細胞構築学的には1種類のみの大型神経細胞よりなり，ここに沈着するリポフスチンには，光顕的にも電顕的にも穴が開いているのが特徴である．nbM-大脳皮質コリン作動系として，前頭葉・頭頂葉・側頭葉に広く投射線維を送る．ADにおいては，アルツハイマー神経原線維変化の出現に伴い神経細胞脱落を認め，Parkinson病・び漫性Lewy小体病においてはLewy小体の好発部位である．nbMの神経細胞脱落は，上記疾患以外にダウン症候群Down syndrome，ボクサー脳症dementia pugilistica，グアム島のParkinson認知症複合Parkinsonism-dementia complex on Guamでも認められ，同部位の障害は認知障害に大きく寄与していると考えられている．しかし，認知障害を示すPick病，Creutzfeldt-Jakob病，Huntington舞踏病ではnbM神経細胞は障害されにくいことから，nbMだけに認知障害を求めるのは難しいかもしれない．

認知機能に寄与するアセチルコリン作動性大脳神経細胞群は，nbMを加えた前脳基底部（basal forebrain area）に存在する．前脳基底部は，nbM，中隔核，ブローカ対角帯核から構成されている．中隔核，ブローカ対角帯核からは海馬に投射している．

4 ▶ 間脳

間脳は背側視床（視床），腹側視床，視床上部，視床下部で構成される．

I. 背側視床（視床）

間脳の背側に位置し，内側面は第三脳室，外側面は内包，前方は室間孔，後方は後交連，上方は側脳室，下方は視床下溝を介して視床下部に面している．多数の神経核の集合体である．いわゆる「視床」とは，この背側視床を指す．多くの領域からの感覚系入力を中継し，情報の収束と統合を行い，嗅覚を除く全感覚情報を大脳皮質へ中継する．視床核は，前核群anterior thalamic nucleus（A），内側核群，正中核群，髄板内核群，外側核群，腹側核群，視床後部，視床網様体核thalamic reticular nucleus（RN）の8亜核に通常区分される．さらに，内側核群には視床背内側核nucleus medialis dorsalis thalami（MD）が，外側核群には視床背外側核nucleus lateralis dorsalis thalami（LD），視床後外側核nucleus lateralis posterior thalami（LP），視床枕核pulvinar thalami（Pul）が，腹側核群には視床前腹側核nucleus ventralis anterior thalami（VA），視床外側腹側核nucleus ventralis lateralis thalami（VL），視床後腹側核nucleus ventralis posterior thalami（VP）（nucleus ventralis posterolateralis thalami：VPL：視床後外側腹側核，nucleus ventralis posteromedialis thalami：VPM：視床後内側腹側核）が，視床後部には外側膝状体lateral geniculate body（LGB），内側膝状体medial geniculate body（MGB）が存在する（図10）．

前核群は，肉眼的に結節状に隆起してみえる視床前結節に存在する．機能学的にはパペッツの回路を形成し，視床下部乳頭体より乳頭体視床束を介して入力を受け，帯状回・帯状束へ出力する（図5，10）．

内側核群は，第三脳室側壁を形成する．MD核はヤコブレフ回路を形成し，扁桃体より入力を受け，前頭前皮質（特に眼窩前頭皮質）へ出力する．当該部位の障害により視床性認知症（thalamic dementia）を惹起することがある．

髄板内核群は，有髄線維層である内髄板の中に局在する神経核群であり，視床内部に局在するために外表からは観察できない．主に脳幹網様体からの入力を受け，意識レベルの保持に関与している．脳波学上，α波（8〜13Hz）形成に寄与している重要な部位の1つと考えられている（Anderson & Anderssen仮説）．髄板内核群で刮目すべき核は正中中心核centromedian nucleus（CM）で，同核はヒトで大きく，細胞構築学的には内側の大細胞部と外側の小細胞部に分かれる．淡蒼球内節，

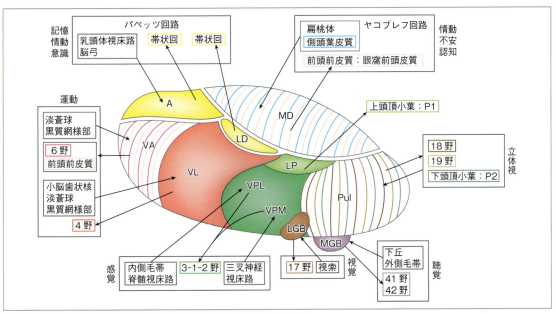

図10　視床の主な亜核の局在と機能的連絡網
A：前核群，VA：視床前腹側核，VL：視床外側腹側核，MD：視床背内側核，LD：視床背外側核，LP：視床後外側核，VPL：視床後外側腹側核，VPM：視床後内側腹側核，Pul：視床枕核，LGB：外側膝状体，MGB：内側膝状体．
図中の視床亜核の色表示に関しては，ブロードマンの脳地図(図1)の色表示に対応している．例えば，VL核はブロードマン脳地図の4野に投射しているため，赤色表示している．

運動野，脳幹網様体（マグーンMagoun上行性網様体賦活系）からの入力線維があり，主に同側被殻にアセチルコリン作動性興奮性線維を出す（図9，10）．

LGBは視覚の中継核として網膜からの視神経・視交叉・視索線維を受け，鳥距溝へ視放線・ジェンナリー線条としてLGB鳥距路投射を出力している（図7，10）．LGBは組織構築学上6層構造を形成し，肉眼的にはナポレオンNapoleon帽子様三角形を呈するために，当該部位はNapoleon hatと呼ばれている．

MGBは聴覚の中継核として下丘からの線維を受けて，横側頭回へMGB側頭路投射を出力する（図7，10）．組織構築学的にはLGBと異なり，層構造をもたない．

これらの視床亜核群は，大脳皮質との線維結合様式によって大きく4系統に分類される．すなわち，①特定の大脳皮質野に特定の皮質下入力情報を投射する中継核群（特殊核群），②大脳皮質連合野と結合をもつ連合核群，③大脳辺縁系皮質に投射する辺縁核群，④大脳皮質のみならず大脳基底核に投射する髄板内核群（非特殊核群）である．

具体的には，VA, VL, VP (VPL, VPM), LGB, MGBは中継核群として，A, MD, LD, LP, Pulは辺縁系核・連合核群として機能している（図10）．視床の一部は視床間橋で左右結ばれているが，ヒトでは20％が欠落している．視床間橋には正中核群の一部が存在している．視床亜核群の線維結合と機能の詳細を図10に表す．

当該視床亜核群と大脳皮質との相反性線維連絡を視床放線と呼ぶ（図7）．視床放線のうち，視床から大脳皮質への投射に関して，内包前脚には，A→帯状回，MD→前頭前皮質が局在し（視床放線前頭脚），内包後脚には，VA→6野，VL→4野，VPL・VPM→3-1-2野，LD→帯状回，LP→P1が局在する（視床中心頭頂脚）．内包後部には，MGB→聴放線→41野・42野（視床側頭脚）とLGB→視放線→17野（視床後頭脚）が局在する．

II. 腹側視床

視床下核（ルイ体：Luys body）は腹側視床の代表であり，発生学的には間脳に属する．機能学

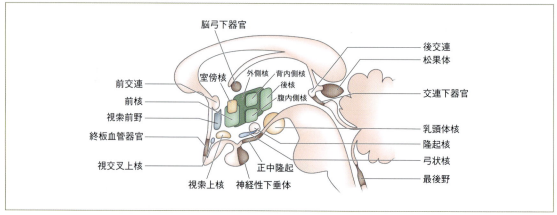

図11 視床下部の神経核群の局在と脳室周囲器官の局在

表3 視床下部神経諸核の機能と特徴

視床下部神経核	機 能	特 徴
室傍核	室傍核神経性下垂体路	オキシトシン, バゾプレシン
視索上核	視索上核神経性下垂体路	オキシトシン, バゾプレシン
視索前野	性行動, 手網核への投射	性腺刺激ホルモン放出ホルモン
弓状核, 隆起核	隆起部下垂体路：ドパミン作動性線維	下垂体前葉ホルモン調整因子
視床下部背内側核	サーカディアンリズムの調整・調律	
視床下部腹内側核	満腹中枢	
視床下部前核	体温調節	
視床下部後核	体温に関する交感神経と連絡	
乳頭体核	パペッツの回路形成	内側核群(大細胞)と外側核群(小細胞)より構成
視床下部外側核	空腹中枢	
視交叉上核	光によるサーカディアンリズムの基準形成	松果体のメラトニン分泌を調節

的には大脳基底核と密接に関連して運動の調節に関与する．同側淡蒼球外節からGABA作動性抑制性入力線維を受けるほか，大脳皮質からも直接入力がある．主に同側淡蒼球内節へグルタミン酸作動性興奮性出力線維を投射している（図9）．ヘミバリスムの責任病巣である．

III. 視床上部

第三脳室の後壁を形成する．松果体は後方に突出する松笠状の小体で，メラトニンを分泌し，睡眠・覚醒サイクルのコントロールに関係する（図11）．メラトニン分泌に関しては，光→網膜→視神経→視交叉上核→視床下部→視床下部脊髄路（ドパミン作動性）→脊髄側角（中間質外側核）→交感神経節（上頸神経節）→松果体→メラトニン分泌抑制．下方に，後交連・左右の中脳上丘が存在している．

IV. 視床下部

背側視床の下前方，第三脳室下側壁に位置し，多数の神経核群が存在する．自律神経系と内分泌系の中枢である．特に自律神経系のうち，交感神経中枢である脊髄側角に存在する中間質外側核にドパミン作動性視床下部脊髄路が投射されていて，交感神経最高中枢といえる．また，副交感神経中枢である迷走神経背側運動核に，副交感神経最高中枢として視床下部→シュッツ（Schütz）背側縦束→迷走神経背側運動核を支配している．体温調整，本能行動（睡眠，摂食，性，飲水），情動行動（怒り，不安）の中枢でもある．視床下部の各神経諸核の局在は図11に示し，その機能と特徴を表3に表す．

V. 脳室周囲器官

　これらの諸器官は，発生学的には間脳そのものではないものも含まれるが，間脳の諸構造と密接に関係していて，脳室周囲正中線上に局在する特殊化した7ヵ所の組織領域である（図11）．①脳弓下器官，②終板血管器官，③神経性下垂体（下垂体後葉），④正中隆起，⑤交連下器官，⑥松果体，⑦最後野，であり，交連下器官を除き，組織構築学的には有窓性毛細血管が豊富な組織領域で，血液脳関門を欠如している．同部位は，松果体や神経性下垂体で代表されるごとく，ペプチド性神経内分泌細胞などに対しての血管透過性があることから，血管透過性を利用したなんらかの中枢性調節を行っているものと考えられている．

参考文献

1) Brodmann K：Vergleichende Lokalisationslehre der Großhirnrinde in ihren Prinzipien dargestellt auf Grund des Zellenbaues. Verlag von Johann Ambrosius Barth, Leipzig, 1909.
2) Penfield W, Rasmussen T：The cerebral cortex of man. A clinical study of localization of function. The MacMilan Company, New York, 1955.

〔加藤信介〕

2) 代表的疾患の神経機能解剖アプローチ

Alzheimer型認知症

1 ▶ 機能解剖

　認知症疾患ではそれぞれ特徴的な病変形成プロセスがみられる．アルツハイマー病Alzheimer's disease（AD）ではそれは側頭葉内側である．ヒトの側頭葉内側には，海馬hippocampusと嗅内皮質entorhinal cortexと呼ばれる構造が存在する．海馬はエピソード記憶や学習（意味記憶）の形成に基本的な役割を担う一方，嗅内皮質は海馬と大脳皮質をつなぐ中継基地として機能している．つまり，視覚，聴覚，体性感覚などの情報は大脳皮質連合野で処理された後，嗅内皮質へと入力される．嗅内皮質第2層の神経細胞群は軸索を貫通線維として歯状回顆粒神経細胞層へ投射する．この貫通線維は海馬への入力情報として主要なものである[1]．歯状回顆粒神経はその軸索を苔状線維mossy fibersとしてCA3錐体細胞の樹状突起にシナプスを形成する．続いてCA3神経細胞の軸索はCA1錐体細胞上に投射する．このCA3からCA1への投射線維はSchaffer側枝と呼ばれる．嗅内皮質神経細胞は加齢に伴い神経原線維変化形成と神経細胞脱落が生じる．ADでも同様の変化が最初期病変として出現する部位とされている．ADでは神経原線維変化の正常加齢範囲とされる側頭葉下部の「腹側溝」を超え，側頭葉外側へと進行・拡大するとされている

2 ▶ 病因論

　2002年HardyとSelkoeによって「アミロイド仮説」が提唱され[2]，現在でも多くの研究者や創薬の基本的な思考軸となっている（図1）．アミロイド仮説とは，アミロイドβ（Aβ）蛋白凝集体による神経毒性→シナプス障害・神経原線維変化（タウの異常リン酸化と凝集）・神経細胞脱落→認知症としてAβ蛋白を根本的発症原因に最も近いものと捉え，カスケードの最上流におき，理路整然と定式化する考え方である．アミロイド仮説が生まれた背景には，Aβ蓄積のADにおける高い疾患特異性がまず挙げられる．神経原線維変化はAD以外にも，進行性核上性麻痺や皮質基底核変性症などの神経変性疾患や，Niemann-Pick病などの先天性代謝異常症など多彩な病気において出現する．これに対して老人斑アミロイドや脳血管アミロイドのようなAβ蓄積は，正常者，ADとダウン症に限って出現する．

　1990年代に入りADの生化学的理解のうえに分子遺伝学的発見が加わり，アミロイド仮説は一層強固なものになっていった．家族性AD患者脳では，PS-1遺伝子などの点突然変異によって孤発性ADと同様にAβ蛋白沈着のみならず神経原線維変化や広範で高度な神経細胞脱落も認められる．つまり，Aβ蛋白産生異常は老人斑蓄積のみならずすべての事象をもたらすdriving forceとなることが観察されている．また，正常高齢者，ADおよびダウン症のいずれにおいても老人斑形成の最初期病変は凝集性の高いAβ42分子種の蓄積であることが明らかにされた．アミロイド仮説の提唱によりADの2大プレイヤーである「Aβとタウ」の立ち位置の関係がはっきりした．

3 ▶ 画像

　ADはFAST3の軽度認知障害の段階から最重症のFAST7に至るまで10年を超える長い経過で

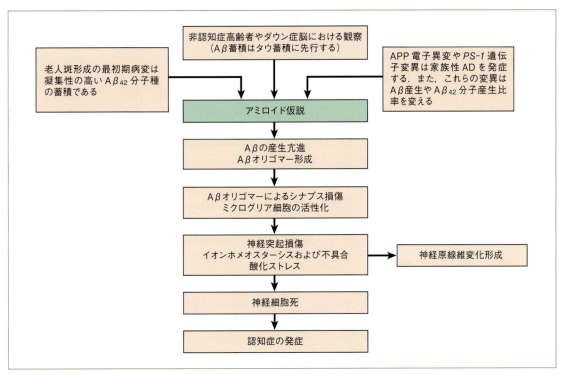

図1 アミロイド仮説(文献2から引用)
今日，さまざまな科学的根拠から提唱された「アミロイド仮説」．凝集し毒性を有したアミロイドを「悪玉」と考え，アミロイドの蓄積が制御できればADの発症はコントロールできると仮定し，さまざまな創薬が進んでいる．

あるため，病期によってMRIをはじめとする画像所見の変遷も大きい．軽度認知障害期など初期には，嗅内皮質・海馬・扁桃体萎縮に始まり，次第に側頭頭頂葉皮質の萎縮，さらには前頭葉にまで及ぶび漫性萎縮がみられる．それに伴い側脳室は初期には下角の拡大に留まるが，次第に全般性の拡大となる．松田らが開発したVoxel-based Specific Regional analysis system for Alzheimer's Disease（VSRAD）は嗅内皮質を中心として関心領域を設定し，正常対照者との間で画像統計解析を行い，萎縮の程度を数値化したものである．さらに，Alzheimer's Disease Neuroimaging Initiative（ADNI）では，より厳密な測定法や補正を用い，AD，軽度認知障害および健常高齢者における嗅内皮質や海馬の年萎縮率を算出できるようになっている．近年，PETを用いたアミロイドイメージング技術が開発され，脳のアミロイド蓄積が直接画像化できるようになった[3,4]．この方法を用いると65歳以上の健常高齢者の約25％に陽性所見が観察され，ADの超早期診断を可能にするものとして期待が高まっているが，アミロイドPET陽性者がいつどのようにADを発症するのかなど慎重な追跡研究も必要とされる．2013年7月，東北大学，放射線医学総合研究所および米国シーメンス社からタウイメージングに関する臨床研究が報告された．

4 ▶ 臨床のポイント

ADは全認知症患者の約60％を占めるとされている．65歳未満で発症する早発性ADの約10％に*Presenilin-1*遺伝子（第14番染色体），*Presenilin-2*遺伝子（第1番染色体），*APP*遺伝子（第21番染色体）変異を伴う家族性ADがみられる．*ApolipoproteinE4*遺伝子が孤発性ADの強力な危険因子（疾患感受性遺伝子）である．

病因論の項で述べたように脳にAβ蛋白と異常リン酸化タウが蓄積することがこの疾患の本質で

あるが，臨床的にADを特徴づけているものは，エピソード記憶の障害である．これに対して，意味記憶や手続き記憶は初期には侵されない．側頭葉内側には嗅内皮質と海馬と呼ばれ，記憶の一時保管機能を担う部位がある．ADでは病初期から側頭葉内側の神経細胞群が脱落するので，エピソード記憶の保管ができなくなる．そのため，「最近の出来事が異様に忘れっぽくなった」いう症状となって現れる．しかし，物忘れはあっても日常生活が何とか自立できている段階を「軽度認知障害」として認知症の前駆段階として扱うこともある．進行すると時間や季節の感覚が乏しくなり，日時や自分の年齢を忘れ，季節に合った衣服の選択ができなくなる．中期になると，外出が困難となり，食事が作れなくなり，セルフケアも乏しくなる．末期では表情も乏しく会話をしなくなり，Parkinson症状やてんかん発作を呈することもある．転倒により寝たきりとなることもある．遂には嚥下機能が低下し，誤嚥性肺炎や低栄養で死亡することが多い[5]．

引用文献

1) Norte J : The Human Brain : An Introduction to Its Functional Anatomy. The Mosby Company, p.367-389, 1988.
2) Hardy J, Selkoe DJ : The amyloid hypothesis of Alzheimer's disease : progress and problems on the road to therapeutics. Science 2002 ; 297 : 353-356.
3) Klunk WE, Engler H, Nordberg A, et al : Imaging brain amyloid in Alzheimer's disease with Pittsburgh Compound-B. Ann Neurol 2004 ; 55 : 306-319.
4) Kudo Y, Okamura N, Furumoto S, et al : 2-2-2Dimethylaminothiazol-5-yl ethenyl-6-(2-fluoroethoxy) benzoxazole : A novel PET agent for in vivo detection of dense amyloid plaques in Alzheimer's disease patients. J Nucl Med 2007 ; 48 : 553-561.
5) 荒井啓行：認知症．老年医学系統講義テキスト，日本老年医学会編，西村書店, p.257-265, 2013.

（荒井啓行）

2) 代表的疾患の神経機能解剖アプローチ

Lewy小体型認知症

1 ▶ 機能解剖

　Lewy小体型認知症 dementia with Lewy bodies（DLB）は神経病理学的特徴として大脳，脳幹および自律神経系に広汎なLewy病理（Lewy小体，Lewy神経突起）が出現し，Parkinson病や純粋自律神経不全とともにLewy小体病Lewy body disease（LBD）に包含される臨床病理学的疾患概念である．臨床的には必須症状である進行性の認知機能障害に加えて，認知機能の動揺，繰り返し現れる幻視，パーキンソニズムの3つの中核症状のうち1つあればpossible DLB，2つあればprobable DLBと診断される[1]．

　病理学的には，高頻度にAlzheimer病理（老人斑，神経原線維変化）を合併することから，認知機能障害にはLewyおよびAlzheimer病理の双方が関与するものと考えられており，各病理の多寡に応じて臨床像のDLBらしさ（likelihood）が規定される[1]．Lewy病理の進展により脳幹優位型，辺縁型（移行型），び漫性新皮質型の3型に，Alzheimer病理の程度からBraakステージングで0-Ⅱ，Ⅲ-Ⅳ，Ⅴ-Ⅵの3型に分類される（表1）．Lewy病理は，アセチルコリンやモノアミン神経系諸核を広汎に障害するが，関連する神経伝達物質の明らかでない障害部位も多い．DLBの多彩な臨床症候は，原則として責任病巣である各神経系へのLewy病理の進展に由来する（図1）[2]．主たる認知機能障害である記憶障害は，Alzheimer病と同様に海馬傍回の障害によるperforant pathwayの変性に由来する[3]．一方，幻視の責任病巣は一元的には説明できないが，脳幹のアセチルコリンやモノアミン神経系諸核とともに，扁桃核，視覚関連野である下側頭回，後頭葉視覚野の障害による二次視覚路の変性が関与していると考えられる[4]．さらに，Lewy病理は脊髄中間質外側核，心臓交感神経，腸管神経叢，生殖器官系自律神経にも及び，これを反映して心臓交感神経機能障害，起立性低血圧，便秘，EDなどの自律神経障害が生じる．また，嗅覚障害，レム睡眠行動障害に関しては，嗅球，橋下背外側核・延髄巨大細胞網様体へのLewy病理の進展が関連すると考えられる．

表1　DLBのlikelihood分類（文献1から改変引用）

	Alzheimer病理		
	NIA-Reagan Low（Braak stage 0-Ⅱ）	NIA-Reagan Intermediate（Braak stage Ⅲ-Ⅳ）	NIA-Reagan High（Braak stage Ⅴ-Ⅵ）
Lewy病理			
脳幹優位型	Low	Low	Low
辺縁型（移行型）	High	Intermediate	Low
び漫性新皮質型	High	High	Intermediate

2 ▶ 病因論

　家族性DLBは頻度がごく低く，DLBのほとんどは孤発性である．Lewy病理の主要構成蛋白であるα-synuclein凝集が病態生理として重要なのは明らかであるが，その原因としてのミトコンドリア代謝，膜輸送系蛋白の代謝異常などのいずれが病態機序に決定的であるのかはまだ明らかでない．

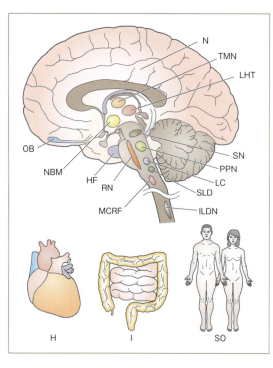

図1 LBD関連症状の神経機能解剖的対応（文献2から改変引用）
OB：olfactory bulb 嗅球
TMN：tuberomamillary nucleus 結節乳頭核
LHT：lateral hypothalamus 外側視床下部
NBM：nucleus basalis of Meynert マイネルト基底核
HF：hippocampal formation 海馬体
N：neocortex 大脳皮質
SN：substantia nigra 黒質
PPN：pedunculopontine nucleus 脚橋被蓋核
RN：raphe nucleus 縫線核
LC：locus ceruleus 青斑核
SLD：sublaterodorsal nucleus 外背側下核
MCRF：magnocellular reticular formation 巨大細胞網様体
ILDN：intermediolateral cell column 脊髄中間質外側核
H：sympathetic innervation of the heart 心臓の交感神経支配
I：enteric innervation of the intestines 腸管の交感神経支配
SO：autonomic innervation of the sex organs 生殖器の自律神経支配

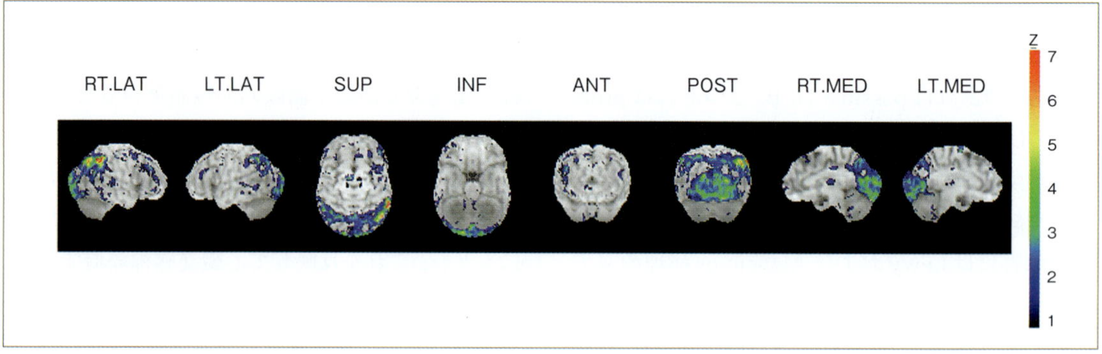

図2 DLB典型例のPET-CT像
一次視覚野を含む後頭葉領域に代謝低下を認める．

3 ▶ 画像

LBDに疾患特異性が比較的高い検査は^{123}I-MIBG心筋シンチグラフィである．また，DLBでは^{18}F-FDG PETにおいて後頭葉一次視覚野の糖代謝低下が認められる（図2）．

4 ▶ 臨床のポイント

DLBでは，認知機能障害がパーキンソニズムに先行するか，パーキンソニズムの1年以内に認知機能障害が出現することが認知症を伴うParkinson病との鑑別点である．必須症状や中核症状によりprobable DLBと診断される前の前駆期に，嗅覚障害，レム睡眠行動障害や抑うつなどに気づくことができれば，早期診断に役立つ．治療はコリンエステラーゼ阻害薬を基本とし，適宜抗うつ薬，抗Parkinson病薬などを併用する．抗精神病薬使用にあたっては過感受性に注意し，少量投与から開始する．

引用文献

1) McKeith IG, Dickson DW, Lowe J, et al : Diagnosis and management of dementia with Lewy bodies : third report of the DLB Consortium. Neurology 2005 ; 65 : 1863-1872.
2) Boeve BF : REM sleep behavior disorder : Updated review of the core features, the REM sleep behavior disorder-neurodegenerative disease association, evolving concepts, controversies, and future directions. Ann N Y Acad Sci 2010 ; 1184 : 15-54.
3) Iseki E, Marui W, Kosaka K, et al : Degenerative terminals of the perforant pathway are human alpha-synuclein-immunoreactive in the hippocampus of patients with diffuse Lewy body disease. Neurosci Lett 1998 ; 258 : 81-84.
4) Yamamoto R, Iseki E, Murayama N, et al : Investigation of Lewy pathology in the visual pathway of brains of dementia with Lewy bodies. J Neurol Sci 2006 ; 246 : 95-101.

〈笠貫浩史・井関栄三〉

2) 代表的疾患の神経機能解剖アプローチ

前頭側頭型認知症

1 ▶ 機能解剖

脳の前方部を病変の中心とした大脳変性疾患の包括概念である前頭側頭葉変性症（frontotemporal lobar degeneration：FTLD[1]）は，臨床的に3つの亜型に分類され（図1），そのうち前頭側頭型認知症（frontotemporal dementia：FTDないしbehavioral variant FTD）は，前頭葉を障害の中心とし特徴的な性格変化や行動異常を呈するタイプである．その他の臨床亜型として言語症状が症状の中核である意味性認知症（semantic dementia：SD）および進行性非流暢性失語（progressive non-fluent aphasia：PNFA）がある．

臨床症状[2]としては，病識の欠如，脱抑制，被影響性の亢進，常同行動（時刻表的生活，常同的周遊，滞続言語など），食行動異常（過食，嗜好の変化など），自発性の低下などを認める．Alzheimer病とは異なり，FTDでは脳の後方部が保たれるため，ある程度進行するまでは記憶や視空間認知は保たれ，行為自体の解体も認められず，初期には日常生活動作に問題がないことが多い．しかし，病初期からさまざまな前頭葉性の行動障害が認められる．これらの症状は，前頭葉そのものの機能低下に由来する行動異常のほか，脳の前方部の機能低下により後方連合野や辺縁系，大脳基底核への抑制が低下し，これらの部位の機能に基づく行動パターンが出現するという機序が考えられている．自発性低下や病識の欠如は前頭葉そのものの機能低下による症状として，被影響性の亢進や転導性の亢進は後方連合野への，脱抑制は辺縁系への，常同行動は大脳基底核への抑制障害による症状として考えられている．

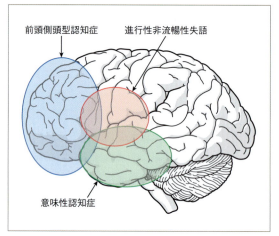

図1　前頭側頭葉変性症の臨床的分類と萎縮部位

2 ▶ 病因論

発症は40歳代半ばから60歳代が多く，性差はない．FTDとしての頻度は不明であるが，FTLDの頻度は65歳未満の若年発症認知症においては3.6％程度[3]であり，変性疾患の中ではAlzheimer病に次ぐ．病理学的[4]には，神経細胞やグリア細胞内に特定の蛋白質が凝集し封入体を形成するが，主要構成蛋白には多様性があり，タウ，TDP-43（TAR DNA-binding protein of 43 kD），FUS（fused in sarcoma）が同定されている．また，欧米の報告では30～50％に家族性があるとされるが，わが国では孤発例がほとんどで，家族性の例は少ない[5]．

3 ▶ 画像

MRIやCTなどの形態画像では，前頭葉から側

頭葉前方部に高度の限局性萎縮を呈する（図2）．また，尾状核頭部の萎縮も認められることがある．SPECTやPETなどの機能画像では，萎縮部位に一致して高度の集積低下を認める．

4 ▶ 臨床のポイント

行動障害の強いAlzheimer病が鑑別に上がりやすい．FTDでは記憶や視空間能力が保たれているのが鑑別ポイントとして重要である．

引用文献

1) Neary D, Snowden JS, Gustafson L, et al：Frontotemporal lobar degeneration：a consensus on clinical diagnostic criteria. Neurology 1998；51：1546-1554.
2) 池田　学：前頭側頭型認知症の症候学．臨床神経 2008；48：1002-1004.
3) Ikejima C, Ikeda M, Hashimoto M, et al：Multicenter population-based study on the prevalence of early onset dementia in Japan：Vascular dementia as its prominent cause. Psychiatry Clin Neurosci 2014；68：216-224.
4) 新井哲明：前頭側頭葉変性症の分子病理．老年認知症研究会誌 2012；19：60-62.
5) Fukuhara R, Ghosh A, Fuh JL, et al：Family history of frontotemporal lobar degeneration in Asia-an international multi-center research. Int Psychogeriatr 2014；26：1967-1971.

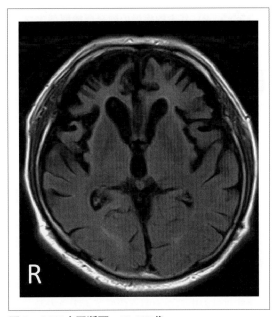

図2　MRI水平断面　FLAIR像
61歳男性．著明な脱抑制，易刺激性などの性格・行動変化を呈した．MRI像では前頭葉および側頭葉前方部に限局した高度の萎縮を認める一方で，後方は保たれている．

（福原竜治・池田　学）

2) 代表的疾患の神経機能解剖アプローチ

Parkinson病

1 ▶ 機能解剖

　黒質障害に起因するドパミン減少によって運動機能障害を呈することがParkinson病 Parkinson disease（PD）の主たる病態であるが，他方，運動機能以外の広範な大脳機能低下も大きな病態の柱である．非運動症状の中で最も頻度の高い症状の一つである認知機能障害はMeynert基底核，扁桃体を含む辺縁系，広範な大脳皮質などの機能低下と関連している．Meynert基底核は淡蒼球腹側に位置し，大脳皮質全体にアセチルコリン作動性の興奮性刺激を与えている（図1）．

　PDではMeynert基底核が障害される結果，アセチルコリンの産生が低下，広範な大脳皮質機能低下に陥る．中でも後頭連合野の機能低下が顕著で，これにより錯視や幻視など視覚認知障害が出やすいものと考えられる．

　一方で，帯状回，扁桃体，海馬などから構成される辺縁系の障害も早期から目立ち，これらは情動障害，記憶障害，自律神経障害などの症候と関連していると考えられている．

2 ▶ 病因論

　PDの主要四徴候（振戦，固縮，無動，姿勢反射障害）はいずれも運動症候であるが，精神機能障害，自律神経機能障害，そして嗅覚障害を含む知覚障害などの非運動症候も高頻度に伴うこと，そしてむしろ運動症候に先行する可能性があることが明らかになってきた．いわゆるBraak仮説では，Lewy小体病理が黒質からではなく，迷走神経背側核から始まることが提唱されている[1～3]．すなわち，運動症候が出現する以前に，迷走神経背側核から病理変化が始まり脳幹を徐々に上行，黒質に達するとPD特有の運動症候が出現するとされる．さらに最近は，嗅球から扁桃体を含む辺縁系を経て大脳皮質へと進展していく経路も示唆されており[3,4]，これらは嗅覚障害や認知・精神機能障害に関連していると想定されている（図2）．

3 ▶ 画像

　MRIなどによる形態画像では疾患特異性がなく，個々の症例においてPDと他疾患との鑑別は困難である．しかし統計学的画像解析法を用いて群間解析を行うと，認知障害と関連した大脳萎縮が辺縁系のみではなく，前頭葉，側頭葉，後頭葉にも認められることが報告されている[5]．

　一方でPDでは早期から後頭葉を中心とした血流・代謝低下がみられることが知られている（図

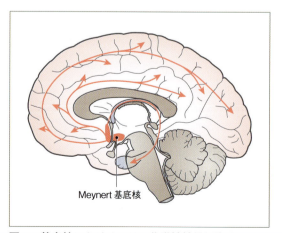

図1　基底核におけるコリン作動性神経細胞群
コリン作動性神経細胞はMeynert基底核より大脳皮質全般に投射している．

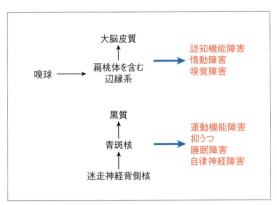

図2 PDDにおける2つの神経障害ドメイン仮説

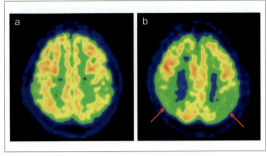

図3 後頭葉を中心とした血流・代謝低下
a. 脳内ブドウ糖取り込み（幻覚なし）.
b. 脳内ブドウ糖取り込み（幻覚あり）.

3）が，その背景にはMeynert基底核からのアセチルコリン供給低下があると考えられている．

4 ▶ 臨床のポイント

PDの認知機能障害にドパミン補充療法は有効ではなく，むしろ幻覚などの精神症状を増悪させることがある．認知機能障害の改善にはコリンエステラーゼ阻害薬が有効であり，比較的大きなランダム化試験で有効性が示されているのが，リバスチグミンとドネペジルである[6]．最近，重度の嗅覚障害を伴う患者では3年以内の認知症合併率が高いことが報告されたことより，嗅覚検査がPDにおける認知症の予測に有用で，早期診断の補助となる可能性が示唆されている[4]．

PDにおいては，皮膚や腸管など末梢組織においてもαシヌクレイン凝集物の蓄積が確認されている．心臓交感神経にも障害が及ぶ結果，MIBG心筋シンチグラフィにおける心筋への集積が低下することが知られており，PDの鑑別診断上有用である．

引用文献

1) Braak H, Rüb U, Sandmann-keil D, et al：Parkinson's disease：affection of brain stem nuclei controlling premotor and motor neurons of the somatomotor system. Acta Neuropathol 2000；99：489-495.
2) Braak H, Rüb U, Gai WP, et al：Idiopathic Parkinson's disease：possible routes by which vulnerable neuronal types may be subject to neuroinvasion by an unknown pathogen. J Neural Transm 2003；110：517-536.
3) Takeda A, Baba T, Kikuchi A, et al：Pathophysiological process underlying Parkinson's disease：motor & non-motor symptoms. Rinsho Shinkeigaku 2009；49：888-889.
4) Baba T, Kikuchi A, Hirayama K, et al：Severe olfactory dysfunction is a prodromal symptom of dementia associated with Parkinson's disease：a 3 year longitudinal study. Brain 2012；135（Pt 1）：161-169.
5) Burton EJ, Mckeith IG, Burn DJ, et al：Cerebral atrophy in Parkinson's disease with and without dementia：a comparison with Alzheimer's disease, dementia with Lewy bodies and controls. Brain 2004；127（Pt 4）：791-800.
6) Poewe W, Gauthier S, Aarsland D, et al：Diagnosis and management of Parkinson's disease dementia. Int J Clin Pract 2008；62：1581-1587.

（今野昌俊・武田　篤）

2）代表的疾患の神経機能解剖アプローチ

多発性硬化症

1 ▶ 機能解剖

中枢神経細胞は細胞体，樹状突起，軸索からなる．軸索に「髄鞘」をもつものが有髄神経である．髄鞘は軸索にオリゴデンドロサイトが幾重にも巻き付いてできている．その主成分の脂質は絶縁体で，電流が漏洩しないため，軸索内の電気的信号の伝導速度が速くなる（跳躍伝導）．多発性硬化症 multiple sclerosis（MS）では髄鞘が障害され，神経伝導速度が低下し，軸索が障害される．

MSでは中枢神経系のあらゆる部位に病巣が出現しうる．脊髄では対麻痺や膀胱直腸障害，病変の高位に対応した感覚障害がみられる．本節のテーマである大脳を含んだ脳では視力障害，複視，構音障害，嚥下障害，小脳失調，麻痺，感覚障害などである．脳病変の部位と症状については正常神経機能解剖についての別項も参考にしていただきたい．

MSの病初期は髄鞘の再生で症状が寛解することが多いが，脱髄を繰り返すうちに軸索障害が進み，機能障害を残す．入浴や暖房，発熱などによる体温上昇で脱髄部の伝導速度が低下し，一時的に症状が悪化するのも特徴である（Uhthoff現象）．

1．視覚障害

視神経から視索，外側膝状体，視放線を経て視覚野に至る経路の障害で起こる．一側または両側の霧視，視力低下，中心暗点，視野狭窄や同名半盲などが出現する．視神経炎は頻繁にみられ，中心視覚の障害で始まることが多く，色覚低下を伴うことも多い．また，視覚異常に先行して眼内や眼周囲，眼の奥に疼痛がみられることもある．回復期に暗所で眼球を動かすと閃光が走ることがあり，「運動性眼閃光」という．

2．複視

脳幹病変でみられるが，動眼神経麻痺と内側縦束症候群 medial longitudinal fasciculu syndorome（MLF症候群）によることが多い．特に両側性MLF症候群はMSに特徴的である．これは，両側性に側方視時に内転側眼球の内転障害と外転側眼球の外向き眼振を認めるが，輻輳時の内転は両側とも保たれるものである．

3．構音障害，嚥下障害，小脳症状

小脳や皮質延髄路の障害による仮性球麻痺によることが多い．発語の緩徐化・不明瞭化，断綴性言語，呼吸と発語のバランスの崩れによるリズムや強弱の乱れ，失調性歩行，動作時振戦，協調運動障害をきたす．平衡機能障害によるめまいをきたすこともある．

4．麻痺

本邦では脊髄病変によることが多く，大脳病変によるものは少ない．筆記などの巧緻運動が困難になり，尖足をきたすこともある．

5．感覚障害

表在覚障害（感覚低下，感覚過敏，異常感覚）や深部覚障害がみられる．異常感覚はしびれ感，ひりひり感，灼熱感，掻痒感など多彩である．

6．記憶・学習障害

大脳病変による情報処理速度の低下で皮質下性認知症を呈し，記憶力低下などを起こす．失語や失認などの大脳皮質症状はまれである．

7．精神症状

多幸症，抑うつ状態といった情動障害がみられることがある．皮質脊髄路が障害され，仮性球麻痺をきたしたときには，強制笑い，強制泣きがみられることがある．

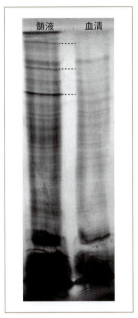

図1 オリゴクローナルIgGバンド
髄液と血清を等電点電気泳動すると，髄液のみにバンドがみられる．

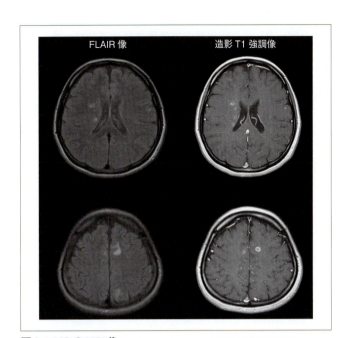

図2 MSのMRI像
長軸方向が脳室に垂直な卵形の病変が側脳室近傍や皮質下にみられ，急性期病変は造影効果を伴う．

2 ▶ 病因論

不明だが，病巣にはリンパ球やマクロファージが浸潤しており，自己免疫性疾患と考えられている．髄液でのオリゴクローナルIgGバンド（図1）やIgG index上昇は，中枢神経内の免疫応答を示唆している．白人に多く，アジア人やアフリカ人では少ないことにより，遺伝因子の関与が示唆されている．しかし，遺伝的背景が同じでも移住や生活様式の変化で発症率が変化するため，環境因子も関わっていると考えられる．

3 ▶ 画像

MRIが空間的・時間的多発性の証明に重要である．側脳室近傍の，長軸方向が脳室に垂直な卵形の病変が特徴で，またこれと皮質直下，テント下（脳幹小脳）および脊髄の4領域はMSに特徴的な領域とされ，MRIでの病変の空間的多発の証明に重要である．MS病変はT2強調像やFLAIR像では高信号を呈し，急性期には造影効果を伴う（図2）．

4 ▶ 臨床のポイント

発症のピークは20歳代後半で，約80％が15〜50歳で発症する．中枢神経に炎症性脱髄病変が空間的・時間的に多発するが，疾患特異的マーカーはなく，臨床症候とMRI所見，髄液所見などを総合して診断する．初発症状は視力障害，複視，感覚障害，麻痺などが多く，数週で寛解し，その後再発を繰り返す．初期の数年間を再発寛解型で経過した後，あるいは発症当初から，慢性的に進行する病型もある．治療は，急性増悪期，再発予防期，後遺症の緩和に分けられる．急性増悪期にはステロイドパルス療法または血液浄化療法を行う．再発予防法は長年インターフェロン・ベータの注射のみだったが，近年，新薬（フィンゴリモド，酢酸グラチラマー，ナタリツマブ）も登場した．

参考文献

1) 中村正史，藤原一男，糸山泰人：多発性硬化症の症候学．Clinical Neuroscience 2004；22：800-801．

（中村正史・藤原一男）

2) 代表的疾患の神経機能解剖アプローチ

大脳皮質基底核変性症

1 ▶ 機能解剖

　大脳皮質基底核変性症corticobasal degeneration（CBD）は，神経細胞とグリア細胞に含まれるタウ蛋白の変性によって生じる疾患（タウオパチー tauopathy）の1つである．ただし，筋萎縮性側索硬化症のように特定の神経系統が侵される疾患（系統変性疾患）と異なり，大脳半球・脳幹に特有の好発部位をもち，それぞれ異なる臨床病型phenotypeを示す．

　古典的なCBDは，一側優位性の①無動，筋強剛，ジストニア，ミオクローヌスなどの錐体外路徴候，②前頭・頭頂葉皮質徴候（肢節運動失行，把握反射，他人の手徴候，皮質性感覚障害など）を示す．これらは，中心溝前後の前頭・頭頂葉と，同側基底核部の一側優位病変を示すものである．しかし，この臨床病型は進行性核上性麻痺や前頭側頭型認知症などでも出現することがあり，CBDに特異的ではない．このため大脳皮質基底核症候群 corticobasal syndrome（CBS）と総称される．

　一方，病理学的CBDの臨床病型については，国際コンソーシアムによって以下の5型に分類された[1]．

　①CBS．

　②前頭葉性行動・空間症候群 frontal behavioral-spatial syndrome（FBS）．性格変化・行動異常を主徴とする病型で，前頭側頭型認知症 frontotemporal dementia（FTD）と共通する．

　③一次性進行性失語の非流暢性/失文法型 non-fluent/agrammatic variant of primary progressive aphasia（naPPA）．進行性非流暢性失語を

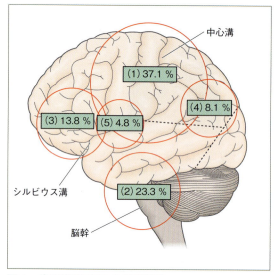

図1　病理学的CBDの病変部位
文献1に収載された病理学的CBD 210例の主要病巣部位（phenotypeに対応）を多い順に示す．略語は本文に従う．
(1) CBS（37.1%），(2) PSPS（23.3%），(3) FTD（13.8%），
(4) AD-like dementia（8.1%），(5) PPA/PNFA（4.8%）．
残りの臨床病型は Parkinson 病，Lewy 小体型認知症，および各型の混合型からなる．

主徴とする病型をいう．

　④進行性核上性麻痺症候群 progressive supranuclear palsy syndrome（PSPS）．進行性核上性麻痺類似の症状を示す．

　⑤Alzheimer病様認知症（AD-like dementia）．AD症状と類似するもの．

　この総説で提示された，病理学的CBD 210例の解剖学的病巣を図1に示す．

2 ▶ 病因論

　例外を除いて全例孤発型である．責任遺伝子は同定されていない．タウ蛋白異常症（タウオパ

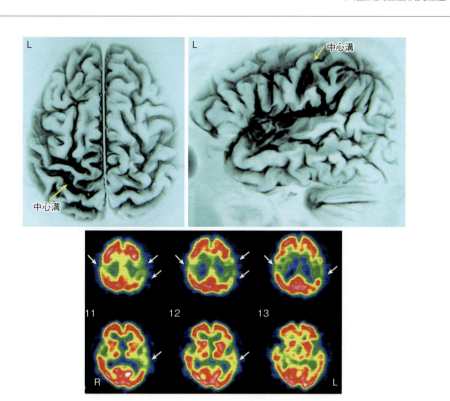

図2 臨床的CBSを示したCBD（自験剖検例，72歳男性）の頭部MRIと脳血流SPECT
上段は頭部MRI surface anatomy scanning（SAS）により特徴的な脳表萎縮を示す．下段の脳血流SPECTは左半球により著明な中心溝付近の血流低下を示す．

チー）として脳内に蓄積する異常リン酸化タウ蛋白は，進行性核上性麻痺（PSP）と同じ4-repeat tauである．一方，Pick病では3-repeat tau，ADでは3-repeatおよび4-repeat tauである．

3 ▶ 画像

CBDに特異的画像は知られていない．従来診断根拠とされた，中心溝周囲の大脳皮質萎縮（頭部MRI）および脳血流低下（SPECTまたはPET）は「CBS」を示すに過ぎない．臨床的に典型的CBSを示し，解剖学的にもCBDと証明された自験例の頭部MRIと脳血流SPECTを図2に示す．

4 ▶ 臨床のポイント

本症は病理解剖によってのみ確定診断できるが，症例の約40％は臨床的CBSを示すので，CBSの診断が第一歩である．CBDの臨床バイオマーカーは知られていないので，ADのような臨床マーカーの確定した疾患をまず除外する[1]．

引用文献

1) Armstrong MJ, Litvan I, Lang AE, et al：Criteria for the diagnosis of corticobasal degeneration. Neurology 2013；80：496-503.

（森松光紀）

プリオン病

1 ▶ 機能解剖

Creutzfeldt-Jakob 病（CJD）に代表されるプリオン病は，脳における海綿状変化と異常プリオン蛋白 scrapie prion protein（PrP^{Sc}）蓄積を特徴とする神経変性疾患である．その病変は，大脳皮質，基底核，視床，小脳と中枢神経全般に分布し，その病変の分布によって，認知機能障害，精神症状，錐体路・錐体外路症候，小脳症候，視覚異常，ミオクローヌスといった多彩な神経症状を呈し，最終的には無動性無言となる．

2 ▶ 病因論

ヒトのプリオン病は，病因から孤発性 CJD sporadic CJD（sCJD），遺伝性プリオン病，獲得性プリオン病に分類され，その発症率は人口100万人当たり年間約1人とされている．いずれの病型も中枢神経系に，正常なプリオン蛋白 cellular prion protein（PrP^C）とは異なる構造をもつ PrP^{Sc} が蓄積することが発症に関与していると考えられている．PrP^C は α-ヘリクス構造に富み，β-シート構造をほとんどもたないが，逆に PrP^{Sc} は α-ヘリクスが少なく，β-シート構造を豊富に含んでいる[1]．この立体構造上の違いにより，PrP^{Sc} は，蛋白分解酵素による分解に抵抗性を示す，アミロイド線維化しやすい，などといった PrP^C とは異なる特徴を有し，そのことがプリオン病発症メカニズムに関与している．

sCJD は，PrP^C が PrP^{Sc} に変化した原因が不明で，ヒトのプリオン病の中で最も多く，わが国のプリオン病の約3/4を占めている[2]．sCJD は PrP 遺伝子のコドン129多型（メチオニン［M］とバリン［V］の2種類のアリル，MM，MV，VV の3種類の遺伝子型が存在する）とプロテアーゼ抵抗性 PrP のウエスタンブロットパターン（1型または2型に大別される）により6型（MM1/MM2/MV1/MV2/VV1/VV2）に分類され，それぞれ特徴的な臨床症状，病理像を呈する（表1）[3]．sCJD の約70％は，急速な進行の認知症やミオクローヌス，脳波での周期性同期性放電 periodic synchronous discharge（PSD）の出現など典型的な sCJD 病像を呈し，それらの多くは MM1型または MV1型に含まれる．しかし，MM2型，MV2型，VV1型，VV2型の4型は，典型的な sCJD の病像をとらず，非典型的な病像がその臨床診断を困難にしている．日本人の90％以上はコドン129多型が MM で，わが国の sCJD 症例の96.8％のコドン129も MM であり，わが国で最も多い非典型例は MM2型である[2]．

遺伝性プリオン病は，PrP 遺伝子に変異を認める常染色体優性遺伝の遺伝形式をもつ疾患で，その表現型の違いから，家族性 CJD，Gerstmann-Sträussler-Scheinker 病（GSS），致死性家族性不眠症 fatal familial insomnia（FFI）の3病型に大別される．遺伝性プリオン病は，PrP 遺伝子に変異を認めることで PrP^C が PrP^{Sc} に変化しやすい状態となっていると考えられている．

獲得性プリオン病は，ウシ海綿状脳症 bovine spongiform encephalopathy（BSE）からヒトへ伝播したと考えられる変異型 CJD やヒト屍体由来乾燥硬膜移植や成長ホルモン療法，脳外科手術などによって伝播したと考えられる医原性 CJD のように，同種間あるいは異種間で伝播したプリオン病であり，大きな社会問題となっている．こ

表1 PrP遺伝子コドン129多型（MM, MV, VV）とプロテアーゼ抵抗性PrPのウエスタンブロットのパターン（1型, 2型）によるsCJDの分類, 特徴

MM1型
　CJD典型例の臨床（急速な進行, 認知症, ミオクローヌス, 視覚異常, 失調などの症状. 脳波上PSDおよび髄液14-3-3が陽性など）および病理（大脳皮質, 小脳皮質, 基底核, 視床などに海綿状変化. シナプス型のPrP沈着）. Heidenhain variant（視覚障害での発症を特徴とする臨床亜型）は, MM1型に含まれる.

MM2型
　(1) 皮質型：認知症で発症し比較的長い経過. PSD（-）, 髄液14-3-3蛋白陽性. 大脳皮質, 基底核, 視床の海綿状変化および粗大なパターンのシナプス型PrP沈着.
　(2) 視床型：[孤発性致死性不眠症sporadic fatal insomnia（SFI）]：不眠, 自律神経障害ほか. 視床, 下オリーブ核病変.

MV1型
　急速な進行, 認知症, ミオクローヌス. PSDおよび髄液14-3-3蛋白陽性. 大脳皮質および小脳病変.

MV2型
　失調, 認知症など. 比較的長い経過の例が含まれる. PSD（-）, 髄液14-3-3蛋白は一部の例でのみ陽性. 辺縁系, 基底核, 視床, 脳幹, 小脳に海綿状変化および小脳にクールー斑. プラーク型およびシナプス型のPrP沈着.

VV1型
　認知症で発症し, 比較的長い経過. PSD（-）, 髄液14-3-3蛋白（+）. 皮質, 基底核病変（海綿状変化, シナプス型のPrP沈着）.

VV2型
　失調および認知症. PSD（-）, 髄液14-3-3蛋白（+）. 小脳, 基底核, 視床, 大脳皮質病変（海綿状変化. クールー斑はないが, シナプス型に加えてプラーク型のPrP沈着がみられる）.

のプリオン病の伝播では, 外から侵入したPrP^{Sc}が宿主PrP^{C}と接触すると, そのPrP^{Sc}を鋳型としてPrP^{C}のフォールディング異常が引き起こされ, PrP^{Sc}に変化していくことによって, PrP^{Sc}は複製・増殖していくと考えられている.

3 ▶ 画像

プリオン病では, 発症早期より頭部MRI拡散強調像diffusion weighted image（DWI）にて大脳皮質や基底核に高信号を認めることが特徴で, 臨床診断にも有用である[4]. 特に, sCJDの非典型例の1つであるMM2皮質型は, 進行性認知症を主体とし, sCJDの診断基準（表2）で診断に必要とされる神経症候の項目数を満たさず, sCJD疑い例にも含まれない例が存在する[5]. そのような症例でも, 頭部MRIの拡散強調像にて大脳皮質に高信号（図1）を呈し, 初期からCJDを疑うことが可能である[5]. また, 変異型CJDでは両側対称性の視床枕の高信号（図2）を認めることが特徴である.

しかし, sCJDのMM2視床型やFFIでは頭部MRIのDWIでも異常を認めないことがあり, 診断が非常に困難である. われわれは, MM2視床

表2 sCJDの診断基準（WHO, 1998）

A 確実例（definite）
　特徴的な病理所見, またはウエスタンブロット法や免疫染色法で脳に異常プリオン蛋白を検出
B ほぼ確実例（probable）
　1. 進行性認知症
　2. 次の4項目中2項目以上を満たす
　　a. ミオクローヌス
　　b. 視覚または小脳症状
　　c. 錐体路または錐体外路徴候
　　d. 無動性無言
　3. 脳波にて, 周期性同期生放電（PSD）を認める
　4. 脳波上PSDがないが, 脳脊髄液中に14-3-3蛋白が検出され, 臨床経過が2年未満の場合
C 疑い例（possible）
　上記のBの1および2を満たすが, 脳波上PSDがない場合で, 臨床経過が2年未満の場合

型では病初期から両側視床における血流や代謝が低下しており, 脳血流SPECTやFDG-PETによるそれらの検出が早期診断に有用である可能性があることを報告した[5]. しかし, 症例数が少なく, 両側視床における血流の低下がMM2視床型の診断において, どの程度の感度や特異度を有しているかは不明で, その有用性はまだ確認されていない.

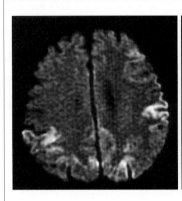
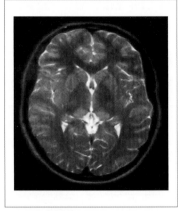

図1　MM2皮質型CJDの頭部MRI拡散強調像
大脳皮質にリボン状の高信号を認める.

図2　変異型CJDの頭部MRI（T2強調像）
両側の視床枕に高信号（pulvinar sign）がみられる（英国CJDサーベイランスユニット　D.A. Collie博士ご提供）.

4 ▶ 臨床のポイント

　上記のように，一概にプリオン病といってもさまざまな病型があり，臨床的に診断する際にはそれぞれの病型の違いを考えながら，診察・検査を進めていく必要がある．プリオン病の診断は，経過・身体所見からプリオン病を疑うことから始まるが，その後，脳波，頭部MRI，脳脊髄液検査などの結果を参考にして臨床診断に至る．また，PrP遺伝子検査は，遺伝性プリオン病の診断あるいは遺伝性プリオン病を否定するために必要であり，さらにsCJDにおいてもコドン129多型を知ることは，病型（表1）を推定するうえで重要である．

　画像所見以外の検査としては，脳波上のPSDや脳脊髄液中の14-3-3蛋白，総タウ蛋白の有用性が報告されている．特に脳波上のPSDと髄液14-3-3蛋白はWHOのsCJDの診断基準にも含まれており（表2），その重要性は高い．しかし，sCJD MM2視床型や家族性CJD，GSSなど，脳波上のPSDや髄液14-3-3蛋白の陽性率が高くない病型も存在し，それらの診断を難しくしている．また，最近，患者の脳脊髄液から直接PrP^{Sc}を検出する real-time quaking-induced conversion（RT-QUIC）法という新たな検査法が報告されている[6]．この方法は，sCJDの診断に80％以上の感度と100％の特異度を示したが[6]，より大規模な検討が必要である．

引用文献

1) Riek R, Hornemann S, Wider G, et al：NMR structure of the mouse prion protein domain PrP (121-231). Nature 1996；382：180-182.
2) Nozaki I, Hamaguchi T, Sanjo N, et al：Prospective 10-year surveillance of human prion diseases in Japan. Brain 2010；133：3043-3057.
3) Parchi P, Giese A, Capellari S, et al：Classification of sporadic Creutzfeldt-Jakob disease based on molecular and phenotypic analysis of 300 subjects. Ann Neurol 1999；46：224-233.
4) Shiga Y, Miyazawa K, Sato S, et al：Diffusion-weighted MRI abnormalities as an early diagnostic marker for Creutzfeldt-Jakob disease. Neurology 2004；63：443-449.
5) Hamaguchi T, Kitamoto T, Sato T, et al：Clinical diagnosis of MM2-type sporadic Creutzfeldt-Jakob disease. Neurology 2005；64：643-648.
6) Atarashi R, Satoh K, Sano K, et al：Ultrasensitive human prion detection in cerebrospinal fluid by real-time quaking-induced conversion. Nat Med 2011；17：175-178.

〈浜口　毅・山田正仁〉

2) 代表的疾患の神経機能解剖アプローチ

脳腫瘍

1 ▶ 機能解剖

　運動のプログラムは，視覚・前頭・頭頂連合野，運動前野，補足運動野，さらには大脳基底核，小脳外側部を経て，一次運動野に伝わる．その最終的な運動指令が一次運動野から脊髄・脳幹の運動ニューロンに伝えられて運動が遂行される．その際，体性感覚によるフィードバックを受けながら外界の変化に対応した運動が行われている．

　運動出力の主要経路である錐体路は延髄錐体を通過する線維群であり，厳密には皮質脊髄路を意味する．それらの線維群の起源をみると，大脳皮質の中心前回（第4野（80％），第6野（10％））が最も多いが，それ以外にも，頭頂葉，特に3-1-2野および5，7野からも相当数の線維が混入し，その他，前頭（6，8野），側頭，後頭葉および皮質下中枢からの線維も含まれている．ヒトの錐体路の線維数は一側で約100万本である．第4野におけるBetz細胞の数は25,000～30,000個とされているので，錐体路中に占める皮質第4野第5層のBetz細胞由来の線維数はその3～4％にすぎない．すなわち，錐体路における大部分の線維はBetz細胞以外に由来しており，錐体路の機能評価とはいえ，実はかなり限られた下行線維の一部の機能のみを観察していることになる．

　このような皮質機能解剖と皮質下機能解剖の統合された理解が重要であることは，感覚，聴覚，視覚などいずれの系統も同様である．

2 ▶ 病因論

　ヒトの一次運動野は画像診断により解剖学的同定が可能である．一方，脳表の電気刺激後，刺激部位に一致した運動を誘発することにより機能的に同定できることはすでにPenfieldの時代から明らかにされていた事実である[1]．

　同様に運動野近傍に腫瘍を有する患者の頭部を8の字コイルで経頭蓋磁気刺激 transcranial magnetic stimulation（TMS）し作成した運動野機能分布図（図1c）は，術前機能評価の有用な指標となる[2]．脳神経外科領域では脳腫瘍手術において手術摘出率の向上が患者の生存期間の延長につながる重要な因子であることはいうまでもない．しかし，病変がeloquent areaに近い，あるいは自体に存在する場合は，術後に神経脱落症状を出さないという前提のもとに，可及的に全摘出を目指しても切除範囲は自ずと限られてくる．画像評価の進歩により切除範囲の解剖学的決定は容易になったが，切除操作そのものがいかなる機能障害を生むかは，術前のみならず，術中のリアルタイムの神経機能評価が要求される．

3 ▶ 画像

　図1を参照．

4 ▶ 臨床のポイント

　fMRIでの活性化領域の中にはTMSや直接電気刺激では運動野と同定されない多くの領域を含むことがある．この事実は，運動に関連して活性化はされるが，運動野や皮質脊髄路そのものとは別の活動も同時に含んで評価していることを示す．これらの領域すべてを外科的に温存すべきか否かは重要な議論の一つである一方，運動野が障害を

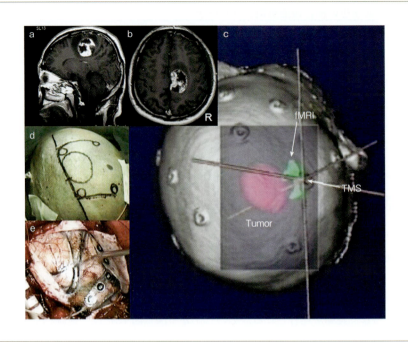

図1 術前運動野マッピング
a, b. 右運動野の転移性脳腫瘍症例(MRI).
c. ニューロナビゲーションの画面上に腫瘍の範囲と同時に，TMSにて同定された運動野，fMRIにより同定された運動野が同時に表示されている．fMRIではTMSにより同定された運動野よりも広い領域が活性化されることがある．この中には実際の運動野を含むが，直接電気刺激(e)で確認すると，fMRI活性化領域の多くが電気刺激では運動野と同定されない．皮質脊髄路以外の広い領域がfMRIの活性化領域に含まれていることを示す．fMRI陽性・電気刺激陰性領域の広さと分布は症例の麻痺の程度や病変の局在にも関連し，さらに検討を要する．
d. 頭皮上に再現した腫瘍局在，運動野とそれを元に決定した開頭範囲．
e. 開頭後露出された運動野に直接電気刺激のための電極を設置．術中運動誘発電位記録に使用した．

受けた場合，これら広く活性化されている領域がいかに変化するかはもう一つの重要論点である．

脳腫瘍などの皮質下病変により"手指感覚領域の拡大"を障害側に認め，また麻痺症例で刺激と同側の筋反応が誘発されることが報告されている．このような脳の可塑性による脳機能の再構築はその評価・治療とも今後の最重要項目となるであろう．

引用文献

1) Penfield W, Jasper H：Epilepsy and functional anatomy of the human brain. Boston：Little, Brown, 1954.
2) Fujiki M, Isono M, Hori S, et al：Corticospinal direct response to transcranial magnetic stimulation in humans. Electroencephalogr Clin Neurophysiol 1996；101：48-57.

（藤木　稔）

2) 代表的疾患の神経機能解剖アプローチ

Huntington病

1 ▶ 機能解剖

　Huntington病は常染色体優性遺伝を示す致死的疾患であり，進行性に舞踏運動・性格変化・精神障害・認知機能障害を呈する．

　本症は線条体，なかでも特に尾状核の著明な萎縮，前頭葉や側頭葉に強い大脳全体の萎縮が特徴的な画像所見である．尾状核頭が萎縮することで両側脳室前部が外側に丸く拡大するが，進行すると皮質，白質とも容量が減少し，脳溝が拡大したり脳室全体も拡大する．

　初期に認められる変化は淡蒼球外節への線条体出力系のGABAやエンケファリン含有細胞の脱落であり，視床が容易に脱抑制され，運動亢進状態となり，不随意運動を生じる．認知機能障害は主に皮質細胞の脱落と皮質下神経細胞の脱落によるものと考えられる．病理学的には線条体などの神経細胞脱落，グリオーシスの他，投射する部位にもグリオーシスが認められることがある．脳CTまたはMRIでは尾状核萎縮と前頭葉を中心とした大脳萎縮が認められ（図1a, b参照），脳血流検査では大脳皮質の前頭側頭葉と基底核の血流低下を認める．脳波所見は正常である．

2 ▶ 病因論

　Huntington病は主に中年以降に発症する常染色体優性遺伝性の慢性進行性疾患である．浸透率はほぼ100％であり，原因遺伝子座は第4染色体短腕（4p16.3）に存在し，原因遺伝子として1993年にhuntingtin遺伝子が同定された．発病者はこの原因遺伝子のエクソン1に存在するCAGリピートの異常伸長（正常では10〜29リピート，本症では36〜121リピートと伸長している）を認める．遺伝子産物はハンチンチンと呼ばれ，CAGリピートはすべてポリグルタミンに翻訳される．伸長したポリグルタミンを含む遺伝子産物は細胞内（特に核内）で異常蛋白質の蓄積により凝集体を形成し，核内，細胞質にユビキチン陽性の封入体を形成する．このような病態を呈するのは，本症および脊髄小脳失調症spinocerebellar degeneration（SCA）1, 2, 3［マシャド・ジョセフ病Machado-Joseph disease（MJD）］, 6, 7, 17型，球脊髄性筋萎縮症spinal and bulbar muscular atrophy（SBMA）［Kennedy-Alter-Sung syndrome］，歯状核赤核淡蒼球ルイ体萎縮症dentatorubropallidoluysian atrophy（DRPLA）の合計9疾患でポリグルタミン病と総称される．

　しかし上述した凝集体が疾患の原因であるのか結果であるのか，現段階では未解明である．凝集体の有無にかかわらず，伸長したポリグルタミン鎖がβシート構造をつくり可溶性オリゴマーとなり，細胞内に蓄積することで細胞毒性を呈するのが疾患の本態と捉えられている．その他，ポリグルタミン病においても，脳内乳酸量の増加からミトコンドリアの関与を示唆する報告も多数みられ，転写異常が細胞死に関連しているとの研究もあり，現段階では結論が出ていない．

3 ▶ 画像

　図1を参照．

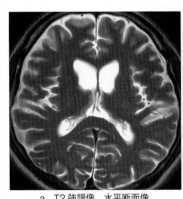
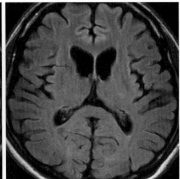
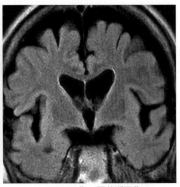

a. T2強調像　水平断面像　　　b. T1強調像　水平断面像　　　c. FLAIR像　冠状断面像

図1　Huntington病
35歳男性（a, b）．3年前より上肢に不随意運動が出現．その後下肢不随意運動，易怒性も出現した．
73歳女性（c）．13年前より下肢の不随意運動が出現，8年前より構音障害が出現，その後緩徐に認知症が進行している．
a, b．大脳萎縮を認め，両側尾状核（→）の萎縮を認める．側脳室前部が外側に丸く拡大している．
c．大脳は頭頂葉・側頭葉で著明に萎縮しており，sylvius裂も拡大している．側脳室前部が外側に拡大している．

4 ▶ 臨床のポイント

本症の発症年齢はその95%が26〜50歳であり，40歳前後が最も多い．

疫学はどの人種でも認めるが，欧米で40〜80/100万人に対し，日本では1〜4/100万人程度である．全体の罹病期間は15〜20年程度とされる．また父親から疾患が伝達される場合は世代を経るごとに発症年齢が若くなり，症状が強くなる表現促進現象（anticipation）がみられる．CAGリピート数が多くなるほど発症年齢が若年化し，後述する若年性Huntington病では原因遺伝子はほとんど父親由来であることから，父親の精子形成時の減数分裂の際にリピートが伸長すると考えられる．

臨床的には以下のように古典型，固縮型，若年性Huntington病に分けられる．

1．古典型

30〜50歳で発症し，不随意運動（舞踏運動），人格変化，認知機能障害を呈する．舞踏運動ははじめ四肢末端部から，次第に近位部にも出現し，さらに頸部・体幹・顔面にも及ぶ．強制的で急速，突発的な，ぎくしゃくとした不規則な運動が観察される．歩行は不安定となり，ダンスを踊っているかのような動作として捉えられる．不随意運動により動作はしばしば中断され，物を落としたりする．また舌にも不随意運動がみられ，飴をなめて転がすような突き出す動きがみられる．同様に眼球運動にも不随意運動がみられ，追視や注視に時間がかかる．発声に際してもピッチや話すスピードが不規則に変化する．このような不随意運動は精神的負荷により増強するが，睡眠時は消失している．舞踏運動は進行すると発語や嚥下障害をきたし，末期には舞踏運動は減弱し，固縮やジストニアを呈する．感覚障害はなく，腱反射も正常である．筋トーヌスは通常低下している．

認知機能障害としては，皮質下性認知症を呈し，記憶障害，注意力障害，計算力の低下，見当識障害がみられる．意味記憶やエピソード記憶は比較的保たれるが，さまざまな技能習得課題においての機能は低下する．初期には易怒性，易興奮性などの人格変化を認め，choreopathyと呼ばれる．そのほか自発性の低下，無関心，うつ症状，逸脱行為，反社会的行動などの精神症状や幻覚，妄想など統合失調症との鑑別を要する症状を呈したりする．自殺企図などの抑うつもまれではない．

2. 固縮型（Westphal variant）

Parkinson病に類似し，明らかな筋固縮を呈する．その場合でも遠位部に舞踏運動がみられることがある．若年性Huntington病は初期からこの型になることが多い．

3. 若年性Huntington病

20歳以下の若年発症例では固縮が主で，精神発達遅滞，痙攣などが認められる．父親からの遺伝が約90％であり，10年以内に死亡することが多い．

いずれの病型も根治的な治療法はなく，対症療法が主体となる．舞踏運動にはテトラベナジン，ハロペリドール，ペルフェナジン，スルピリド，クロルプロマジンなどを，精神症状に抗うつ薬，抗精神病薬（塩酸ミアンセリン，マレイン酸フルボキサミン，リスペリドン，スルペリド）を用いる．嚥下機能の低下もみられることから食形態に留意する．

発症前診断，出生前診断は倫理的観点から慎重を期して行い，患者支援体制を整える必要がある．

参考文献

1) 金澤一郎：ハンチントン病研究から学んだこと．臨床神経 2001；41：1029-1035．
2) Martin JB：Molecular basis of the neurodegenerative disorders. N Engl J Med 1999；340：1970-1980．
3) Dorsey ER, Beck CA, Darwin K, et al：Natural history of huntington disease. JAMA Neurol 2013；70：1520-1530．
4) Honig LS：Translational research in neurology：dementia. Arch Neurol 2012；69：969-977．
5) Kelley BJ, Boeve BF, Josephs KA：Young-onset dementia：demographic and etiologic characteristics of 235 patients. Arch Neurol 2008；65：1502-1508．

（佐野百合子・水澤英洋）

2) 代表的疾患の神経機能解剖アプローチ

Wernicke-Korsakoff症候群

1 ▶ 機能解剖

　Wernicke脳症はthiamine（ビタミンB_1）欠乏による急性脳症であり，眼球運動障害（眼振，外眼筋麻痺，特に外転と輻輳），歩行失調，精神昏迷を3主徴とする．急性症状回復後の後遺症として認められる健忘症候群がKorsakoff症候群であり，一連の疾患としてWernicke-Korsakoff症候群と呼ばれる．Korsakoff症候群はWernicke脳症以外にも，視床内側部あるいは海馬に病変をもつさまざまな原因で出現する健忘症候群の一型である．その特徴は，他の認知機能が比較的よく保たれているにもかかわらず，学習と記憶保持が極めて高度に障害されることで，本人の自覚は乏しく，しばしば作話（confabulation：事実とは異なる作り話）が実際の体験のように語られる．

　Wernicke脳症の脳病変の分布は非常に特徴的で，第三脳室底部（視床下部），特に乳頭体，視床の背内側核と視床枕，中脳水道と第四脳室の周囲を侵す．これらの病変部位に対応した症状として，自律神経障害，意識・記憶・精神機能の障害が出現する．中脳の下丘，眼球運動神経核病変によって，さまざまな眼球運動障害が出現する．さらに，延髄の前庭神経核や小脳虫部を侵すために，体幹と歩行時の失調が出現する．障害されやすい部位を図1に示す．

　これらの病変は，組織学的には急性壊死であり，神経細胞とグリア細胞の傷害によって海綿状態を示し，毛細血管拡張と内膜増殖が認められ，しばしば出血を伴うので，剖検脳の肉眼所見は出血を伴った壊死である．慢性期にはこれらの部位は萎縮し，高度のグリオーシスを呈する．

2 ▶ 病因論

　本症はthiamine欠乏症であり，原因の大部分は慢性アルコール中毒か栄養不良である．わが国で多かったのは医原性thiamine欠乏症で，妊娠悪阻や手術に関連して，thiamineを含まないブドウ糖液や中心静脈栄養液を投与されたことによって発生した．Wernicke脳症発生予防のためには，必ず大量のthiamineを添加する必要がある．

　血中のthiamine値は，自験例では正常から低下までさまざまであったので，診断の指標にはならないと思われる．血中ピルビン酸は上昇していることが多い．血中transketolase活性は低下し，thiamine pyrophosphate（TPP）効果は増加する．

　治療は大量（150〜300mg）のthiamineの静注投与である．効果は劇的で，眼症状は数時間以内に改善が始まる．小脳失調と記憶障害・精神症状も改善するが，50%以上は完全回復しない．したがって，予防と早期診断が重要である．治療は早期に始めるほど予後がよいので，眼振や眼球運動障害，失調などを認める患者で本症を疑ったら，thiamineを大量投与して効果をみることが推奨される．

3 ▶ 画像

　図2に急性期Wernicke脳症のMRIを示す．図1と対応させて参照のこと．

4 ▶ 臨床のポイント

　Wernicke脳症の原因はthiamine欠乏であるが，

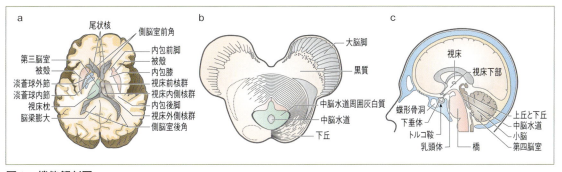

図1　機能解剖図
a. 視床を通る大脳水平断面と視床核群名．b. 下丘レベルの中脳の水平断面．c. 乳頭体，第三脳室-中脳水道-第四脳室を通る矢状断面正中部．

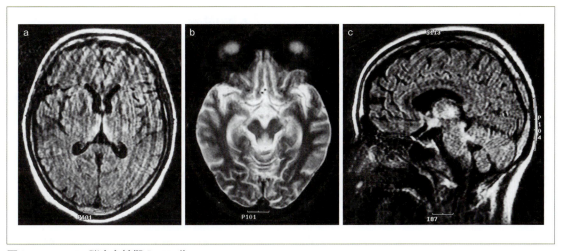

図2　Wernicke脳症急性期のMRI像
a. 水平断面拡散像．視床の背内側核群と視床枕が高信号を示す．b. 中脳FLAIR像．下丘と中脳水道周囲灰白質が高信号を示す．c. 乳頭体を通る矢状断面拡散像．視床枕，視床下部，乳頭体，上丘-中脳水道-第四脳室周囲が高信号を示す．

生前には気づかれず剖検で初めて判明することが多い．MRI像に異常を認めるまで進行した例では後遺症を残すことが多いので，初期の眼症状や失調を見逃さず，早期診断・早期治療することが最も重要である．わが国では妊娠悪阻や手術後に起こる，thiamine無添加の輸液による医原性の頻度が高いことに留意し，発生予防に努める必要がある．

参考文献

1) Ropper AH, Samuels MA, Klein JP：Diseases of the Nervous System Caused by Nutritional Deficiency, In Adams & Victor's Principles of Neurology, 10th edition, McGraw-Hill, New York, p.1161-1185, 2014.
2) Victor M, Adams RD, Collins GH：The Wernicke-Korsakoff syndrome. A clinical and pathological study of 245 patients, 82 with post-mortem examinations. Contemp Neurol Ser 1971；7：1-206.
3) DeArmond SJ, Fusco MM, Dewey MM：Structure of the human brain：a photographic atlas (3rd ed.). Oxford University Press, New York, p.1-202, 1989.
4) Harper C：The incidence of Wernicke's encephalopathy in Australia--a neuropathological study of 131 cases. J Neurol Neurosurg Psychiatry 1983；46：593-598.
5) Yokote K, Miyagi K, Kuzuhara S, et al：Wernicke encephalopathy：follow-up study by CT and MR. J Comput Assist Tomogr 1991；15：835-838.

〈葛原茂樹〉

2) 代表的疾患の神経機能解剖アプローチ

Marchiafava-Bignami病

1 ▶ 機能解剖

　Marchiafava-Bignami（マルキアファバ・ビニャミ）病では，脳梁corpus callosumに左右対称性の特徴的病変が出現する．脳梁は左右の脳の対称部位を結ぶ神経線維（交連線維）の束で，特に大脳の新皮質を結合する線維の集合したものである（図1a）．系統発生的には最も新しく，ヒトでは大脳の発達に対応して非常によく発達している．髄鞘化が完成するのは遅く，思春期になってからである．正中矢状断でみると，その前後径はほぼ7.7cmで釣り針状に屈曲し，後方から4つの部分が区別される（図1b）．後端部は膨大した脳梁膨大splenium（1），その前方に続いて水平に走る脳梁幹truncus（2）となり，その前端では強く屈曲し脳梁膝genu（3）をつくる．これはさらに後下方に彎曲してくちばしのようにとがった脳梁吻rostrum（4）となり，終板へ移行する．

2 ▶ 病因論

　Marchiafava-Bignami病は，元々はイタリア人の赤ワイン多飲者に見いだされた病態である．通常は中年以降の成人男性の慢性アルコール（中毒）症者に起こる．臨床症状は一定せず症例ごとに異なるが，急性の昏睡・昏迷状態，全身痙攣，あるいは慢性進行性の認知症，運動障害や片麻痺，尿失禁，さまざまな高次機能障害（失行，失語など）を呈する．

　臨床症状の多様さとは対照的に，病理所見はほぼ一定しており，脳梁の中心部分を正中線に沿って長く延びる左右対称性の病変が認められる．急性期には脱髄，変性，壊死などの所見がみられる

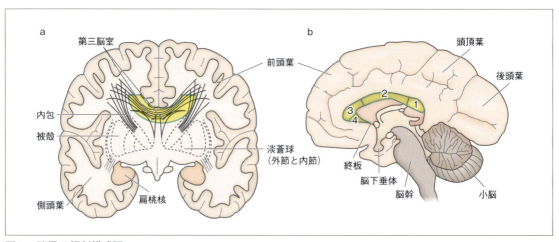

図1　脳梁の解剖模式図
a. 前額断でみた脳梁（黄色部分）．左右の大脳半球をつなぐ交連線維の太い束である．
b. 正中矢状断でみた脳梁（黄色部分）．後方から，脳梁膨大（1），脳梁幹（2），脳梁膝（3），脳梁吻（4）となり，終板に移行する．

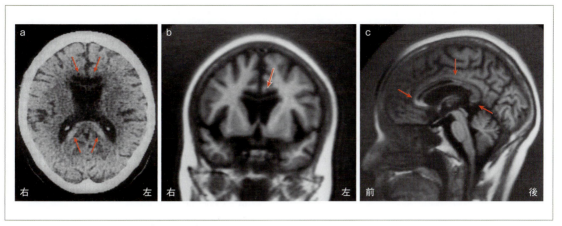

図2 Marchiafava-Bignami病の脳画像(昭和大学医学部神経内科 黒田岳志先生，河村 満教授ご提供)
a. 発症時のCT．
bとc. 第34病日のMRI T1強調像：前額断(b)と矢状断(c)．
発症時のX線CTでは膝から脳梁膨大にかけての脳梁全長にわたって低吸収域を認める(aの矢印)．
MRI T1強調像で，発症時には脳梁は低信号であったが，第34病日には，膝と幹前方部は低信号である(bの矢印，cの前・中の矢印に挟まれた部位)のに対して，幹後半部から膨大は高信号に変わっている(cの後の矢印)．

が，炎症所見は伴わない．出血を伴うことがある．慢性期には萎縮や空洞形成が認められる．脳梁以外にも，他の交連線維（前交連，後交連），中小脳脚，上小脳脚，大脳白質などにも，左右対称性の病変を認めることがある．

病因は当初は赤ワインに含まれるなんらかの神経細胞毒による神経障害と考えられていた．しかし，ワイン以外の酒類すべての飲用者に発生すること，アルコール非摂取者や低栄養状態でも発生することから，なんらかの代謝栄養障害が関与していると推定されているが，原因はまだ解明されていない．

かつては，本症は致死的な疾患と考えられていた．しかし，後述するようにCTやMRIで臨床診断が可能となった結果，軽症例の存在が明らかになっただけでなく，輸液や栄養管理で改善あるいは回復する例も報告されるようになった．

3 ▶ 画像

典型的画像を図2に示す．急性期には，脳梁中心部は脱髄と浮腫を示すために，MRIでは，中心部をトンネル状に延びる境界部が明瞭な病変が，T1強調像で低信号，T2強調像で高信号に描出される．CTでは脳梁全体に低吸収域を認めるが，検出できない場合もあるので，本症が疑われる場合にはMRIで確認が必要である．経過中に出血を起こすこともある．病変は経過とともに変性が強まり，萎縮や典型的な囊胞性壊死を示すようになるが，治療によって症状が改善し，この病変が消失する症例も報告されている．

類似の画像所見を呈する疾患には，多発性硬化症，進行性多巣性白質脳症，各種代謝性脳症，薬物（抗痙攣薬，抗癌薬など），大脳神経膠腫症 gliomatosis cerebriなどがある．

4 ▶ 臨床のポイント

CTとMRIの出現以前は，本症は剖検によって初めて確定診断され，致死的な疾患と考えられていたが，脳の画像診断法，特にMRIによって臨床診断が可能になった．発症早期に診断を下すことができるようになり，早期の適切な治療によって回復例や改善例も報告されるようになった結果，本症は救急医療の対象疾患に変わった．また，画像診断例から本症の臨床徴候の解析も進んでいる．

慢性アルコール（中毒）症者や低栄養状態の者

に，意識障害，多彩な精神症状，高次神経機能障害，認知症様症状，運動障害や失調，痙攣などの神経症状が出現した場合には，本症である可能性を疑って，MRI検査で脳梁病変の有無にも注意を払う必要がある．本症の治療は，Wernicke脳症の治療と同様に，十分な補液とビタミンB群の大量投与，栄養状態の改善を行う．急性期にステロイド投与が有効であった症例の報告もある．

参考文献

1) Ropper AH, Samuels MA, Klein JP：Diseases of the nervous system caused by nutritional deficiency, In Adams & Victor's Principles of Neurology, 10th edition, McGraw-Hill, New York, p.1161-1185, 2014.
2) Kawamura M, Shiota J, Yagishita T, et al：Marchiafava-Bignami disease：computed tomographic scan and magnetic resonance imaging. Ann Neurol 1985；18：103-104.
3) Gambini A, Falini A, Moiola L, et al：Marchiafava-Bignami disease：longitudinal MR imaging and MR spectroscopy study. AJNR Am J Neuroradiol 2003；24：249-253.
4) Tung CS, Wu SL, Tsou JC, et al：Marchiafava-Bignami disease with widespread lesions and complete recovery. AJNR Am J Neuroradiol 2010；31：1506-1507.

〈葛原茂樹〉

2) 代表的疾患の神経機能解剖アプローチ

脳膿瘍

1 ▶ 機能解剖

脳膿瘍は脳実質に膿が貯留した状態であり，脳内占拠性病変の1～2％を占める．急性～亜急性の頭蓋内圧亢進症状（頭痛，嘔吐，意識障害など）と巣症状（運動麻痺，失語など）や痙攣を呈する（図1）．発熱や髄膜刺激症状は（細菌性）髄膜炎に比し目立たないことが多い．

2 ▶ 病因論

多くは細菌による脳膿瘍だが，結核菌（結核腫），真菌，寄生虫感染による脳膿瘍もある．死亡率は10％程度だが，免疫不全患者（化学療法，臓器移植およびAIDSなど）では予後は極めて不良となる．

細菌感染では，起炎菌はレンサ球菌，黄色ブドウ球菌，嫌気性菌が多い．好気性菌と嫌気性菌の混合感染が多いとされる．また近年，抗菌薬に対する耐性菌の割合が増加している．

感染経路は脳組織に近接した組織（中耳，副鼻腔など）からの感染波及，頭部・顔面外傷からの直接感染，肺などの感染巣からの血行性伝播や先天性心疾患を基礎とした血行性伝播が多い．明らかな原因が不明の場合もある．

髄液検査では一般的な細菌性髄膜炎と同様に圧上昇，細胞数上昇（多形核球増加），蛋白・IgG上昇，糖低下を認めるが，軽度の異常にとどまる場合もある．

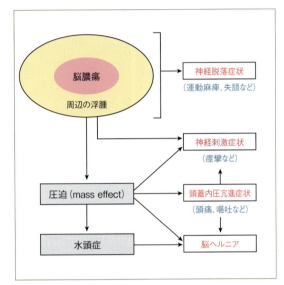

図1　脳膿瘍の機能解剖
菌の増殖力/毒性と患者の免疫反応により炎症が生じ，膿瘍と周辺の浮腫が形成される．病変部の大脳組織破壊により神経脱落症状が生じる．一方，病変周囲の神経細胞刺激および圧迫による遠隔効果で神経刺激症状が生じる．
病変自体による圧迫は前述の神経刺激症状を発生させるほかに，頭蓋内圧亢進症状を引き起こす．また，頭蓋内圧亢進や水頭症合併により脳ヘルニアに至る可能性がある．

3 ▶ 画像

図2を参照．

4 ▶ 臨床のポイント

脳膿瘍は，抗菌薬の発達により内科的治療で治癒に至る症例が増えているが，まだまだ外科的治療が必要な場合も多い．脳外科との密な連携により，時機を逸さない対応が肝要である．

起炎菌検出に関して，膿瘍による頭蓋内圧亢進

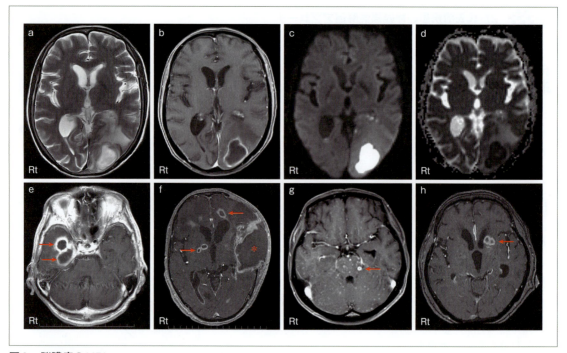

図2　脳膿瘍のMRI
a〜d：典型的脳膿瘍の画像．80歳女性．頭痛・嘔吐・発熱で発症．起炎菌は検出できなかった．a．T2強調像．膿瘍の部分が強い高信号，浮腫の部分も高信号を呈する．膿瘍の被膜部分は一部等信号を示す．b．造影T1強調像．被膜部分が強く増強される．c．拡散強調像．膿瘍は強い高信号を呈する．d．ADC．膿瘍は低信号，周辺の浮腫は淡い高信号を呈する．
e：耳鼻科疾患からの波及．69歳男性．造影T1強調像．病変を矢印で示す．
f：脳梗塞亜急性期の肺炎からの血行性伝播．63歳男性．造影T1強調像．多発性脳膿瘍（→）および外減圧術後の脳梗塞病巣（＊）への感染．
g：結核腫．44歳女性．結核性胸膜炎を基礎疾患にした多発性結核腫，一部はリング状に増強される（→）．
h：クリプトコックス膿瘍（cryptococcoma）．73歳女性．基礎疾患なし．造影T1強調像．髄膜の増強効果と左基底核のリング状の増強効果を示す膿瘍（→）．

が強いと判断される場合は髄液検査が禁忌となる．その場合，膿瘍穿刺が考慮される．血液培養なども参考になる．

抗菌薬の選択は細菌性髄膜炎に準じる．2014年に「細菌性髄膜炎診療ガイドライン2014」が改訂されている．また，脳膿瘍ではメトロニダゾールを併用することも多い．治療当初はステロイドを併用する．

手術適応は，①意識障害が強く，画像で脳ヘルニアの危険がある場合，②径3cm以上の脳膿瘍，③脳室に近接した脳膿瘍（脳室穿破は死亡率が高くなる），④十分な抗菌薬を2週間投与しても症状の改善がない/悪化した場合，⑤十分な抗菌薬を4週間投与しても膿瘍が縮小しない場合である．

また，脳室穿破においては脳室ドレナージが考慮される．

参考文献

1) Sarrazin JL, Bonneville F, Martin-Blondel G：Brain infections. Diagn Interv Imaging 2012；93：473-490.
2) 望月秀樹，頼高朝子：感染性疾患．神経内科ハンドブック 診断と治療 第4版（水野美邦　編）．医学書院，p.699-770，2010.
3) 三木健司：急性細菌性髄膜炎・脳膿瘍．Brain Medical 2007；19：248-254.

（雪竹基弘）

5. 小脳・脳幹

1) 正常の神経機能解剖

目でみる小脳・脳幹のアウトライン

1 シェーマおよび画像でみる小脳・脳幹

- 運動機能の統合に重要な役割を担う小脳は，正中の虫部とそれにつながる一対の半球からなる．小脳の腹側に位置する脳幹とは，上小脳脚，中小脳脚，下小脳脚により，それぞれ中脳，橋，延髄と結合する．
- 小脳は小脳裂（溝）によって10の小葉に分けられるが，中でも深く切れ込む後外側裂により，前方の小脳体と後方の片葉小節葉に分けられる．小脳体は第一裂により前葉と後葉に分けられ，さらに第二裂や水平裂などにより図に示すような小葉に分けられる（図1，2）．なお，各葉の虫部と小脳半球は1対1の対応関係にある．
- 小脳には4つの深部核があり，正中内側から，室頂核，球状核，栓状核，そして歯状核が位置するが，MRIでは第四脳室の後外側に位置する歯状核の同定が可能である．
- 脳幹は上部に位置する中脳が後交連により間脳と境され，その下方の橋とは橋中脳溝により境されている．さらに橋は，橋延髄溝により延髄と境され，延髄は下方の脊髄へと移行する．
- 中脳は中脳水道により背側の中脳蓋と腹側の中脳被蓋および大脳脚からなる（図3，4）．中脳蓋は一対の上丘と下丘からなり，両者を合わせて四丘体という．また，中脳被蓋と大脳脚

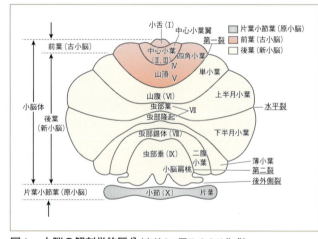

図1　小脳の解剖学的区分（文献2，図7-3より作成）

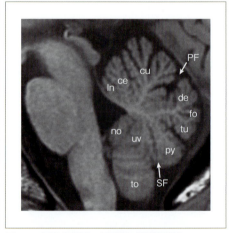

図2　小脳虫部（T1強調矢状断面像）
ln＝小舌，ce＝中心小葉，cu＝山頂，de＝山腹，fo＝虫部葉，tu＝虫部隆起，py＝虫部錐体，uv＝虫部垂，no＝小節，to＝小脳扁桃，PF＝第一裂，SF＝第二裂．

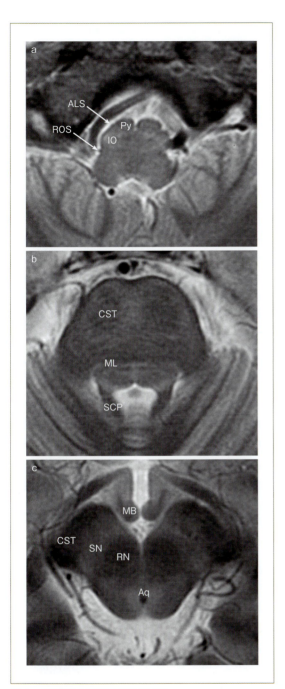
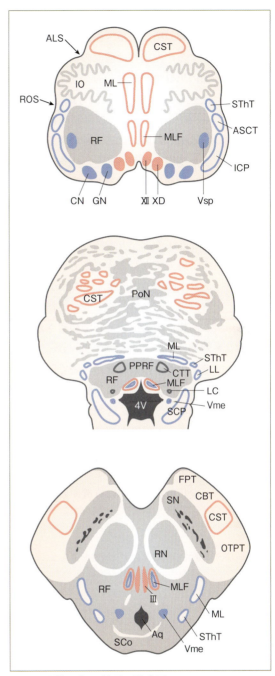

図3 脳幹の水平断面（STIR像）
ALS＝前外側溝，ROS＝後オリーブ溝，Py＝延髄錐体，IO＝下オリーブ核，CST＝皮質脊髄路，ML＝内側毛帯，SCP＝上小脳脚，MB＝乳頭体，SN＝黒質，RN＝赤核，Aq＝中脳水道.

図4 脳幹の水平断面の模式図（文献3，図6-7を一部改変引用）
MLF＝内側縦束，RF＝脳幹網様体，CN＝楔状束核，GN＝薄束核，SThT＝脊髄視床路，ASCT＝前脊髄小脳路，ICP＝下小脳脚，Vsp＝三叉神経脊髄路核，XD＝迷走神経背側核，XII＝舌下神経核，PoN＝橋核，PPRF＝傍正中橋網様体，CTT＝中心被蓋路，LC＝青斑核，LL＝外側毛帯，SCP＝上小脳脚，Vme＝三叉神経中脳路核，FPT＝前頭橋路，CBT＝皮質延髄路，OTPT＝後頭側頭橋路，SCo＝上丘，III＝動眼神経核.

を含めて広義の大脳脚と呼ぶ．狭義の大脳脚には，内側から外側に前頭橋路，皮質延髄路，皮質脊髄路，頭頂・側頭・後頭橋路が並ぶ．大脳脚の後方には中脳被蓋を形成する黒質が位置するが，黒質は前部の網様部と後部の緻密部からなる．上丘の高さでは，中脳被蓋の中央部の黒質の後方に一対の円形の赤核が位置する．MRIのT2強調像では，赤核と黒質網様部は鉄を多く含み，低信号域として観察される．赤核の後方，中脳水道の前方には，Edinger-Westphal核および動眼神経核が位置し，動眼神経は赤核の内側縁を走行する．また，中脳水道の外側には三叉神経中脳路核が位置している．下丘の高さでは，中脳被蓋の中央部に上小脳脚交叉があり，その後方で中脳水道前方には一対の内側縦束，滑車神経核が位置する．

▶ 橋は内側毛体の前縁で，前方の橋底部と後方の橋被蓋に分かれる（図3，4）．橋底部には，橋核から大部分が交叉し反対側の中小脳脚を走行する橋横線維と，遠心性投射線維束である皮質脊髄路，皮質延髄路，皮質橋路からなる橋縦束が走行し，その間隙を埋めるように橋核が存在する．一方，橋被蓋には第四脳室底の顔面神経丘の直下に外転神経核が位置する．その前外方で内側毛体の後方には顔面神経核がある．第四脳室底下部の外側には前庭神経核があり，その前方には4つの核からなる三叉神経核があるが，MRIでの同定は困難である．なお，橋上部の第四脳室底の外側には青斑核があるが，神経メラニン画像によれば黒質緻密部と同様に高信号域として観察される．

▶ 延髄は下部では脊髄に似るが，上部では第四脳室の発達により背側部が左右に開いている．前面の正中には脊髄から続く前正中裂があり，その左右には皮質脊髄路が走行する延髄錐体による高まりがある（図3，4）．その外側後方には，前外側溝と後外側溝の間に下オリーブ核がある．また，延髄錐体の後方の傍正中には一対の内側毛体が，その後方には内側縦束が位置する．延髄上部では，第四脳室底部に正中から外側に向かって舌下神経核，迷走神経背側核，薄束核，楔状束核が位置し，その外側には下小脳脚がある．延髄下部では，運動核である舌下神経核と迷走神経背側核が中心管の前方および外側に位置し，知覚核である薄束核と楔状束核は背側に位置する．

謝辞

本項目の執筆にあたり，ご意見，ご助言を頂きました神戸大学名誉教授 寺島俊雄先生に深謝致します．

参考文献

1) 中村彰治：脳幹Ⅱ：橋と小脳．エッセンシャル神経科学，Siegel A, Sapru HN；前田正信 監訳，丸善株式会社，p.179-192, 2008.
2) 寺島俊雄：第4章 延髄，第5章 橋，第6章 中脳，第7章 小脳．カラー図解 神経解剖学講義ノート，金芳堂，p52-107, 2011.
3) 高橋昭喜，日向野修一：第6章 脳幹・脳神経，第7章 小脳．脳MRI 1.正常解剖 第2版，高橋昭喜 編著，学研メディカル秀潤社，p169-219, 2005.

（小川敏英）

1) 正常の神経機能解剖

小脳・脳幹の構成とその機能

小脳 cerebellum

1 ▶ 機能分類

　小脳は橋の背側が大きく発達したもので，正中の虫部 vermis により結合されている2つの半球からなる（前項図1参照）．虫部は小脳下面において明らかになる．半球には多くの深い裂 fissure およびその間の回 folia がみられる．小脳に出入りする神経束からなる上，中，下小脳脚で脳幹と連絡している．脊髄を上行する深部感覚，内耳の平衡覚，大脳皮質からの情報をもとに，姿勢の維持や運動の調節などを行う．

　発生学的にみて小脳は，最も古い部分の古小脳（虫部の小節 nodule と両側半球にある片葉 flocculus からなる片葉小節），比較的新しい旧小脳（第1裂 fissure prima で境されている前葉 anterior lobe），最も新しい新小脳（後葉 posterior lobe）の3つの領域に分かれ，それぞれ独自の機能を有する．小脳は左右に大きく半球が張り出しており，この部分は新しい小脳で精密な運動の調節を行う．正中部は虫部で，比較的古い小脳に属し，姿勢の制御や筋緊張の調節を行う．

　小脳皮質は神経細胞の集まる灰白質で，小脳髄質は神経線維の集まる白質である．白質には歯状核 dentate nucleus などのいくつかの小脳核がある．小脳皮質は分子層，Purkinji 細胞層，顆粒細胞層からなり，部位による違いはほとんどない．Purkinji 細胞は樹状突起がよく発達した大型の細胞で，小脳からの情報を小脳核を介して他の脳部位に送る．

2 ▶ 各部位の機能

I. 古小脳 archicerebellum（前庭小脳 vestibulocerebellum）

　発生学的には小脳内で最も古い部分であり，前庭器官と密接な関係がある．求心性インパルスのほとんどのものを脳幹にある前庭核から受けているので，前庭小脳とも呼ばれている．解剖学的には両側半球にある片葉と虫部の小節とからなる片葉小節である（片葉小節葉 flocculonodular lobe）（前項図1参照）．片葉小節は原始的な脊椎動物にもみられる．

　古小脳が障害される古小脳症候群では，平衡障害による歩行失調，起立および坐位時の躯幹失調，前庭性眼振がみられる．

II. 旧小脳 paleocerebellum（脊髄小脳 spinocerebellum）

　発生学的に比較的新しい部位であり，主として脊髄小脳路の線維を受けるので，脊髄小脳とも呼ばれている．これは虫部の前葉部分（小舌 lingula と中心小葉 central lobe，山頂 culmen），虫部の下方部分（虫部垂 uvula と虫部錐体 pyramis），前葉半球部，扁桃から成り立っている（前項図1参照）．いわゆる傍片葉 paraflocculus も含まれる．すなわち，旧小脳は小脳虫部の大部分と小脳虫部の傍の部分から成り立っていると考えてよい．

　旧小脳が障害される旧小脳症候群では病変が虫部のみに限局しているときは歩行失調のみで，側方に障害が及ぶと，四肢，特に下肢の失調が出現する．前葉障害による歩行失調はアルコール性小

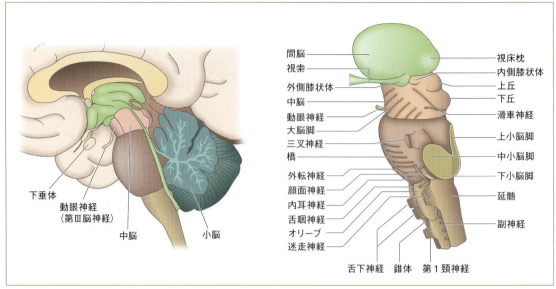

図1 脳幹の概観

脳失調症でみられる．虫部の一部（隆起，錐体）および半球の一部（単小葉）に，聴覚野，視覚野から投射を受ける部位（mid-portion）があり，この部位が障害されると構音障害や失調性眼球運動が起こりうる．

III. 新小脳 neocerebellum（大脳小脳 cerebrocerebellum）

発生学的に最も新しい部位で，後葉 posterior lobe からなる．後葉はほ乳類のみにみられる．入力元と出力先の大部分は大脳皮質であり，大脳小脳とも呼ばれている．主要な求心路は，対側前運動野からの皮質橋核路の線維であるが，小脳全体に投射がある延髄オリーブ核，脳幹網様体からも線維を受けている．遠心路の大部分は歯状核でシナプスをかえ，上小脳脚を通って対側の赤核または視床に終わる．

新小脳が障害される新小脳症候群では，四肢の随意運動の失調（指－指試験，指－鼻試験，指－耳試験，膝－踵試験の拙劣，測定過大，反復拮抗運動不能など）が特徴である．躯幹失調はみられず，患側へ偏位する歩行失調はあるが四肢の症状に比して軽い．また，偏位眼振（deviational nystagmus）がみられることがある．正面視では患側へ向かう小打性眼振がみられるが，正面より対側へ10〜30°偏位したところでは眼振は消失する．それよりさらに対側を注視すると対側へ向かう小打性眼振が生じ，患側方向を注視すると患側へ向かう大打性眼振が生じる．

脳幹 brainstem

1 ▶ 機能分類

脳幹は間脳（視床，視床下部）の尾側に続く領域で，頭蓋骨の大孔で脊髄につながる．吻側から中脳，橋，延髄からなる（図1）[1]．橋の腹側は大きくふくらんでおり，中脳との境である橋前溝と，延髄との境である橋後溝がはっきりとしている．延髄と脊髄の境は明瞭なものはないが，大後頭孔の下縁部分がそれにあたる．脳幹と小脳は，上・中・下小脳脚で結合している．

脳幹には呼吸や循環，意識の調節など生命維持に必要な機能が備わっている．

発生学的には，第4週の後期の神経管は中脳胞 mesencephalon（将来の中脳）で屈曲し，吻側には前脳胞 prosencephalon（将来の前脳，すなわ

ち終脳（大脳皮質，線条体），間脳），尾側には菱脳 rhombencephalon（将来の後脳，すなわち橋，小脳，延髄）が位置する．

中脳は視蓋，被蓋 tegmentum および大脳脚から構成されている（図2）[2]．橋の最大の要素は橋底部で，小脳と結合する運動伝導路である皮質橋小脳路の何百万本もの横橋線維 transverse fibers of pons（TFP）が含まれている．延髄の最も特徴的な構造は錐体 pyramid とオリーブ olive である（図1）．

皮質脊髄路 corticospinal tract（CST）は随意運動を伝える下行性運動伝導路で，中脳の大脳脚，橋底部，延髄錐体を下降し，錐体路と呼ばれている．錐体路の主要成分である外側皮質脊髄路 lateral corticospinal tract（LCST）は錐体交叉（運動交叉）を通して対側脊髄の側索を下降する．この線維の大部分は脊髄前角に至る（図2）．

脊髄後索は薄束および楔状束からなり，これらは延髄下部にある薄束核および楔状束核の神経細胞にそれぞれシナプスする．これらの核からの二次神経細胞線維は交叉（感覚交叉）し，内側毛帯として上行し，対側視床の感覚核に至る．この伝導路は四肢の空間的位置についての情報を伝える上行性感覚路で，後索-内側毛帯路 posterior（dorsal）column-medial lemniscus pathway（PCML）と呼ばれている（図2）．

後脊髄小脳路 posterior spinocerebellar tract は小脳と結合する感覚伝導路で，同側の筋の活動情報を小脳に伝え，さらに歯状核視床皮質路により対側の運動性視床核に送られる（図2）．

2 ▶ 各部位の機能

I. 腹側面

脳幹の腹側面にさまざまな領域がある（図1）．間脳の視床下部の腹側面が視神経交叉の後方にみられ，中脳には脚間窩 interpeduncular fossa を縁取るV字型に配列した2つの大きな大脳脚 cerebral peduncle がある．橋の腹側は大きく張り出しており，表面はたくさんの隆起をつくる横橋線維からなる．延髄腹側には錐体とその外側のオリーブというはっきりした隆起がある．脳幹にはさまざまな脳神経核があり，それから発した脳神経の根は，脳幹の腹側あるいは外側から左右対称に出ている．

II. 背側面

脳幹の背側部分は，後方に大きく張り出した大脳の後頭葉と小脳に覆われている．間脳に続く中脳の屋根である視蓋 tectum は4つの丘 colliculi からなり，上丘 superior colliculus は視覚系に属し，下丘 inferior colliculus は聴覚系に属する．菱型をした（菱形窩と呼ばれる）第四脳室 fourth ventricle が橋および延髄上部の背面，小脳底部にある．第四脳室の下の延髄には薄束結節 gracile tubercle とその外側に楔状束結節 cuneate tubercle の明瞭な隆起がみられる．

III. 切断面

脳幹を切断面で観察すると（図2，前項図4参照），中脳には，胎児期神経管の中心管が中脳水道 aqueduct of midbrain として存在し，橋および延髄上部の背側でテント状の形をした第四脳室となり，延髄中央のレベルでもとの大きさに戻り，脊髄中心管に続く．脳幹の中間域は被蓋と呼ばれ，中脳の上部レベルで1対の赤核 red nucleus を，脳幹のすべてのレベルで網様体 reticular formation を有する．網様体とは脳幹の多シナプス性神経細胞連絡系であり，吻側では視床や視床下部へ，尾側では脊髄固有路に移行する．被蓋の腹側部に，橋では橋底部，延髄では錐体がある．

IV. 核と伝導路

脊髄では運動性の前角は腹側に，感覚性の後角は背側にあるが，脳幹では運動性の神経核は内側に，感覚性の神経核は外側に分布する（前項図4参照）．

脳幹にはいくつかの伝導路がある（図2）．体幹および四肢からの感覚情報を伝える上行性感覚伝導路には，四肢の空間的位置についての情報（意識に上がる固有感覚と識別性の触覚）を伝え

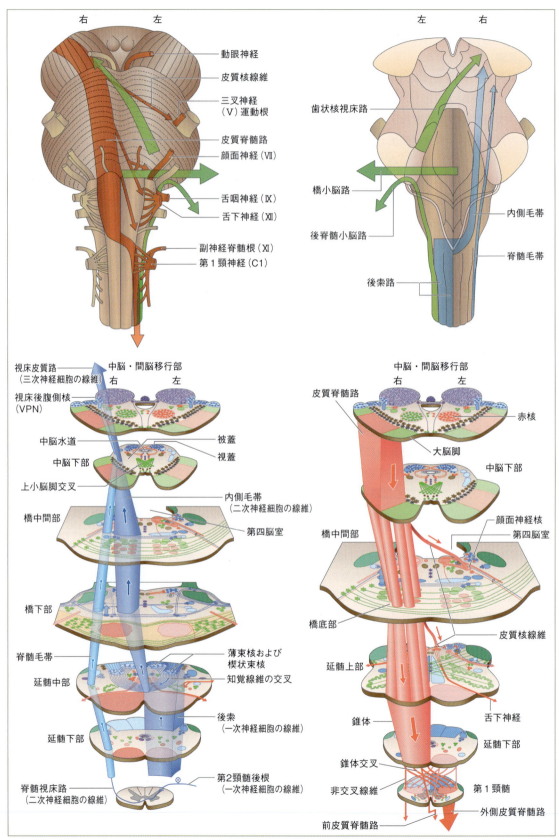

図2　脳幹の水平断面と伝導路

るPCMLと，痛覚・温度覚・触覚を伝える脊髄視床路 spinothalamic tract（STT）がある．

下行性運動伝導路には，随意運動を伝えるCSTがあり，錐体路とも呼ばれている．CSTの80％の線維はLCSTで，10％の線維は前皮質脊髄路 anterior corticospinal tract（ACST）であり，交叉して下降する（交叉性皮質脊髄路）．LCSTは錐体交叉（運動交叉）を通して対側の脊髄側索を下る．ACSTは，頚部と上胸部の前索を下り，白交連を通って対側に入り，前後の腹壁をなす筋を支配する運動神経細胞にシナプス結合する．CSTの10％の線維は交叉しないで同側のLCSTを下る．

小脳と結合する伝導路には，運動伝導路である皮質橋小脳路 corticopontocerebellar pathway，歯状核視床皮質路，オリーブ小脳路と，感覚伝導路である後脊髄小脳路 posterior spinocerebellar tract がある．後脊髄小脳路は胸髄核から起こり，同側の体幹や四肢の骨格筋からの意識に上らない固有感覚を伝え，下小脳脚から小脳に入り，さらに歯状核視床皮質路により小脳からの情報は上小脳脚から出て，中脳下部で交叉して対側の運動性視床核に送られる．

脳幹全体の被蓋には神経細胞の網目構造である網様体（RF）が広がる．

V. 中脳 midbrain

中脳の横断面は前項図4に示されている．

中脳上部の背側には，視覚反射に関与する一対の隆起，上丘がある．中心灰白質の下に動眼神経核が，その背側には副交感神経線維を出す動眼神経副核がある．大きな円形の赤核が黒質の背側にあり，その外側に内側毛帯，その外側に外側脊髄視床路がある．大脳脚は下丘の高さで比べると左右に大きく開いている．赤核の内側を通って動眼神経が出る．

中脳下部背側には下丘が隆起しており，その中に聴覚の中継核である下丘核がある．中脳水道の下方には一対の滑車神経核がある．中央にある大きな白質は上小脳脚交叉で，その腹側に内側毛帯，さらに黒質がみられる．大脳脚は腹側に突出しており，錐体路線維と皮質橋路線維を含んでいる．

VI. 橋 pons

橋の横断面は前項の図4に示されている．

中脳に近い橋上部は，腹側部が大きく発達して断面の2/3ほどを占める．腹側にみえる構造は橋下部と同じで，橋核，横橋線維，橋縦束である．背側の被蓋には内側毛帯，脊髄視床路，上小脳脚，外側毛帯，滑車神経などがある．中脳水道に続く第四脳室がみえる．狭い脳室がみえる．

VII. 延髄 medulla oblongata

延髄の横断面は前項図4に示されている．

延髄上部腹側の正中線の両側に錐体があり，その背側にはオリーブ核がみられる．この位置では内側毛帯が縦に配列している．背側では内側に舌下神経核や迷走神経の背側核など，運動性の神経核が位置し，孤束核や前庭神経核など，感覚性の神経核は外側に位置する．背側は第四脳室に面して開いている．

延髄下部は，背側に発達した薄束，楔状束があり，この線維を中継する薄束核，楔状束核がある．錐体交叉は腹側に位置し，脊髄の前核に相当する部位には副神経脊髄核の吻側端がみられる．

引用文献

1) 野上晴雄：カラー図解 脳・神経のしくみ・はたらき事典，西東社，p.38-39，2012．
2) M J Turlough Fizgerald：臨床神経解剖学 原著第6版，医歯薬出版，2013．

（臼田和弘）

2）代表的疾患の神経機能解剖アプローチ

脊髄小脳変性症

1 ▶ 機能解剖

　脊髄小脳変性症 spinocerebellar ataxia（SCA）は小脳性運動失調を主要症候とし，原因が血管障害，感染症，腫瘍，代謝性疾患，自己免疫疾患，奇形，栄養素の欠乏，薬物中毒などによらない，原因不明の神経変性疾患の総称である．遺伝性と孤発性に大別され，臨床的，病理的，遺伝子的に多くの病型に分類されている．臨床的には，小脳性運動失調のみを呈する純粋小脳型と，錐体路徴候，錐体外路徴候，自律神経症状，末梢神経障害，高次脳機能障害などを合併する非純粋小脳型があり，いずれも緩徐進行性である．遺伝性では常染色体優性遺伝性が多いが，常染色体劣性遺伝性もある．大まかな病型分類を表1に示す．

　孤発性の大多数が多系統萎縮症 multiple system atrophy（MSA）であり，神経変性は小脳系，大脳基底核系，自律神経系の3系統が中心である．以前は主要な系統をもとに，オリーブ橋小脳萎縮症 olivopontocerebellar atrophy（OPCA），線条体黒質変性症 striato-nigral degeneration（SND），シャイ・ドレーガー症候群 Shy-Drager syndrome（SDS）と分類していた．これら3病型は共通した病理像を呈するため，MSAと総称され，OPCAはMSA-Cに，SNDはMSA-Pとなり，SDSはそのどちらかに診断することが推奨されているが，長期間自律神経症状を主体とする場合もあり，SDSを残そうとする立場もある．小脳系では小脳皮質（Purkinje細胞），橋核，下オリーブ核の変性の神経細胞の脱落とグリオーシスが認められる．錐体外路系では，被殻背外側部と黒質の神経細胞の脱落，グリオーシスが認められ，尾状核の変化は軽度である．自律神経系では，胸髄中間外側核，仙髄Onuf核，青斑核，迷走神経背側核の神経細胞脱落を認められる．

　孤発性の純粋小脳型の場合，小脳皮質萎縮症と診断するが，単一疾患としては未確立である．小脳に限局した萎縮，Purkinje細胞変性，グリオーシスを認める．

　優性遺伝性のSCAの名称では，原因遺伝子が同定された順番がSCAの後につけられている．劣性遺伝性の多くは非純粋小脳型であり，後索障害を伴う場合が多い．症状，障害部位は病型によりさまざまである．

2 ▶ 病因論

　MSAではオリゴデンドログリアの胞体内に嗜銀性封入体 glial cytoplasmic inclusion（GCI）が経細胞脱落の強い部位に多数，変性のない部位にも少数認められ，その主要な構成蛋白はα-synuclein（αSN）である．その他神経細胞の胞体内や核内，オリゴデンドログリアの核内にもαSN陽性の封入体が認められる．このため，これが発症に関連すると考えられているが，十分に解明されていない．Lewy小体もαSNを構成蛋白とすることから，Parkinson病やLewy小体型認知症とともにシヌクレイノパチーと総称される．CCAでは複数の疾患が混在している可能性があり，単一疾患としての原因は解明されていない．

　優性遺伝性のSCA1，2，3，6，7，17，歯状核赤核淡蒼球ルイ体萎縮症 dentatorubral-pallidoluysian atrophy（DRPLA）では，原因遺伝子中のCAGという3塩基の繰り返し配列が増大している．CAG繰り返し配列はアミノ酸として

表1 SCAの病型分類

優性遺伝性の遺伝子異常にはCAGリピート異常伸長によるポリグルタミン病，非翻訳リピート異常伸長によるRNAリピート病，点変異や欠失などの通常の遺伝子異常があり，まだ不明なものもある．

遺伝			病型：合併する症状	まれな病型
遺伝性	常染色体優性	非純粋小脳型	SCA1：球麻痺，錐体路徴候，認知機能障害など SCA2：緩徐眼球運動，末梢神経障害，認知機能障害など SCA3(MJD)：錐体路徴候，錐体外路徴候，末梢神経障害，外眼筋麻痺，びっくり眼（眼瞼後退）など DRPLA：ミオクローヌスてんかん，認知機能障害など SCA36：舌，四肢の萎縮	SCA7, SCA17 SCA8, SCA10, SCA12 SCA13, SCA14, SCA15, SCA23, SCA27, SCA28, SCA35 SCA18, SCA19, SCA20, SCA21, SCA25, SCA32, SCA34
		純粋小脳型	SCA6, SCA31	SCA5, SCA11
	常染色体劣性	非純粋小脳型	フリードライヒ失調症（脊髄後索型） ビタミンE単独欠乏性失調症（脊髄後索型） アプラタキシン欠損症（眼球運動失行と低アルブミン血症を伴う，EAOH/AOA1） セナタキシン欠損症（AOA2） シャルルヴォア-サグエ型痙性失調症（サクシン欠損症，ARSACS）	
孤発性	多系統萎縮症（非純粋小脳型）		MSA-C：小脳性運動失調が主体 MSA-P：錐体外路症状が主体 （Shy-Drager症候群：自律神経症状が主体）	
	純粋小脳型		小脳皮質萎縮症（CCA）	

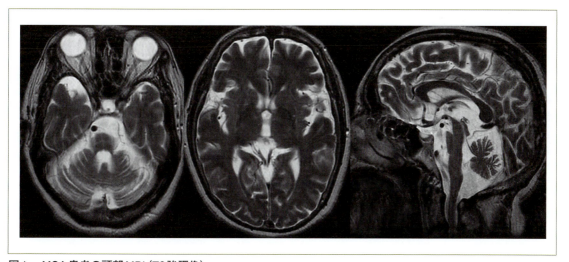

図1 MSA患者の頭部MRI（T2強調像）
橋，小脳，中小脳脚の著明な萎縮，橋底部の十字型高信号，被殻外側の線状高信号が特徴的であり，診断的意義が高い．

はグルタミンである．増大したグルタミン鎖が作る凝集体が神経細胞内に認められるが，凝集体そのものは防御的で，それが形成される前の多量体が神経細胞への毒性をもつと考えられている．他にグルタミン鎖の増大を示すHuntington舞踏病と球脊髄性筋萎縮症を併せて，ポリグルタミン病と総称され，CAG繰り返し配列が長いほど若年で発症し，重症となる傾向にある．また世代を経る毎に重症化する傾向（表現促進現象）を認める．その他の優性遺伝性や劣性遺伝性の病型の多くも原因遺伝子が特定されているが，いずれも根治的治療につながる病態機序は明らかとなっていない．

3 ▶ 画像

 小脳や脳幹の萎縮，血流低下の所見を認めることが多く，大脳基底核や白質病変を認めることもある．MSA の MRI を図 1 に示す．

4 ▶ 臨床のポイント

 MSA の多くは症状，画像で診断可能だが，遺伝性の場合，臨床所見だけでは鑑別困難なことがあり，遺伝子診断を考慮する．ただし優性遺伝性が多く，本人の結果が未発症血縁者に影響することがあり，慎重な対応が必要である．
 いずれの疾患も根治的な治療法はなく，対症療法を行うが，厚生労働省の特定疾患治療研究事業に指定されており，疾患研究へ貢献するだけでなく，本人や家族に適切な支援をすることも重要である．

参考文献

1) Seidel K, Siswanto S, Brunt ER, et al：Brain pathology of spinocerebellar ataxias. Acta Neuropathol 2012；124：1-21.
2) Ahmed Z, Asi YT, Sailer A, et al：The neuropathology, pathophysiology and genetics of multiple system atrophy. Neuropathol Appl Neurobiol 2012；38：4-24.

（大久保誠二）

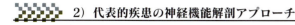
2) 代表的疾患の神経機能解剖アプローチ

進行性核上性麻痺

1 ▶ 機能解剖

　進行性核上性麻痺 progressive supranuclear palsy（PSP）の主要な病理変化は皮質下神経核にみられ，病変は大脳基底核から脳幹にかけて分布している．変性が強いのは視床下核，黒質，淡蒼球内節，中脳被蓋，小脳歯状核であり，視床，淡蒼球外節，線条体，中脳・橋網様体，赤核，青斑核，橋核，下オリーブ核にも病変が広がる[1]．病理学的には神経細胞の脱落，線維性グリオーゼ，神経原線維変化を認める．本疾患では，黒質緻密部から被殻および尾状核に投射する神経路がいずれも障害される．尾状核への投射は障害されにくい Parkinson 病と異なる点である．視床下核が障害される点も Parkinson 病と異なる PSP の特徴であり，両疾患の臨床症状の違いに寄与していると考えられる．特徴的な核上性の眼球運動障害には中脳内側縦束吻側間質核，Cajal 間質核，Darkschewitsch 核が関与している．さらに，睡眠や覚醒にかかわる脚橋被蓋核も障害されている．大脳における萎縮性変化は目立たないが，病変は中心前回や前頭前野などの大脳皮質にも認められる．図1に病変部位を示す．上丘を通る断面においては黒質，動眼神経核，網様体に病変が及び，多彩な症状に寄与することがわかる．

2 ▶ 病因論

　PSPはタウオパチーの一病型であり，脳蛋白の異常リン酸化によって起こる．病変部では，神経細胞の変性・脱落およびグリオーシスを認め，黒質を中心とした脳幹諸核において神経原線維変化が出現する．神経細胞の変性による異常に加えて，アストログリア細胞でもタウ蛋白異常がみられるため，本疾患に特異的な tuft-shaped astrocyte（房状アストロサイト）が中心前回や線状体を中心に分布する．異常グリアは上・中前頭回や線条体に多く出現し，神経原線維変化とは異なる分布を示している．

3 ▶ 画像

　脳幹部の萎縮，特に中脳被蓋部の萎縮を認め，第三脳室，中脳水道，第四脳室の拡大を認める（図2）．病期の中期〜末期における正中矢状断像は，萎縮した中脳被蓋部がハチドリの頭やコウテイペンギンの頭のように見えることから，本疾患に特徴的な画像所見として "humming bird sign"，"penguin silhouette sign" と呼ばれる．脳血流代謝測定では早期から基底核・前頭葉で低下を認める．

4 ▶ 臨床のポイント

　錐体外路障害による歩行障害，仮性球麻痺による嚥下障害，構音障害，さらに特徴的な眼球運動障害や頸部ジストニアを呈する．米国NIH研究班による NINDS-SPSP 診断基準では，probable PSP と診断するための必須項目として40歳以降の発症，緩徐進行性，垂直性核上性眼球運動障害，顕著な姿勢不安定症が挙げられている[2]．抑うつ気分，幻覚，妄想などの多彩な精神症状や，せん妄，挿間性の亜昏迷状態などの，意識障害に関連した症状[3]を認めることが多い．

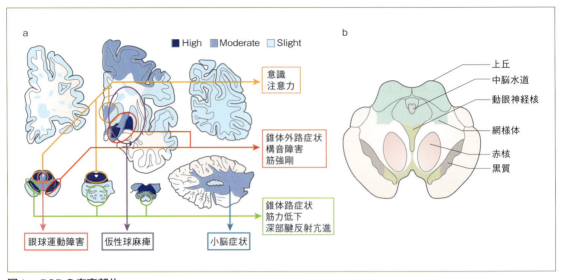

図1　PSPの病変部位
65歳男性．a．PSPの症例における病変部位，b．上丘を通る断面における病変部位．

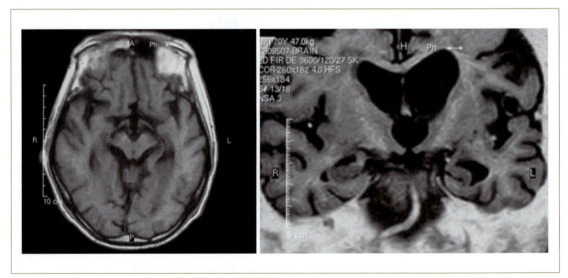

図2　70歳男性．PSPの症例

引用文献

1) STEELE JC, RICHARDSON JC, OLSZEWSKI J：PROGRESSIVE SUPRANUCLEAR PALSY. A HETEROGENEOUS DEGENERATION INVOLVING THE BRAIN STEM, BASAL GANGLIA AND CEREBELLUM WITH VERTICAL GAZE AND PSEUDOBULBAR PALSY, NUCHAL DYSTONIA AND DEMENTIA. Arch Neurol 1964；10：333-359.
2) Litvan I, Agid Y, Caline D, et al：Clinical research criteria for the diagnosis of progressive supranuclear palsy (Steele-Richardson-Olszewski syndrome)：report of the NINDS-SPSP international workshop. Neurology 1996；47：1-9.
3) Sasayama D, Miyashita M, Fukuda T, et al：Periodic stupor-like states in progressive supranuclear palsy. PSYCHOGERIATRICS 2007；7：87-91.

（篠山大明・天野直二）

2）代表的疾患の神経機能解剖アプローチ

脳腫瘍（小脳，脳幹）

1 ▶ 機能解剖

　日本脳腫瘍全国統計によると，脳幹に発生する腫瘍は星細胞腫が27.7％，分類不詳の神経膠腫が21.5％，退形成性星細胞腫が13.8％，神経膠芽腫が8.4％，血管芽腫が6.8％となっている[1]。手術で組織型を確認することは困難であり，分類不詳が多く，前四者を合わせてしばしば単に脳幹神経膠腫と称する。小脳に発生する腫瘍は，血管芽腫が28.1％，髄芽腫が20.0％，星細胞腫が15.7％，上衣腫が9.6％，退形成性星細胞腫が4.2％，悪性リンパ腫が4.2％となっている。近年髄芽腫の発生頻度が下がってきている。1歳から7歳まででは天幕上腫瘍より脳幹と小脳を含む天幕下腫瘍の発生が多い。

　診断では頭部CT，MRIが有用であるが，腫瘍が大きくなると発生部位が同定しにくくなるため，診断が困難なことがある。脳血管撮影はこの鑑別に有用であり，血管撮影上の指標の変位方向により，病変の発生部位が推定可能である（図1）。中心前小脳静脈が中心前溝を通り上前方に走行して，下丘と中心小葉の間で後方に曲がる部位をcolliculocentral pointと呼ぶ（図1○）。後下小脳動脈は延髄前方・外側から後方に至って正中を上行し，この頂点で扁桃半球枝と下虫部枝に分かれるが，その部分をchoroidal pointと呼ぶ（図1□）。後下小脳動脈下虫部枝が虫部を下降し，上方凹のカーブを描く点をcopular pointと呼ぶ（図1△）。copular pointは，上・下扁桃後静脈が合して下虫部静脈となる部位に相当する。これらの指標が小脳半球病変では前方に，脳幹・第四脳室内病変では後方に変位する。特に第四脳室近傍に発生する

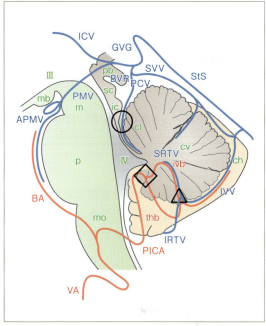

図1　脳幹・小脳の血管解剖（脳血管撮影模式図側面像）

Ⅲ＝第三脳室 third ventricle, Ⅳ＝第四脳室 fourth ventricle, m＝中脳 midbrain, p＝橋 pons, mo＝延髄 medulla oblongata, mb＝乳頭体 mamillary body, pb＝松果体 pineal body, sc＝上丘 superior colliculus, ic＝下丘 inferior colliculus, cv＝小脳虫部 cerebellar vermis, ch＝小脳半球 cerebellar hemisphere, cl＝中心小葉 central lobule, StS＝直静脈洞 straight sinus, GVG＝大大脳静脈 great vein of Galen, SVV＝上虫部静脈 superior vermian vein, PCV＝小脳中心前静脈 precentral cerebellar vein, BVR＝ローゼンタール脳底静脈 basal vein of Rosenthal, IVV＝下虫部静脈 inferior vermian vein, SRTV＝上扁桃後静脈 superior retrotonsillar vein, IRTV＝下扁桃後静脈 inferior retrotonsillar vein, ICV＝内大脳静脈 internal cerebral vein, PMV＝後中脳静脈 posterior mesencephalic vein, APMV＝前橋中脳静脈 anterior pontomesencephalic vein, VA＝椎骨動脈 vertebral artery, BA＝脳底動脈 basilar artery, PICA＝後下小脳動脈 posterior inferior cerebellar artery, ivb＝inferior vermian branch, thb＝tonsillohemispheric branch

○＝colliculocentral point, □＝choroidal point, △＝copular point

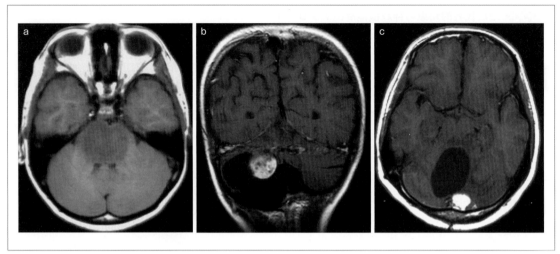

図2　代表的脳腫瘍のMRI像
a．脳幹神経膠腫：8歳男児，T1強調像．
b．小脳毛様細胞性星細胞腫：6歳男児，造影T1強調像．
c．小脳血管芽腫：23歳女性，造影T1強調像．

病変を鑑別するにあたっては重要であり，第四脳室底から発生する上衣腫，上髄帆から発生する髄芽腫，小脳から発生する星細胞腫などの診断の一助となる．

ここでは，代表的な脳幹神経膠腫，小脳毛様細胞性星細胞腫，血管芽腫を取り上げる．

脳幹神経膠腫は，び漫性，浸潤性に発育し，脳幹全体が肥大する，いわゆるhypertrophia pontisの形をとる．橋に発生し，上下方に伸びるが，pontomedullary junctionやcervicomedullary junctionに存在する脳幹を横断する線維束が腫瘍浸潤に対するnatural barrierとなり，これに囲まれた領域で局所性発育を示しやすい．発見時には脳幹全体に病変がみられることが多いが，初発症状は，歩行障害のことが多く，脳神経症状・小脳症状もみられる．脳神経症状は外転神経，顔面神経，動眼神経に多い．感覚障害よりも運動障害をきたしやすい．

小脳毛様細胞性星細胞腫は小脳半球に発生することが多い．年少者では正中部に発生することが多い．境界が明瞭である．充実性のものと囊胞を伴うものがある．充実性のものは小脳虫部に多い．囊胞性のものは小脳半球に多く，その囊胞壁の一部に壁在結節が存在する．囊胞壁には腫瘍細胞は存在しない．多くの例で閉塞性水頭症による頭蓋内圧亢進症状でみつかるが，体幹失調で気づかれることも多い．

血管芽腫は充実性のものもあるが，70％は囊胞性である．一般に正中部のものは充実性が多い．小脳では軟膜に接していることが多く，囊胞性の場合の壁在結節は脳表側にある．脳幹では延髄の最後野に多い．10〜20％はvon Hippel-Lindau病の一部分症としてみられる．10％は多発性であり，時に家族性に発症する場合もある（20％）．頭蓋内圧亢進症状が初発症状で最も多い（80％）．下位脳神経症状は1〜28％と少ない．腫瘍がerythropoietinを産生することによる二次性多血症が9〜49％にみられる．

2 ▶ 病因論

脳幹神経膠腫の原因は明らかではない．最も多くみられる亜型である，び漫性内在性橋グリオーマ diffuse intrinsic pontine glioma（DIPG）ではhistone 3.3の遺伝子（H3F3A）が変異していることが判明している[2]．

小脳毛様細胞性星細胞腫では，BRAFとKIAA1549の融合遺伝子やBRAFの点突然変異

がみつかっている[3]．

血管芽腫を伴う von Hippel-Lindau 病では 3p25-26 にある腫瘍抑制遺伝子 *VHL* の異常が知られている．

3 ▶ 画像

図2を参照．

4 ▶ 臨床のポイント

症状から，脳幹・小脳の病変を疑った場合，MRIを含めた画像を撮影することが重要である．

脳幹部病変は手術による診断が困難であり，画像中心に診断を進めることになる．時として脳幹部神経膠腫に画像が類似する病変に，中心性橋髄鞘崩壊症 central pontine myelinolysis (CPM)，神経 Sweet 病，chronic lymphocytic inflammation with pontine perivascular enhancement responsive to steroids (CLIPPERS) などがあり，注意を要する．

小脳の毛様細胞性星細胞腫や血管芽腫では，症候性となった場合に手術適応があるが，後者では多発性病変の可能性を常に考え，治療・フォローアップする必要がある．

引用文献

1) Neurologia medico-chirurgica 2009；49 (Supple 29)．
2) Wu G, Broniscer A, McEachron TA, et al：Somatic histone H3 alterations in pediatric diffuse intrinsic pontine gliomas and non-brainstem glioblastomas. Natu Genet 2012；44：251-253．
3) Bar EE, Lin A, Tihan T, et al：Frequent gains at chromosome 7q34 involving BRAF in pilocytic astrocytoma. J Neuropathol Exp Neurol 2008；67：878-887．

〈足立好司〉

2) 代表的疾患の神経機能解剖アプローチ

脳血管障害(小脳梗塞,小脳出血)

1 ▶ 機能解剖

　小脳は,小脳虫部vermis,前葉,後葉,片葉小節葉flocculonodular lobeに分けられ,その深部構造は白質と灰白質に分けられる.小脳皮質は大脳皮質より薄く,登上線維climing fiber,苔線維mossy fiber,顆粒細胞granular cell,平行線維,Purkinje細胞などから構成され,分子層,Purkinje細胞層,顆粒層の3層に分けられる.

　大脳皮質は言語野,運動野など機能と形態の関連性が明らかであるが,小脳皮質は組織学的にほぼ均一で,大脳皮質のような機能と構造との関連性はみられない.

　小脳は機能的には2つの入力系と1つの出力系で構成されており,入力系の神経線維は下小脳脚と中小脳脚を,出力系の線維は上小脳脚を形成している(図1).下オリーブ核から出た線維は交叉して対側下小脳脚に入り,登上線維となって,Purkinje細胞に巻きついて終わる.橋腹側の錐体路と混在する形で存在する橋核から発した線維は,交叉して中小脳脚に入り苔線維となって,顆粒細胞と興奮性シナプスを形成する.顆粒細胞は,平行線維を分子層に伸ばし,Purkinje細胞の樹状突起とシナプス形成している.Purkinje細胞は唯一の出力系細胞であり,小脳歯状核に線維を送る.歯状核から出た線維は上小脳脚を形成し,赤核直下で交叉して対側赤核,対側視床に入る(図1).なお,片葉小節葉からの線維は直接前庭神経核にシナプスを形成しており,片葉小節葉を含む小脳の障害ではめまいやふらつきが生じやすい.

　小脳を灌流する血管は,脳底動脈から分枝する上小脳動脈superior cerebellar artery (SCA),前下小脳動脈anterior inferior cerebellar artery (AICA)と,椎骨動脈から分枝する後下小脳動脈posterior cerebellar artery (PICA)の3枝からなる.AICA,PICAの一方が欠如あるいは低形成で,いずれか一方の血管のみが両灌流域を養う破格もまれならずみられ,AICA-PICAと呼ばれる.これらの血管閉塞による神経症候はおのおの,SCA症候群,AICA症候群,PICA症候群としてまとめられているが,病巣は小脳だけに限らず,中脳,橋,延髄の一部を含む場合が多い.AICA,PICAの分枝は片葉小節葉を灌流しているので,前庭神経炎と鑑別困難な回旋性眼振のみを認めることがあり,注意を要する.内耳動脈internal auditory arteryはAICAの終末枝で特に虚血に弱い.虚血の進行とともに前庭,迷路障害,中小脳脚の障害による同側上下肢の失調などが加われば診断は容易であるが,難聴のみがAICA閉塞の初期症状として現れる場合もあり,注意を要する.

2 ▶ 病因論

　小脳動脈皮質枝のアテローム血栓性閉塞,塞栓性閉塞で,大小さまざまな梗塞が形成される.小脳半球ではラクナ梗塞はほとんどみられない.これは,主幹動脈から直接穿通枝を分枝する対応や脳幹と異なり,深部に向かって次第に細くなっていく小脳動脈の解剖学的特徴によると考えられている.小脳では,歯状核とその近傍の白質においてラクナがみられることがあり,同部は高血圧性小脳出血の好発部位でもある.

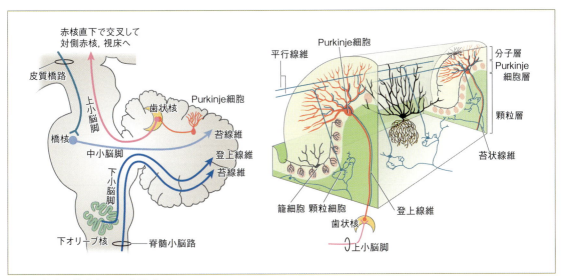

図1　小脳の構造と入出力模式図

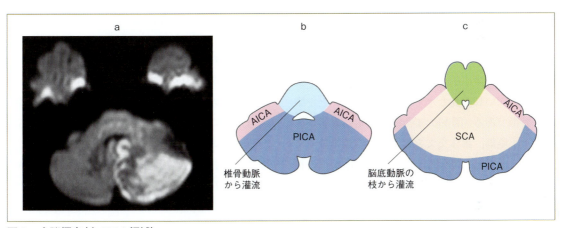

図2　小脳梗塞（右PICA領域）
64歳女性．本例は右椎骨動脈と脳底動脈との交通を欠く症例であったため，右椎骨動脈閉塞（心原性脳塞栓症）により PICA領域梗塞が出現した(a)．橋下部(b)および橋上部(c)レベルにおける血管支配領域模式図を示す．

3 ▶ 画像

図2を参照．

4 ▶ 臨床のポイント

難聴のみで始まるAICA領域虚血，末梢性めまいと鑑別困難な回旋性眼振のみを呈する片葉小節葉梗塞などに注意を要する．広範な小脳梗塞は脳ヘルニアを呈する危険性が高く，時期を失することなく減圧開頭術を行えば著効が望める場合も多い．血腫径3cm以上の小脳出血で，神経学的症候の増悪がみられる場合には血腫除去術が適応となる．

参考文献

1) Amarenco P：The spectrum of cerebellar infarctions. Neurology 1991；41：973-979.
2) FISHER CM：LACUNES：SMALL, DEEP CEREBRAL INFARCTS. Neurology 1965；15：774-784.

（長谷川泰弘）

2) 代表的疾患の神経機能解剖アプローチ

Joubert症候群

1 ▶ 機能解剖

　Joubert症候群 Joubert syndrome（JS）は，1968年の小脳虫部の無形成と突発的な過換気，異常眼球運動と小脳失調，精神運動発達遅滞を呈する家系の報告に始まる．1997年に，"molar tooth sign"（MTS）をMRIにて呈することが報告され[1]，以前はJSと異なる病態と考えられていたいくつかの疾患もJSおよびその類縁疾患としてまとめられた[2]．MTSは小脳虫部の低形成と中脳，橋上部の異常に深い脚間窩と水平化して太く長い上小脳脚が特徴である（図1）．また神経遊走に異常があり，上小脳脚，錐体交叉を欠き，小脳核の分布にも異常をきたし，異所性にPurkinje細胞類似の神経細胞をみる．その他，橋腹側，網様体，下オリーブ，後索，孤束核の形態異常も認められる[3]．

2 ▶ 病因論

　細胞内小器官である始原繊毛 primary ciliumの働きに関わる分子の異常で起こり，JSはチリノパチー ciliopathies（繊毛病）に属する[4]．次世代シークエンスにより，現在までに病因として21の原因遺伝子が証明されている．肝病変を伴うJSの多くは，*TMEM67* の異常が多く，その他 *CC2D2A*, *RPGRIP1L* の異常も知られている．小脳−眼−腎病変を伴う群では *CEP290* の異常が多い．中枢神経系以外の臓器障害を伴わないJSあるいは網膜病変を伴うJSでは *AHI1*, *INPP5E*, *ARL13B*, *CC2D2A* の異常が多い．*CC2D2A* 変異例では高率に脳室拡大と痙攣を呈する．その他 *NPHP1*, *RPGRIP1L*, *TMEM237* 異常では高率に腎病変を伴う．

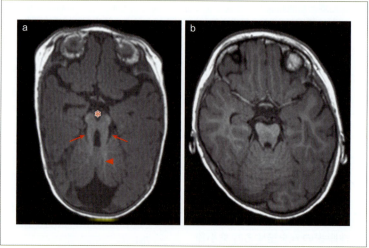

図1　Joubert症候群と正常コントロールのMRI水平断面
　橋中脳境界部の水平断面で，"molar tooth sign"；中脳，橋上部の異常に深い脚間窩（＊），小脳虫部の低形成（◀），水平化して太く長い上小脳脚（↑）が確認できる．
　a．Joubert症候群，b．正常コントロール．

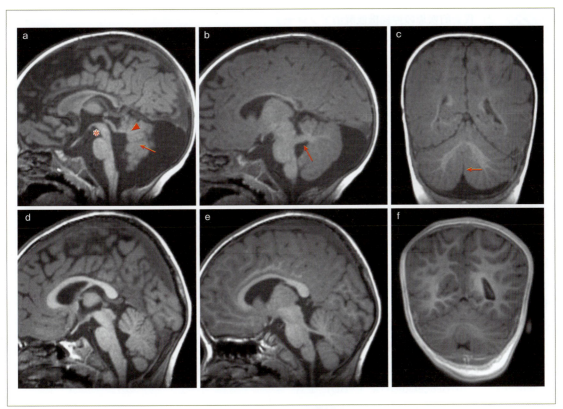

図2　Joubert症候群と正常コントロールのMRI矢状断面と冠状断面
正中部の矢状断面で深い脚間窩（＊），小脳虫部の低形成と，第四脳室の拡大と小脳室頂部の吻側への変位（◀）を認める．
傍正中部の矢状断面では水平化して太く長い上小脳脚（↑）が観察できる．
a～c．Joubert症候群，d～f．正常コントロール．

3 ▶ 画像

　MTSが小脳虫部の低形成と中脳，橋上部の異常に深い脚間窩と水平化して太く長い上小脳脚をMRIの水平断面で確認する．矢状断面中心では深い脚間窩小脳虫部の低形成と，第四脳室の拡大と小脳室頂部の吻側への変位を見いだす．傍矢状断面では水平化して太く長い上小脳脚が観察できる（図1, 2）．

4 ▶ 臨床のポイント

　早い例では乳児早期に，筋緊張低下，異常眼球運動（眼球運動失行，眼振，斜視）で気づかれ，1歳過ぎには，粗大運動発達遅滞や精神運動発達遅滞が認められる．多指症は10〜15％に認められ，前額部突出，眼瞼下垂，下顎突出などの顔貌異常を伴うこともある．眼科診察のほか，診断時には腎・肝・心エコーを行い，腎機能，肝機能の評価は数年毎に必要である[2,3]．

引用文献

1) Maria BL, Hoang KB, Tusa RJ, et al："Joubert syndrome" revisited：key ocular motor signs with magnetic resonance imaging correlation. J Child Neurol 1997；12：423-430.
2) Romani M, Micalizzi A, Valente EM：Joubert syndrome：congenital cerebellar ataxia with the molar tooth. Lancet Neurol 2013；12：894-905.
3) Brancati F, Dallapiccola B, Valente EM：Joubert Syndrome and related disorders. Orphanet J Rare Dis 2010；5：20.
4) Kim S, Dynlacht BD：Assembling a primary cilium. Curr Opin Cell Biol 2013；25：506-511.

（小坂　仁）

2) 代表的疾患の神経機能解剖アプローチ

神経Behçet病

1▶機能解剖

　Behçet病 Behçet disease（BD）は，再発性口腔内アフタ性潰瘍・皮膚症状（痤瘡様発疹，毛嚢炎様皮疹，血栓性静脈炎，結節性紅斑様発疹）・外陰部潰瘍・眼症状を主症状として，急性の炎症発作を繰り返しつつ遷延した経過をとる（図1）．その中に，神経型Behçet病・腸管型Behçet病・血管型Behçet病といった特殊型が存在する．神経Behçet病 neuro-Behçet disease（NBD）を含めた特殊病型は生命予後を左右することが多く，早期診断と適切な治療が重要である．

　BDにおける中枢神経病変は，上矢状静脈洞血栓症などの血管病変に起因するものが約20％で，脳実質の炎症病変に起因するものが約80％である．前者はいわゆる血管型Behçet病と考えるべきものであり，後者を狭義のNBDと呼ぶことが多い．NBDの症状は，その主要な症候が小脳・脳幹部および大脳基底核の障害に基づく点に大きな特徴がある．NBDは急性型NBDと慢性進行型NBDに大別される．急性型NBDは発熱・頭痛といった髄膜炎様の症状を呈し，これに片麻痺や脳神経麻痺などの脳局所症状を伴うことが多い．慢性進行型NBDは，急性型NBD症状が出現した後，徐々に認知力低下・精神症状・人格変化・構音障害・失調が出現し，進行する．

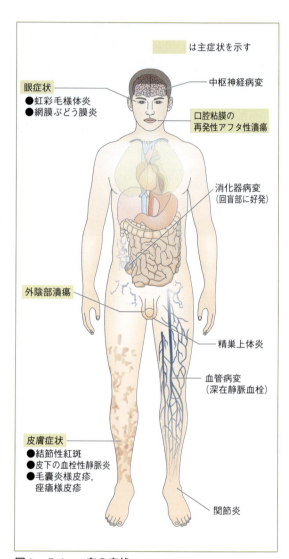

図1　Behçet病の症状

2▶病因論

　いまだに原因不明の疾患であるが，BD患者の60％以上がHLA-B51陽性であることから，本症発症内因子としての遺伝性素因があると推定されている．その発症の引き金の外因子として，ウイルス感染説，細菌感染アレルギー説，自己免疫性免疫異常説などが挙げられている．

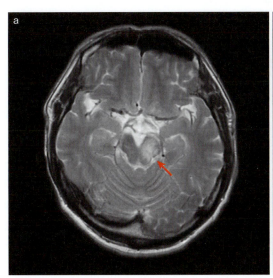
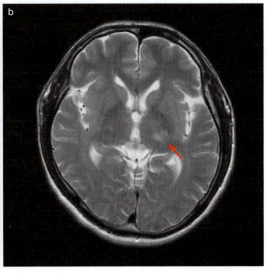

図2 神経Behçet病
47歳男性．微熱，行動異常，認知機能障害で発症．
左中脳から視床，内包後脚にかけてT2強調像で高信号（→）（a），FLAIR像で高信号，拡散強調像で淡い高信号（→）（b）を認めた．
BDの診断は受けていなかったものの，画像よりNBDを疑い，全身検索．外陰部潰瘍，毛嚢炎様皮疹，多発性口腔内アフタ性潰瘍を認め，NBD診断に至った（自験例）．

3 ▶ 画像（図2）

脳幹・基底核・視床・内包が好発部位である．まれに腫瘍様の病変を呈することがある．病変はT2強調像・FLAIR像で高信号を呈し，造影効果を伴うことがある．拡散係数apparent diffusion coefficient（ADC）値は上昇することが多い．

4 ▶ 臨床のポイント

すでにBDと診断されている患者で神経症状を認め，MRIで前述の所見を認めれば診断は容易である．しかしBDには特異的な検査が存在しない．そのため過去にBDの診断を受けていない患者で，脳梗塞などでは説明のつかない原因不明の脳幹部・基底核部の病変を認めた際には，過去の病歴聴取はもちろん，全身をくまなく観察して皮疹・口内炎・外陰部潰瘍・眼症状の有無を確かめることが必須である．またまれにNBDで初発して，その時点では診断に結びつく所見を認めず，その後の経過観察の後に所見が出現することもあり，その点にも留意が必要である．

治療に関しては，急性型NBDではステロイドが有効であるが，慢性進行型NBDでは効果が低い．慢性進行型NBDでは，メソトレキセート少量パルス療法の有用性が報告されている．特異性は低く，診断には有用ではないが，治療効果の指標として髄液中のIL-6値が有用である．

参考文献

1) 菊地弘敏，廣畑俊成：神経ベーチェット．リウマチ科 2008；40：519-525．
2) Hirohata S, Kikuchi H：Behçet's disease. Arthritis Res Ther 2003；5：139-146．
3) Kidd D, Steuer A, Denman AM, et al：Neurological complications in Behçet's syndrome. Brain 1999；122：2183-2194．

（太田智大・石渡明子）

2) 代表的疾患の神経機能解剖アプローチ

Marinesco-Sjögren症候群

1 ▶ 機能解剖

　小脳は脳幹の背側に位置しており，第四脳室を覆っている．英語名のcerebellumはラテン語で「小さな脳」を意味する"cerebellum"に由来している．成人では，大きさは拳大，重さは130〜140gほどである．小脳と脳幹は小脳脚で連結している．上小脳脚は中脳，中小脳脚は橋，そして下小脳脚は延髄と結ばれており，多くの入出力線維が通っている．小脳は正中に位置する「小脳虫部」と，左右一対の「小脳半球」より成り立っている．表面には小脳溝があり，それにより小脳回が分けられている．大脳の溝と比べると間隔が狭く，数が多くて平行である．特に深い小脳溝により小脳を3葉に分ける．後外側裂により後方の片葉小節葉と前方の小脳体に分けられ，さらに小脳体は第一裂により前葉と後葉に分けられる．

　小脳は大脳同様灰白質と白質を有する．小脳皮質は灰白質であり，内側の小脳髄質が白質である．小脳髄質には4つの深部小脳核，歯状核，栓状核，球状核，そして室頂核があり，小脳の出力線維の大半はこれら小脳核から始まる．

　小脳皮質は，顆粒層，Purkinje細胞層および分子層の3層構造であり，髄質の表面を覆っている．主要な構成細胞は，Purkinje細胞，顆粒細胞，Golgi細胞，Basket細胞ならびに星状細胞である．Purkinje細胞層は，Purkinje細胞が一列に並んで構成されている．Purkinje細胞は非常に発達した樹状突起を分子層へ伸ばしている．Purkinje細胞は小脳皮質から出力する唯一の神経細胞である．GABAを伝達物質として，深部小脳核ならびに脳幹の前庭神経核と抑制シナプスを形成している．

顆粒細胞は顆粒層に存在する小型の細胞で，数が極めて多い．顆粒層には，他に大型のGolgi細胞が分布している．顆粒細胞の軸索は平行線維と呼ばれるT字型であり，分子層に伸びてPurkinje細胞の樹状突起と非常に多くのシナプスを作っている．顆粒細胞は小脳皮質内の主要な興奮性神経細胞である．Golgi細胞，Basket細胞，星状細胞は，GABAを伝達物質とする抑制系の神経細胞であり，抑制性介在神経細胞とも呼ばれている．

　小脳の主な働きは知覚と運動機能の統合である．平衡感覚，筋緊張ならびに随意筋運動の調整を行っている．大脳皮質からの運動指令信号は，手足の筋へ直接伝わると同時に小脳へも入る．小脳に入った信号はメインループとサブループという2つのループを形成する．メインループは苔状線維からそのまま小脳核へ興奮性に入力する．サブループは平行線維とPurkinje細胞を経由して，小脳核へ抑制性に入力して，メインループに対してブレーキをかけ，運動指令信号を調節する．

2 ▶ 病因論

　Marinesci-Sjögren症候群 Marinesci-Sjögren syndrome（MSS）は常染色体劣性遺伝性の小脳失調症である．原因遺伝子は，染色体5q31に存在する*SIL1*と考えられている．しかし，この遺伝子に変異が認められない症例も存在する．*SIL1*は461個のアミノ酸をコードし，細胞内の小胞体endoplasmic reticulum（ER）に存在するシャペロン蛋白質BiPのATP/ADP交換因子であるBAP/SIL1を産生している．この蛋白は，ER内への蛋白輸送，蛋白の保持，異常蛋白の分解，細胞のストレス応答などを担っている．*SIL1*の変異

は，正常なprotein foldingを障害し，細胞破壊を生じさせる．MSS患者の病理所見では，Purkinje細胞と顆粒細胞のほぼ完全な喪失と歯状核のグリオーシスを認める．

3 ▶ 画像

頭部の画像検査，特にMRI検査はMSSの診断に非常に有用である．古典的なMSSの画像的特徴は，著明な小脳萎縮である．特に小脳虫部の萎縮が著しい．橋も軽度萎縮し，第四脳室は拡大する．加えて，天幕上の皮質と非特異的な白質の萎縮ならびに下垂体の異常がみられる．T1強調像での下垂体後葉の消失も本症の重要な所見であるといわれている．

4 ▶ 臨床のポイント

本症は極めてまれな疾患である．主要症状は小脳失調であり，乳幼児期に発症する．それに小脳萎縮，白内障，知的障害ならびにミオパチーを伴う．加えて，性腺機能低下，骨格異常，低身長ならびに斜視も合併しうる．特に白内障は，もう1つのMSSの重要な症状はである．古典的には，「先天性白内障」といわれてきた．しかし現在では，乳幼児期に白内障を認めず，その後に出現する症例が確認されている．このような症例では，白内障は突然発症し，その後急速に進行する．白内障を有しない乳幼児の小脳失調をみた時にも，MSSは考えるべき疾患である．

本症に有効な治療法は存在しない．対症療法と，療育ならびにリハビリテーションである．白内障に対する眼科的治療ならびに性腺機能低下に対するホルモン療法が行われる．

参考文献

1) 松坂哲應：小脳・脳幹・脊髄変性疾患．小児神経学．加我牧子，稲垣真澄編，診断と治療社，p.110-111, 2008.
2) Yiş U, Cirak S, Hiz S, et al：Heterogenity of Marinesco-Sjögren syndrome：report of two cases. Pediatric Neurol 2011；45：409-411.
3) Horvers M, Anttonen AK, Lehesjoki AE, et al：Marinesco-Sjögren syndrome due to SIL1 mutations with a comment on the clinical phenotype. Eur J Paediatr Neurol 2013；17：199-203.

（清水教一）

2) 代表的疾患の神経機能解剖アプローチ

福山型筋ジストロフィー

1 ▶ 機能解剖（図1）

　福山型筋ジストロフィー Fukuyama congenital muscular dystrophy（FCMD）は1960年に福山らにより発見された常染色体性劣性遺伝疾患である．わが国の小児期筋ジストロフィー中Duchenne型の次に多く，日本人の約90人に1人が保因者と計算され，日本に1,000〜2,000人くらいの患者が存在すると推定される．本症は重度の筋ジストロフィー病変とともに，大脳および小脳に多小脳回を基本とする高度の脳奇形がみられ，敷石（2型）滑脳症に分類される．肉眼的に確認される小さな脳回は，組織学的にはさらに小さな脳回がグリア間葉系組織を介して癒合したものである．中でも大脳皮質の多小脳回は最も一般的にみられ，特に前頭葉，頭頂葉で認められる例が多い．また，皮質幅が正常脳よりも厚く，皮質内部には不整な有髄線維の走行がみられ，大脳では層構造が失われて，神経細胞の配列が高度に乱れている．加えて大脳の左右両半球の局所的癒着や，軽度から中程度の脳室拡大，まれに水頭症を認める例がある．小脳では小葉構造の異常がみられ，多小脳回が認められる部位の小脳溝は閉塞し，くも膜下腔が取り込まれて囊胞を形成することがある．脳幹では錐体路の走行異常，低形成もしばしばみられる．さらに最近では近視，白内障，視神経低形成，網膜剝離などの眼症状も注目されている．すなわち本症は遺伝子異常により，骨格筋－眼－脳を中心に侵される一系統疾患である[1]．

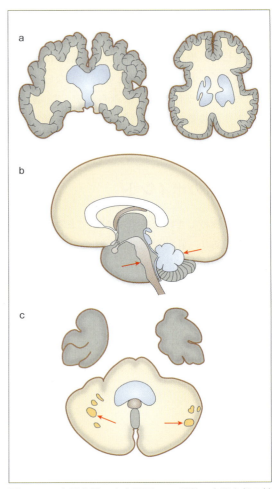

図1　a. 大脳皮質の多小脳回. b. 脳幹・小脳虫部の低形成（→）. c. 小脳溝の閉塞により形成された囊胞（→）. 第四脳室も著明に拡大している．

2 ▶ 病因論

　患者染色体のほぼ90％には同一の変異がみられ，疾患原因遺伝子フクチン fukutin の3'非翻訳領域内に約3kbのレトロトランスポゾン挿入が

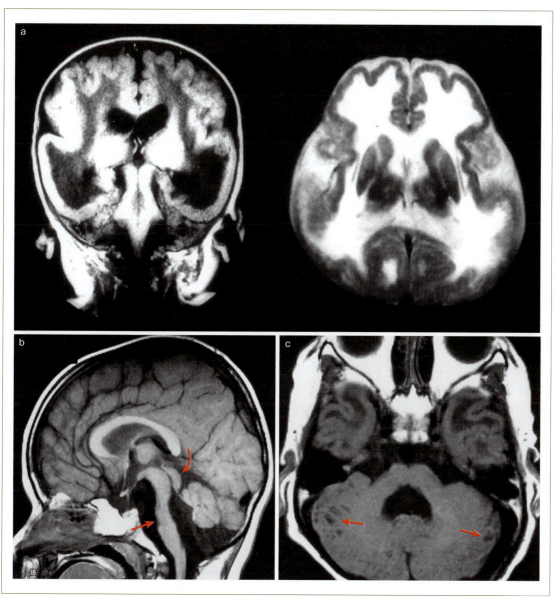

図2　FCMDのMRI像
a. 6ヵ月齢 MRI：多小脳回，白質髄鞘化の遅延，大脳皮質の形成異常に加えて，白質にT2強調像でび漫性の高信号を認める．T2強調像における白質の高信号は年齢の上昇とともに軽快する．
b. 20ヵ月齢 MRI（T1強調像）（文献5から引用）：著しい橋の低形成（→）と中脳上丘・下丘の融合（↷），小脳虫部の低形成を認める．
c. 20ヵ月齢 MRI（T1強調像）（文献5から引用）：側頭葉白質の低信号，第四脳室の拡大，小脳虫部の低形成，小脳の多小脳回に加えて囊胞（→）の形成を認める．

ある[2]．挿入変異により異常スプライシングが起こり，機能を喪失したフクチンが産生される[3]．日本人特有の疾患とされていたが，海外からのfukutin遺伝子変異の報告も相次いでいる．FCMDでは正常フクチンの欠損によって，基底膜と細胞骨格をつなぐ膜蛋白質であるαジストログリカンの糖鎖修飾に異常をきたす．αジストログリカンを介した基底膜と細胞骨格の一連のつながりは，骨格筋の収縮弛緩による機械的負荷に対して筋形質膜を保護しているため，FCMDでは基底膜と細胞骨格のつながりの破綻により，機械的負荷に耐えられずに筋形質膜が障害されることが筋

病変の発症要因であると考えられる．一方，大脳皮質の表面はglial境界膜-基底膜複合体によって覆われており，神経組織が露出することは通常ない．しかしFCMDでは，αジストログリカンの糖鎖異常により，glial境界膜-基底膜複合体に破れが生じ，胎生期の神経細胞の遊走を阻止できずに神経組織がくも膜下腔へ迷出し，多小脳回が発生するものと考えられる[4]．小脳では，基底膜破綻部位に一致して，顆粒細胞移動の足場となるバーグマングリアの配列に異常が生じることが原因と推察される．

3 ▶ 画像

頭部CT，MRIでは白質の皮質への分岐が少なく，筆尖状を呈し，皮質が厚く，厚脳回様であり，また，脳梁異形成，小脳囊胞などが認められる．脳幹の低形成を示す症例も存在する．白質ジストロフィー様変化（白質髄鞘化の遅れと考えられ，数年で消失する）も認め，白質部にT1強調像で低信号，T2強調像で高信号を認める（図2）．

4 ▶ 臨床のポイント

患児は生後～乳児早期に筋緊張低下，筋力低下で発症する．運動障害は重症で，2歳前後で坐位まで獲得するものは多いが，歩行まで獲得するものはまれである．また同時に脳奇形による中枢神経症状も伴い，約半数に痙攣を認める．また，全例に精神発達遅延を認め，単語をわずかに話すのみで会話は組み立てられない．筋力低下，全身関節拘縮により，10歳前後に完全臥床状態となり，平均寿命は20歳くらいである[1]．筋生検では，骨格筋に筋線維の壊死，再生を認め，筋ジストロフィー所見を示す．なお，フクチンの遺伝子検査は2006年より健康保険適用となっている．

現在のところ有効な治療法はないが，近年 *fukutin* 遺伝子の異常スプライシングを制御するアンチセンス核酸の投与により，患者細胞およびモデルマウスでの治療に成功したという報告があり，FCMDの根本的分子標的治療として期待されている[3]．またごく最近，リビトールリン酸という従来ホ乳類では報告されていなかった糖鎖が，FCMDでは欠損していることが報告された[6]．

引用文献

1) Fukuyama Y, Osawa M, Suzuki H：Congenital muscular dystrophy of the Fukuyama type - clinical, genetic and pathological considerations. Brain Dev 1981；3：1-29.
2) Kobayashi K, Nakahori Y, Miyake M, et al：An ancient retrotransposal insertion causes Fukuyama-type congenital muscular dystrophy. Nature 1998；394：388-392.
3) Taniguchi-Ikeda M, Kobayashi K, Kanagawa M, et al：Pathogenic exon-trapping by SVA retrotransposon and rescue in Fukuyama muscular dystrophy. Nature 2011；478：127-131.
4) Nakano I, Funahashi M, Takada K, et al：Are breaches in the glia limitans the primary cause of the micropolygyria in Fukuyama-type congenital muscular dystrophy (FCMD)？- Pathological study of the cerebral cortex of an FCMD fetus. Acta Neuropathol 1996；91：313-321.
5) Barkovich AJ：Neuroimaging manifestations and classification of congenital muscular dystrophies. AJNR Am J Neuroradiol 1998；19：1389-1396.
6) Kanagawa M, Kobayashi K, Tajiri M, et al：Identification of a Post-translational Modification with Ribitol-Phosphate and Its Defect in Muscular Dystrophy. Cell Rep 2016；14：2209-2223.

（首藤篤史・戸田達史）

6．脳血管

1) 正常の神経機能解剖

目でみる脳血管のアウトライン

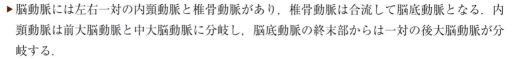

1 ▶ シェーマでみる脳血管（図1，2）

- ▶ 脳動脈には左右一対の内頸動脈と椎骨動脈があり，椎骨動脈は合流して脳底動脈となる．内頸動脈は前大脳動脈と中大脳動脈に分岐し，脳底動脈の終末部からは一対の後大脳動脈が分岐する．
- ▶ 内頸動脈とこれら主幹動脈は，脳底部において両側前大脳動脈間の前交通動脈および内頸動脈末端部より分岐する後交通動脈によって吻合しており，これをWillis動脈輪と呼ぶ．前大脳動脈水平部，前交通動脈，後交通動脈，後大脳動脈交通前部は正常でも低形成な場合がある．
- ▶ 前大脳動脈は前頭葉，頭頂葉の内側域を還流し，中大脳動脈はSylvius裂内を走行し，大脳半球外側域を広汎に還流する．後大脳動脈は脳幹を回り込んで後方に向かいながら，側頭葉内下面および後頭葉内側域を還流する．各皮質主幹動脈支配域の境界にあたる部分は境界領域または分水嶺領域と呼ばれる．大脳動脈皮質枝は末梢で互いに吻合しており，脳軟髄膜血管吻合といわれる．
- ▶ 脳主幹動脈は，穿通枝と呼ばれる大脳深部領域を栄養する細い血管を多数分岐しており，基底核，内包，視床，放線冠などを栄養する．
- ▶ 脳底動脈移行直前の椎骨動脈遠位部より後下小脳動脈が分岐して，延髄外側部および小脳下面を栄養する．脳底動脈近位部からは前下小脳動脈が起始して橋，中小脳脚，小脳前面の一部を還流し，脳底動脈遠位部からは上小脳動脈が起始して橋，小脳上面を還流する．
- ▶ 頭蓋内静脈は表在大脳静脈，深部静脈および硬膜静脈洞の3つに分かれる．
- ▶ 表在大脳静脈は，上大脳静脈群，下大脳静脈群および浅中大脳静脈に区分される．上大脳静脈群と浅中大脳静脈の吻合枝を上吻合静脈 superior anastomotic vein（Trolard），下大脳静脈群と浅中大脳静脈の吻合枝を下吻合静脈 inferior anastomotic vein（Labbé）と呼ぶ．下大脳静脈群は主に横静脈洞に還流し，浅中大脳静脈は蝶形頭頂静脈洞を経て海綿静脈洞に還流する．
- ▶ 大脳白質からの深部髄質静脈は側脳室壁にある上衣下静脈に流入する．上衣下静脈は透明中隔静脈や視床線条体静脈を経由して内大脳静脈に還流し，左右の内大脳静脈は脳梁膨大部下方で合流してガレン大静脈となる．ガレン大静脈は脳梁膨大部の後縁を回って下矢状静脈洞と直静脈洞の移行部に流入する．
- ▶ 脳底静脈 basal vein of Rosenthal は，前頭葉内側底部や大脳基底核の静脈，深中大脳静脈が合流して始まり，海馬，視床，中脳および後頭葉の内側面などから血流を受ける．そしてガレン大静脈，内大脳静脈，直静脈洞のいずれかに注ぐ．

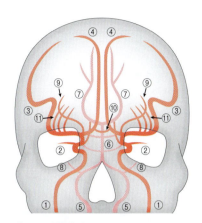 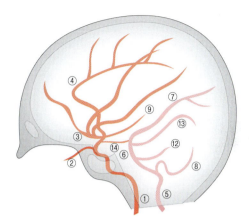

①ICA：内頸動脈　internal carotid artery
②OphA：眼動脈　ophthalmic artery
③MCA：中大脳動脈　middle cerebral artery
④ACA：前大脳動脈　anterior cerebral artery
⑤VA：椎骨動脈　vertebral artery
⑥BA：脳底動脈　basilar artery
⑦PCA：後大脳動脈　posterior cerebral artery
⑧PICA：後下小脳動脈　posterior inferior cerebellar artery
⑨AChA：前脈絡動脈　anterior choroidal artery
⑩Acom：前交通動脈　anterior communicating artery
⑪LSA：外側線条体動脈　lateral striate artery
⑫AICA：前下小脳動脈　anterior inferior cerebellar artery
⑬SCA：上小脳動脈　superior cerebellar artery
⑭Pcom：後交通動脈　posterior communicating artery

図1　脳動脈のシェーマ

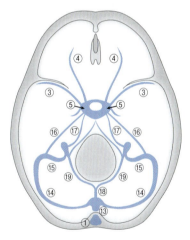 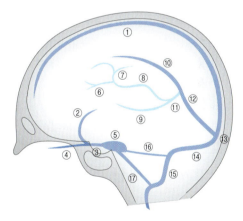

①上矢状静脈洞　superior sagittal sinus
②浅中大脳静脈　superficial middle cerebral vein
③蝶形頭頂静脈洞　sphenoparietal sinus
④上眼静脈　superior ophthalmic vein
⑤海綿静脈洞　cavernous sinus
⑥透明中隔静脈　septal vein（vein of septum pellucidum）
⑦視床線条体静脈　thalamostriate vein
⑧内大脳静脈　internal cerebral vein
⑨脳底静脈　basal vein of Rosenthal
⑩下矢状静脈洞　inferior sagittal sinus
⑪ガレン大静脈　great cerebral vein of Galen
⑫直静脈洞　straight sinus
⑬静脈洞交会　confluens sinuum
⑭横静脈洞　transverse sinus
⑮S状静脈洞　sigmoid sinus
⑯上錐体静脈洞　superior petrosal sinus
⑰下錐体静脈洞　inferior petrosal sinus
⑱後頭静脈洞　occipital sinus
⑲辺縁洞　marginal sinus

図2　脳静脈のシェーマ

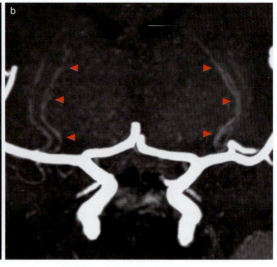

図3 脳動脈の3D-TOF MRA
a. 脳主幹動脈の3D-TOF MRA（下方から観察，maximum intensity projection（MIP）による提示）．
①内頸動脈，②中大脳動脈，③前大脳動脈，④椎骨動脈，⑤脳底動脈，⑥後大脳動脈．
b. 中大脳動脈の穿通枝である外側線条体動脈の3D-TOF MRA（矢頭，前方から観察，partial MIPによる提示）．

▶頭蓋内静脈血の大部分は最終的に硬膜静脈洞に還流する．海綿静脈洞は上下の眼静脈，蝶形頭頂静脈洞，鈎静脈などの血流を受け，後方で上錐体静脈洞や下錐体静脈洞に注ぐ．大脳鎌上下縁にはそれぞれ上矢状静脈洞，下矢状静脈洞があり，下矢状静脈洞は大脳鎌－小脳テント接合部の前端で直静脈洞に移行する．直静脈洞は上矢状静脈洞の後下端である静脈洞交会に合流，左右の横静脈洞に二分し，錐体骨縁に達したところでS状静脈洞に移行する．この移行部に上錐体静脈洞が流入し，S状静脈洞の下端で下錐体静脈洞を受け，頸静脈孔の血管部から内頸静脈として頭蓋外に出る．

2 ▶ 画像でみる脳血管 （図3〜5）

▶脳血管を画像化する手法としては，脳血管造影，MR血管撮影 MR angiography（MRA），CT血管撮影 CT angiography（CTA）がある．

▶脳血管造影は，現在では主にデジタルサブトラクション血管造影 digital subtraction angiography（DSA）が用いられ，大腿動脈などの動脈からカテーテルを挿入し，X線透視下に脳血管を選択，非イオン性ヨード造影剤を用いて撮像する．

▶MRAは，MRIを用いて血管を描出する手法であり，脳動脈の描出には関心部位に血流が流れ込むことを利用する非造影の3D time-of-flight（TOF）MRA，脳静脈の描出には経静脈性にガドリニウム造影剤を注入する造影MRAが行われることが多い．

▶CTAは，自動注入器を用いて非イオン性ヨード造影剤を急速静注し，脳血管が高濃度に造影されるタイミングに合わせてCT撮影を行うことで血管を描出する方法である．

▶開頭手術や脳血管内治療を前提とした精査目的では，空間分解能が高く，側副血行路の描出

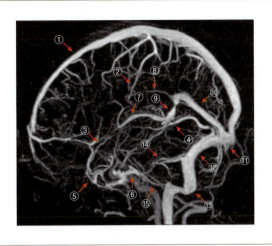

図4 3D-CTA静脈相（左大脳半球の脳静脈を側方から観察，MIPによる提示）
①上矢状静脈洞，②上吻合静脈，③浅中大脳静脈，④下吻合静脈，⑤蝶形頭頂静脈洞，⑥海綿静脈洞，⑦内大脳静脈，⑧下矢状静脈洞，⑨ガレン大静脈，⑩直静脈洞，⑪静脈洞交会，⑫横静脈洞，⑬S状静脈洞，⑭上錐体静脈洞，⑮下錐体静脈洞．

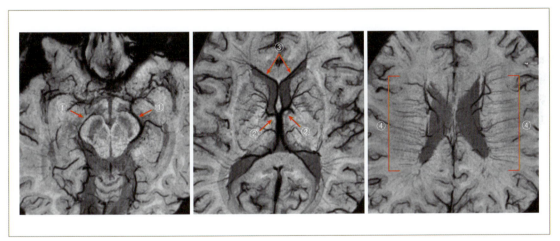

図5 SWIによる深部静脈の描出
①脳底静脈，②視床線条体静脈，③透明中隔静脈，④深部髄質静脈．

に優れる脳血管造影が行われることが多い．反面，脳血管造影は動脈内でのカテーテル操作，非イオン性ヨード造影剤の使用，X線被曝といった面でMRAやCTAよりも侵襲性は高く，その適応は慎重に決定されるべきである．最近では高空間分解能のCTA画像を迅速に得ることができるようになったため，くも膜下出血のような緊急時においてはCTAのみで手術が行われる機会も増加している．

▶脳ドックなどのスクリーニング検査や脳動脈瘤の経過観察においてはMRAやCTAで充分な場合が多く，脳血管造影を省略できる場合がかなりある．MRAは造影剤の使用やX線被

曝がない非侵襲的な検査法といえるが，注意点として，撮像時間がやや長いため安静を保つことができない患者には不向きであること，磁性体が体内にある患者では禁忌であることが挙げられる．CTAも脳血管造影に比べると低侵襲ではあるが，非イオン性ヨード造影剤の使用やX線被曝などの侵襲は残る．

▶ 最新のCT・MRI装置では，1回の検査でDSAのような全脳かつ多時相の血管画像を取得することが可能となり，詳細な血流動態や術前シミュレーション画像など臨床的に有用な情報を得ることができる．

▶ MRIの応用技術の一つである磁化率強調像susceptibility-weighted imaging（SWI）は，磁化率変化に鋭敏な撮像法であり，脱酸素化された脳深部静脈と脳実質との組織コントラストを強調することにより高精細なMR venography（MRV）を提供する．

参考文献

1) 高橋昭喜：脳血管．脳MRI 1．正常解剖，第2版，高橋昭喜編著，秀潤社，p.264-302，2005．
2) 清末一路：血管解剖：治療に必要な血管走行―確実に，正確に理解する―．頭蓋底部〜頭蓋内．パーフェクトマスター脳血管内治療 必須知識のアップデート，第1版，滝 和郎監修，中原一郎編集，メジカルビュー社，p.18-47，2010．
3) 青木茂樹：検査技術と適応．血管イメージング頭部・頸部，第1版，土屋一洋編，羊土社，p.10-30，2008．
4) Shinohara Y, Ibaraki M, Ohmura T, et al：Whole-brain perfusion measurement using 320-detector row computed tomography in patients with cerebrovascular steno-occlusive disease：comparison with 15O-positron emission tomography. J Comput Assist Tomogr 2010；34：830-835.
5) Fujii S, Kanasaki Y, Matsusue E, et al：Demonstration of deep cerebral venous anatomy on phase-sensitive MR imaging. Clin Neuroradiol 2008；18：216-223.

（篠原祐樹）

1) 正常の神経機能解剖

脳血管各部の走行

1 ▶ 頸動脈の動脈系

I. 内頸動脈（図1）

近位側からC5, C4, C3, C2, C1と部位が表示される．

　C5：頸動脈管内
　C4：海綿静脈洞内
　C3：前床突起部の硬膜貫通部
　C2：頭蓋内に入り，後上・内側に走行
　C1：前・中大脳動脈分岐部まで
　carotid siphon：側面像でS字状を呈するC2〜C4部分
　carotid fork：前後像でA1, M1, C1を合わせた部分
　内頸動脈近位側から分岐する動脈．
1. 髄膜下垂体動脈幹
　　1）テント動脈
　　2）背側斜台動脈
　　3）下下垂体動脈
2. 下外側動脈幹
3. capsular artery
4. 眼動脈
5. 上下垂体動脈
6. 後交通動脈
　　1）成人型（adult type）
　　2）胎児型（fetal type）
7. 前脈絡動脈

II. 前大脳動脈（図2）

　内頸動脈分岐部〜水平部（A1）〜前交通動脈を分岐〜脳梁周囲動脈〜後脳梁周囲動脈と吻合．

　A1：水平部：穿通枝は7〜8本ある．視交叉・視神経・視束，尾状核頭部・被殻・内包膝部・後脚に分布する．
1. 前交通動脈：長さは3mm前後．後面から穿通枝を3〜5本分岐し，視交叉・視床下部前半・脳弓・透明中隔・大脳辺縁系を灌流する．
2. 脳梁周囲動脈：以下の4つの部位に分かれる．
　　A2：脳梁下部
　　A3：脳梁前部
　　A4：脳梁上部
　　A5：脳梁後部
　　1）ホイブナー反回動脈 recurrent artery of Heubner
　　A2から分岐し，A1に並行して逆行する．尾状核前半部・被殻前1/3・淡蒼球外側1/3・内包前脚を灌流する．
3. 脳梁辺縁動脈から分岐する皮質枝
　　1）前頭極動脈
　　2）前内側前頭動脈
　　3）中内側前頭動脈
　　4）後内側前頭動脈
　　5）傍中心動脈
　　6）上内側頭頂動脈
　　7）下内側頭頂動脈

III. 中大脳動脈（図3）

以下の4つの部位に分けられる．
　M1：水平部：レンズ核線状体動脈が分岐して基底核・内包を灌流する．
　M2：島部：通常2または3分枝する．
　M3：弁蓋部
　M4：皮質部

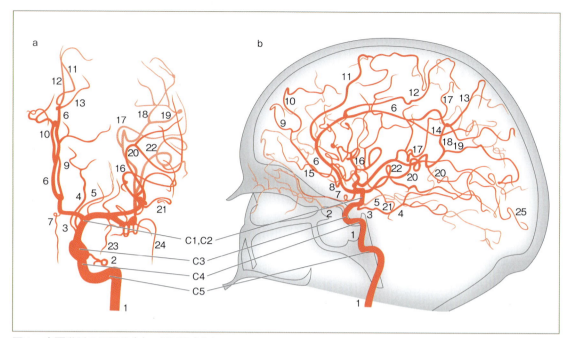

図1　内頸動脈の正面像(a), 側面像(b) (Huber P：Cerebral Angiography 2nd completely second edition. p.118, 1982 を参考に作成)

1. 内頸動脈＝internal carotid a., 2. 眼動脈＝ophthalmic a., 3. 後交通動脈＝posterior communicating a., 4. 後大脳動脈＝posterior cerebral a., 5. 前脈絡動脈＝anterior choroidal a., 6. 脳梁周囲動脈＝pericallosal a., 7. 前頭眼窩動脈＝frontoorbital a., 8. 共通幹＝common trunk of 9 and 10, 9. 前頭極動脈＝frontopolar a., 10. 前内側前頭動脈＝anterior internal frontal a., 11. 中内側前頭動脈＝middle internal frontal a., 12. 後内側前頭動脈＝posterior internal frontal a., 13. 上内側頭頂動脈＝superior internal parietal a., 14. 下内側頭頂動脈＝inferior internal parietal a., 15. 眼窩前頭動脈＝orbitofrontal a., 16. 傍中心動脈＝paracentral a., 17. 中心動脈＝central a., 18. 前頭頂動脈＝anterior parietal a., 19. 後頭頂動脈＝posterior parietal a., 20. 角回動脈＝angular a., 21. 中側頭動脈＝middle temporal a., 22. 後側頭動脈＝posterior temporal a., 23. 側頭極動脈＝temporopolar a., 24. 前側頭動脈＝anterior temporal a., 25. 側頭後頭動脈＝temporooccipital a..

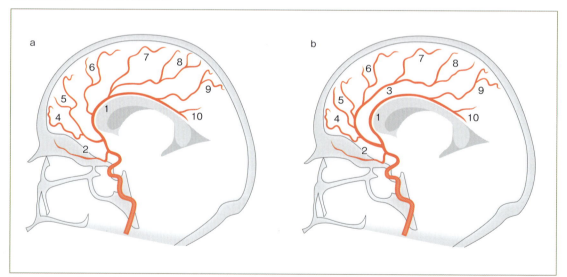

図2　前大脳動脈皮質枝 (宜保浩彦ほか：臨床のための脳局所解剖学, 中外医学社, p.23, 2000 を参考に作成)

a. pericallosal artery が発達している例, b. pericallosal artery の未発達例.

1. 脳梁周囲動脈＝pericallosal a., 2. 前頭眼窩動脈＝frontoorbital a., 3. 脳梁辺縁動脈＝callosomarginal a., 4. 前頭極動脈＝frontopolar a., 5. 前内側前頭動脈＝anterior internal frontal a., 6. 中内側前頭動脈＝middle internal frontal a., 7. 後内側前頭動脈＝posterior internal frontal a., 8. 傍中心動脈＝paracentral a., 9. 上内側頭頂動脈＝superior internal parietal a., 10. 下内側頭頂動脈＝inferior internal parietal a..

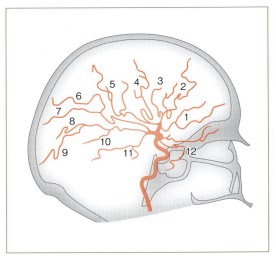

図3 中大脳動脈皮質枝(宜保浩彦ほか：臨床のための脳局所解剖学, 中外医学社, p.15, 2000を参考に作成)
1. 眼窩前頭動脈＝orbitofrontal a., 2. 前頭前動脈＝prefrontal a., 3. 中心前溝動脈＝precentral a., 4. 中心溝動脈＝central a., 5. 前頭頂動脈＝anterior parietal a., 6. 後頭頂動脈＝posterior parietal a., 7. 角回動脈＝angular a., 8. 側頭後頭動脈＝temporooccipital a., 9. 後側頭動脈＝posterior temporal a., 10. 中側頭動脈＝middle temporal a., 11. 前側頭動脈＝anterior temporal a., 12. 側頭極動脈＝temporopolar a..

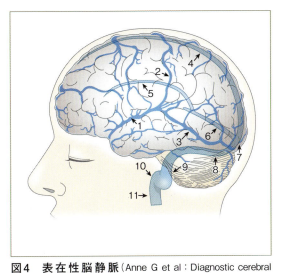

図4 表在性脳静脈(Anne G et al：Diagnostic cerebral angiography second edition, p.219, 1999を参考に作成)
1. 浅中大脳静脈＝superficial middle cerebral v., 2. トロラール静脈＝vein of Trolard, 3. ラベ静脈＝vein of Labbe, 4. 上矢状静脈洞＝superior sagittal sinus, 5. 下矢状静脈洞＝inferior sagittal sinus, 6. 直静脈洞＝straight sinus, 7. 静脈洞交会＝torcular Herophili, 8. 横静脈洞＝transverse sinus, 9. S状静脈洞＝sigmoid sinus, 10. 頸静脈球＝jugular bulb, 11. 内頸静脈＝internal jugular v..

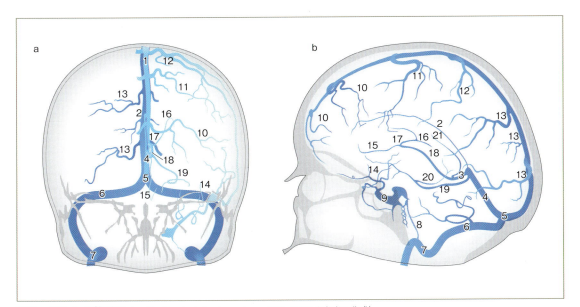

図5 テント上静脈(Huber P：Cerebral Angiography. p.188, 1982を参考に作成)
a. 正面像, b. 側面像.
1. 上矢状静脈洞＝superior sagittal sinus, 2. 下矢状静脈洞＝inferior sagittal sinus, 3. ガレン大静脈＝vein of Galen, 4. 直静脈洞＝straight sinus, 5. 静脈洞交会＝confluence of sinuses (torcular Herophili), 6. 横静脈洞＝transverse sinus, 7. S状静脈洞＝sigmoid sinus, 8. 下錐体静脈洞＝inferior petrosal sinus, 9. 海綿静脈洞＝cavernous sinus, 10. 前頭上行静脈＝frontal ascending v., 11. トロラール静脈＝vein of Trolard, 12. ローランド静脈＝vein of Roland, 13. 頭頂・後頂上行静脈＝parietal and occipital ascending v., 14. シルビウス静脈＝vein of Sylvian fossa, 15. 脳梁静脈＝vein of septum pellucidum, 16. 視床線条体静脈＝thalamostriate v., 17. 静脈角＝venous angle, 18. 内大脳静脈＝internal cerebral v., 19. ローゼンタール脳底静脈＝basal vein of Rosenthal, 20. 下脳室静脈＝inferior ventricular v., 21. 後脳梁周囲静脈＝posterior pericallosal v..

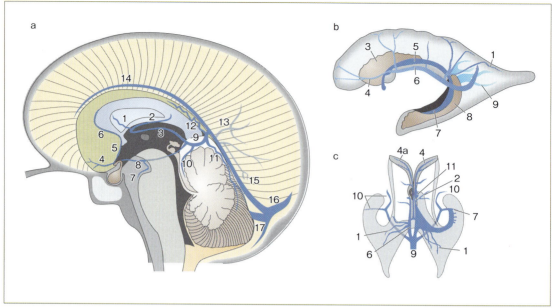

図6 深部静脈系（Huber P：Cerebral Angiography. p.192, 193, 1982 を参考に作成）
a. 深部静脈＝deep v..
1. 透明中隔静脈＝septal v., 2. 視床線条体静脈＝thalamostriate v., 3. 内大脳静脈＝internal cerebral v., 4. 嗅回静脈＝vein of olfactory gyrus, 5. 島・海馬静脈＝insular and hippocampal v., 6. 前大脳静脈＝anterior cerebral v., 7. 前橋中脳静脈＝anterior pontomesencephalic v., 8. ローゼンタール脳底静脈＝basal vein of Rosenthal, 9. ガレン大静脈＝vein of Galen, 10. 前中心小脳静脈＝precentral cerebellar v., 11. 上小脳静脈＝superior cerebellar v., 12. 背側脳梁静脈＝dorsal callosal v., 13. 内後頭静脈＝internal occipital v., 14. 下矢状静脈洞＝inferior sagittal sinus, 15. 直静脈洞＝straight sinus, 16. 上矢状静脈洞＝superior sagittal sinus, 17. 後頭静脈洞＝occipital sinus.
b. 脳室上衣下静脈＝subependymal v., 側面図, c. 上面図.
1. 内側房静脈＝medial atrial v., 2. 後透明中隔静脈＝posterior septal v., 3. 透明中隔＝septum pellucidum, 4. 透明中隔静脈＝septal v., 5. 脳弓＝fornix, 6. 内大脳静脈＝internal cerebral v., 7. 海馬静脈叢＝hippocampal venous plexus, 8. 海馬＝hippocampus, 9. ガレン大静脈＝vein of Galen, 10. ロゼンタール脳底静脈＝basal vein of Rosenthal, 11. モンロー孔＝foramen of Monro.

2 ▶ 頭蓋内静脈系

I. 表在静脈系（図4, 5）

大脳の外側を灌流する静脈.
1. 上大脳静脈：大脳半球上部外側〜上矢状静脈洞
2. 浅中大脳静脈：弁蓋部〜シルビウス裂〜蝶形頭頂洞
3. 下大脳静脈：側頭葉・後頭葉〜横静脈洞
4. トロラール静脈 vein of Trolard：浅中大脳静脈と上矢状静脈をつなぐ
5. ラベ静脈 vein of Labbe：浅中大脳静脈と横静脈洞をつなぐ

II. 深部静脈系（図6）

1. 透明中隔静脈と視床線条体静脈がMonro孔で合流〜内大脳静脈 internal cerebral vein〜中間帆〜松果体背側〜ガレン大静脈 vein of Galen（VOG）

　　静脈角 venous angle：Monro孔の後縁

2. 前大脳静脈／深中大脳静脈／下線状体静脈が合流〜鉤〜大脳脚前面〜中脳外側〜ローゼンタール脳底静脈 basal vein of Rosenthal〜VOG

III. 硬膜静脈洞（図7）と頭蓋外への灌流（図8）

◎表在静脈系からの血流が流入する静脈洞．
1. 上矢状静脈洞
2. 海綿静脈洞
3. 蝶形頭頂静脈洞
4. 横静脈洞
   深部静脈系からの血流が流入する静脈洞
5. 直静脈洞
6. 下矢状静脈洞
   静脈洞間の交通
7. 後頭静脈洞
8. 辺縁静脈洞
9. 上錐体静脈洞
10. 下錐体静脈洞
11. 海綿間静脈洞

◎椎骨動脈の静脈系（図8）
1. テント静脈洞灌流
   1) 下虫部静脈：小脳扁桃 tonsil/虫部垂 uvula〜架橋静脈〜直静脈洞/テント静脈洞〜横静脈洞
   2) 上および下後扁桃静脈：小脳扁桃後面・下極〜下虫部静脈

   錐体繋点 copular point：上後扁桃静脈・下中部静脈で形成する彎曲

   3) 上半球静脈：小脳上面から後下方

   下半球静脈：小脳下面から後上方〜架橋静脈〜横静脈洞

2. ガレン大静脈灌流
   1) 中脳を灌流する静脈：腕静脈・外側中脳静脈〜ローゼンタール脳底静脈
   2) 小脳を灌流する静脈：上虫部静脈・前中心小脳静脈

3. 錐体静脈灌流
   1) 前橋中脳静脈
   2) 橋横静脈
   3) 腕静脈
   4) 第四脳室外側陥凹静脈
   5) 前外辺縁静脈

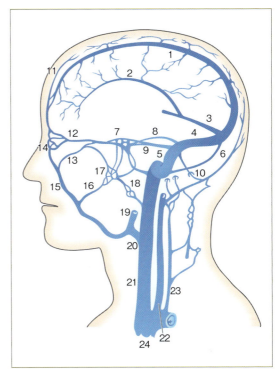

図7　脳静脈吻合（Anne G et al：Diagnostic cerebral angiography second edition. p.196, p.203, 1999 を参考に作成）

1. 上矢状静脈洞＝superior sagittal sinus, 2. 下矢状静脈洞＝inferior sagittal sinus, 3. 直静脈洞＝straight sinus, 4. 横静脈洞＝transverse sinus, 5. Ｓ状静脈洞＝sigmoid sinus, 6. 後頭静脈洞＝occipital sinus, 7. 海綿静脈洞＝cavernous sinus, 8. 上錐体静脈洞＝superior petrosal sinus, 9. 下錐体静脈洞＝inferior petrosal sinus, 10. 架橋静脈＝emmisary v., 11. 前頭頭皮静脈＝frontal scalp v., 12. 上眼窩静脈＝superior ophthalmic v., 13. 下眼窩静脈＝inferior ophthalmic v., 14. 角静脈＝angular v., 15. 前顔面静脈＝anterior facial v., 16. 深部顔面静脈＝deep facial v., 17. 翼突静脈叢＝pterygoid venous plexus, 18. 咽頭静脈叢＝pharyngeal venous plexus, 19. 後顔面静脈＝posterior facial v., 20. 共通顔面静脈＝common facial v., 21. 内頸静脈＝internal jugular v., 22. 外頸静脈＝external jugular v., 23. 椎骨静脈＝vertebral v., 24. 鎖骨下静脈＝subclavian v..

3▶ 椎骨動脈の動脈系（図9）

I. 椎骨動脈 vertebral artery（VA）

　VAは鎖骨下動脈から分岐し，第6頸椎で横突孔に入り，大後頭孔から頭蓋内，橋延髄移行部で左右が合流して脳底動脈になる．VAは4つの部

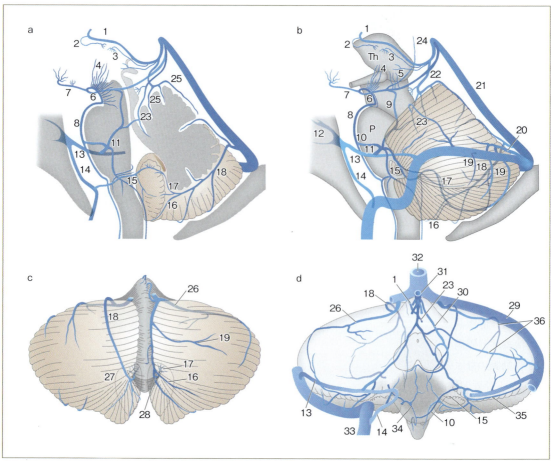

図8 後頭蓋静脈(Huber P：Cerebral Angiography. p.214-215, 1982 を参考に作成)
a. 傍正中部，b. 外側部，c. 小脳下背側面，d. 小脳上面.
1. 内大脳静脈＝internal cerebral v., 2. 前視床静脈＝anterior thalamic v., 3. 上視床静脈＝superior thalamic v., 4. 内視床静脈＝internal thalamic v., 5. 後視床静脈＝posterior thalamic v., 6. 前橋中脳静脈（中脳部）＝anterior pontomesencephalic v.（mesencephalic segment）, 7. 脳底静脈＝basal v., 8. 前橋中脳静脈（橋部）＝anterior pontomesencephalic v.（pontine segment）, 9. 外側中脳静脈＝lateral mesencephalic v., 10. 横橋静脈＝transverse pontine v., 11. 錐体静脈＝petrosal v., 12. 海綿静脈洞＝cavernous sinus, 13. 上錐体静脈洞＝superior petrosal sinus, 14. 下錐体静脈洞＝inferior petrosal sinus, 15. 第四脳室外側陥凹静脈＝vein of lateral recess of fourth ventricle（VLR）, 16. 下後扁桃静脈＝inferior retrotonsillar v., 17. 上後扁桃静脈＝superior retrotonsillar v., 18. 下虫部静脈＝inferior vermian v., 19. 下虫部静脈＝inferior vermian v., 20. テント静脈洞＝tentorial sinus, 21. 直静脈洞＝straight sinus, 22. 上小脳静脈＝superior cerebellar v., 23. 前中心小脳静脈＝precentral cerebellar v., 24. 下脳室静脈＝inferior ventricular v., 25. 上虫部静脈＝superior vermian v., 26. 上半球静脈＝superior hemispheric v., 27. 小脳扁桃＝cerebellar tonsil, 28. 錐体繋点＝copular point, 29. 横静脈洞＝transverse sinus, 30. 後中脳静脈＝posterior mesencephalic v., 31. ガレン大静脈＝vein of Galen, 32. 上矢状静脈洞＝superior sagittal sinus, 33. 頸静脈＝jugular v., 34. 前橋中脳静脈＝anterior pontomesencephalic v., 35. 大水平裂静脈＝vein of great horizontal fissure, 36. 半球静脈＝hemispheric v., 37. P橋Th視床＝(P) pons (Th) thalamus.

分に分けることができる．

V1：鎖骨下動脈～頸椎横突孔
V2：横突孔～軸椎横突起
V3：軸椎横突起～環椎横突起～硬膜貫通部
V4：硬膜貫通部～椎骨動脈合流部

1. 前硬膜動脈：V2末端から分岐し，大後頭孔付近の硬膜に分布
2. 後硬膜動脈：V3末端から分岐し，後頭蓋窩背側の硬膜に分布
3. 前脊髄動脈：V4から分岐し，延髄錐体・延髄被蓋内側に分布
4. 後脊髄動脈：後下小脳動脈 posterior inferior

脳血管各部の走行 | 209

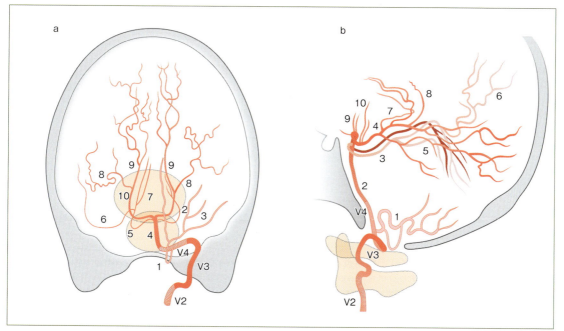

図9　椎骨脳底動脈（Huber P：Cerebral Angiography. p.139, 1982を参考に作成）
a．正面像．
1．後下小脳動脈＝posterior inferior cerebellar a.（PICA），2．後下小脳動脈虫部枝＝vermian branch of PICA，3．扁桃半球枝＝tonsillohemispheric branch，4．脳底動脈＝basilar a.，5．上小脳動脈＝superior cerebellar a.，6．辺縁動脈＝marginal a.，7．上小脳動脈虫部枝＝vermian branch of superior cerebella a.，8．側頭後頭動脈＝tenporooccipital a.，9．後下小脳動脈虫部枝＝parietooccipital branch of PCA，10．後大脳動脈頭頂後頭枝＝posterior cerebellar a..
b．側面像．
1．後下小脳動脈＝PICA，2．脳底動脈＝basilar a.，3．上小脳動脈＝superior cerebellar a.，4．後大脳動脈＝posterior cerebral a.，5．側頭後頭動脈＝temporooccipital a.，6．辺縁動脈＝marginal a.，7．内側・外側後脈絡動脈＝posterior, medial, and lateral choroidal a.，8．後脳梁周囲動脈＝posterior pericallosal a.，9．後交通動脈＝posterior communicating a.，10．視床穿通動脈＝thalamoperforate a..

cerebellar artery（PICA）から分岐し，延髄被蓋背側に分布

5．PICA（図10）：PICAは4つの部分に分けることができる．

　延髄外側部は下に向かうループcaudal loopを作り，扁桃上部では上に向かうループcranial loopを形成する．cranial loopから第四脳室脈絡叢に分岐する点を脈絡点choroidal pointと呼び，第四脳室下端の高さを示す．

　1）延髄前部：VA～延髄外側
　2）延髄外側部
　3）延髄後部：延髄後部～小脳扁桃上部
　4）小脳扁桃上部

II．脳底動脈 basilar artery（BA）

　VA合流部から前下小脳動脈 anterior inferior cerebellar artery（AICA），橋動脈，上小脳動脈 superior cerebellar artery（SCA）を分岐して，両側後大脳動脈に分岐する．

1．AICA：BAから外側尾側に分岐し，小脳橋角部で外側枝，内側枝に分岐
　1）外側枝：内耳孔背側でループ形成meatal loop
　内耳動脈：meatal loopまたはAICA本幹から分岐して，内耳孔内の脳神経に分布
　2）内側枝

2．橋動脈：脳幹への穿通枝
　傍正中動脈，短回旋動脈，長回旋動脈

3．上小脳動脈
　SCAは3つの部分に分けられ，最終枝に至る．
　1）橋前部：BA～脚間槽内～橋外側縁
　2）迂回槽部：迂回槽内を走行

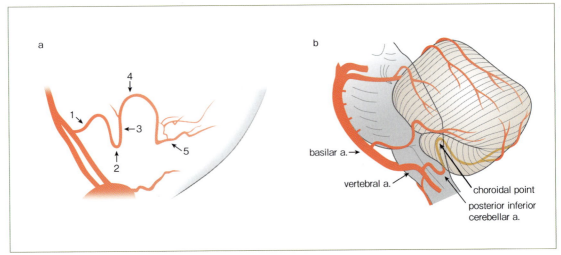

図10 PICAのsegment分類(a)と脈絡点 choroidal point (b)(Anne G et al：Diagnostic cerebral angiography second edition. p.182, 1999, Fumio G et al：Functional Neuroanatomy for Clinical Practice. Chugai Igaku Co. 1992を参考に作成)
1．前・外側延髄部＝anterior and lateral medullary segments，2．後下小脳動脈尾側ループ＝caudal loop of PICA，3．後延髄部＝posterior medullary segment，4．上扁桃部＝supratonsillar segment，5．半球枝＝hemispheric branches．

　3）四丘体槽部：四丘体槽内を走行〜中脳視蓋後面
　4）最終枝（上虫部枝）：山頂culmenから尾側へ下降

III. 後大脳動脈 posterior cerebral artery（PCA）

PCAは5つの部位に分けられる．
　1）交通前部（P1）：BAから分岐〜後交通動脈との合流点
　2）脚部（P2a）：後交通動脈との合流点〜脚槽内〜大脳脚後縁
　3）迂回槽部（P2p）：迂回槽内走行部
　4）四丘体槽部（P3）：四丘体槽内走行部
　5）皮質部（P4）：〜後頭葉皮質
PCA皮質枝の分枝
①海馬動脈：PCA皮質枝の最初の分枝
②前側頭動脈：側頭葉下面に分布
③後側頭動脈：後頭極・舌状回に分布
④頭頂後頭動脈：後脳梁周囲動脈が分岐し，前大脳動脈からの脳梁周囲動脈と吻合する．
⑤鳥距動脈：視覚野に分布
◎脳底動脈分岐部からの穿通枝．
　1）視床灰白隆起動脈 thalamotuberal artery（TTA）：後交通動脈から分岐し，視床前部に分布する．
　2）視床穿通動脈 thalamoperforating artery（TPA）：後大脳動脈の交通前部から分岐し，視床内側部に分布する．
　3）視床膝状体動脈 thalamogeniculate artery（TGA）：PCAの迂回槽部から分岐し，内側／外側膝状体に分布する後脈絡動脈
　　i）内側：第三脳室脈絡叢に分布
　　ii）外側：側脳室下角，三角部，体部に分布

（喜多村孝幸）

2）代表的疾患の神経機能解剖アプローチ

脳梗塞

1 ▶ 機能解剖

　脳梗塞は脳血管障害のかなりの部分を占める病態であり，脳血管がなんらかの機序により閉塞することによって，その灌流域の細胞が壊死する状態のことをいう．脳は大きさに比して血流量（50〜60 mL/100 g脳/min），酸素消費量（3.3〜3.6 mL/100 g脳/min）が大きく，短時間の血管の閉塞により容易に酸素不足に陥り機能不全の状態がもたらされる．ATPが枯渇し細胞膜電位を保てなくなると脱分極が起こり，細胞性浮腫が生じ，時間とともに不可逆的な細胞死の状態へ移行する（図1）．脳梗塞発症直後は不可逆的な細胞障害の生じている梗塞中心部（コア）は比較的小さく，治療可能なペナンブラ（→メモ1）領域が大きいが，時間とともにペナンブラ領域は縮小し，コアが増大してくる．脳梗塞発症後3〜5日ほどで脳浮腫のピークを迎えるが，脳は頭蓋骨に囲まれているため膨張した体積を逃がす場所がない．したがって頭蓋内圧が上昇し，やがてそれが進行すると（重症例では）脳ヘルニアに陥ることがある．解剖学的にテント下はもともと容積が小さいためテント下の脳梗塞の場合，急激に脳ヘルニアが進行し，脳幹障害を併発して重篤化するケースもあるので，注意が必要である．

2 ▶ 病因論

　脳梗塞の臨床病型の分類としては1990年のNational Institute of Neurological Disorders and Stroke-Ⅲ（NIND-Ⅲ）の分類[1]によりアテローム血栓性脳梗塞/心原性脳梗塞/ラクナ梗塞/その他の脳梗塞の4つに分類されるが，診断基準は示されておらず，臨床現場ではTOAST分類が使われることが多い．TOAST分類では大血管アテローム硬化（アテローム血栓性脳梗塞），心塞栓症（心原性脳塞栓症），小血管閉塞（ラクナ梗塞），その他の原因によるもの，原因不明の5つの病型に分類される．この分類にも問題点は存在し，診断能力が向上すると「その他の原因によるもの」に分類される例が増加し，分類が困難になる．それぞれの臨床病型により危険因子が異なり，また治療法も異なるため，できるだけ正確な診断が重要となる．脳卒中データバンク2009[2]によると脳梗塞の内訳はアテローム血栓性約34%，ラクナ梗塞約32%，心原性脳塞栓症約27%と3病型ともほぼ同程度の頻度で発症している．

　アテローム血栓性脳梗塞は血管が閉塞する機序により血栓性・塞栓性・血行力学性の3種類に分類される．血栓性は動脈硬化による閉塞であり，心筋梗塞と同様の機序で起こるケースもあると考えられている．頸動脈などのアテローム硬化巣より血栓が遊離し，血流に乗って脳の末梢まで運ばれ，そこで血管を閉塞して起こる場合は塞栓性（artery to artery embolism（A to A））と診断される．頸動脈などに高度の狭窄がある場合に，一

メモ・1　ペナンブラ（penumbra，半影帯）

　脳血管の閉塞などにより，血流量が低下しているが，まだ細胞死を免れている部位を指し，速やかな血流再開により脳梗塞への移行を阻止できると期待されている部位であり，現時点の脳梗塞治療のターゲットとなる部位である．MRI（磁気共鳴画像）にて灌流強調画像（PWI）で血流低下が出ているが，まだ拡散強調像で異常の出ていない部位に相当する．

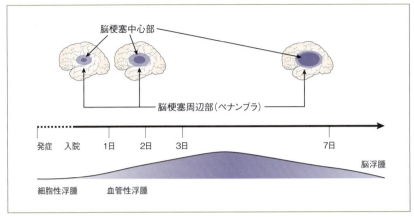

図1 脳梗塞における細胞障害進行過程

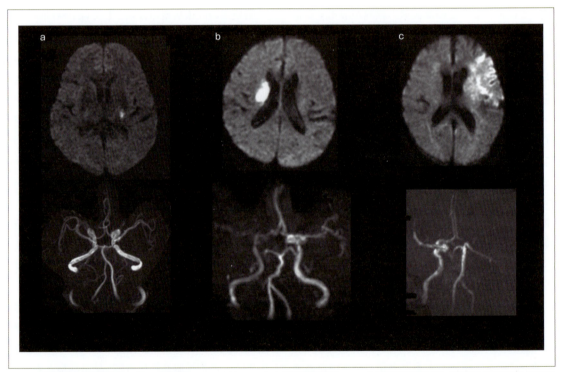

図2 脳梗塞の3病型(a. ラクナ梗塞, b. アテローム血栓性脳梗塞, c. 心原性脳塞栓症)の磁気共鳴画像(MRI)
(上段:拡散強調像, 下段:MR angiography)

時的に血圧が下がったことにより境界領域に虚血が生じることで, 壊死に陥る場合は血行力学性と診断する.

脳血管の病変ではなく, より上流である心臓に心房細動に起因する血栓が生じ, 血流に乗って脳へ到達し, 脳血管を閉塞する病態を心原性脳塞栓症という. この場合の危険因子は心房細動であり, 動脈硬化の程度はそれほど影響しない. 年齢が上昇するにつれて心房細動の有病率は上昇し, 老齢化とともに頻度が増えてきている.

ラクナ梗塞は直径1.5cm以下の小さな梗塞であり, 脳主幹動脈より分岐した穿通枝領域に病変があり, 皮質は病変に含まれない. ラクナ梗塞は脳出血と同様のメカニズムが関連していることが

示唆されており，発症率は，降圧療法の進歩や食の欧米化に伴い減少してきている．

3 ▶ 画像

図2を参照のこと．

4 ▶ 臨床のポイント

機能解剖の項で述べたように，脳梗塞は少しでも早く治療を開始することが予後良好につながる疾患である．発症3時間以内に治療を開始しなくてはならなかった超急性期血栓溶解療法 tissue plasminogen activator（tPA）は，最近発症4.5時間以内に条件が緩和されたが，4.5時間まで時間をかけて診断してから治療してもよいということではなく，1分でも早く治療を開始することが重要である．tPA非適応の脳梗塞に対しても同様に，少しでも早く治療を開始することが重要であることに変わりはない．

引用文献

1) Special report from the National Institute of Neurological Disorders and stroke. Classification of cerebrovascular disorders lll. Stroke 1990：21：637-676.
2) 小林祥泰（編）：脳卒中データバンク2009．中山書店，2009．

（桂 研一郎）

2) 代表的疾患の神経機能解剖アプローチ

脳出血

1 ▶ 機能解剖

脳血管は前方循環 anterior circulation と後方循環 posterior circulation の2つに分けられる．前方循環は内頸動脈 internal carotid artery（ICA）に始まり，中大脳動脈 middle cerebral artery（MCA），前大脳動脈 anterior cerebral artery（ACA）に分かれて大脳の前頭葉，頭頂葉，側頭葉を主に栄養する．後方循環は椎骨動脈 vertebral artery（VA）に始まり，2本の椎骨動脈が合流した脳底動脈 basilar artery（BA）が後大脳動脈 posterior cerebral artery（PCA）となり，脳幹，小脳，視床，後頭葉，側頭葉内側を栄養している．前方循環と後方循環は後交通動脈 posterior communicating artery（Pcom）で接続しており，前交通動脈 anterior communicating artery（Acom）とあわせてリングを形成していることから Willis 動脈輪と呼ばれている．このようなリング状の構造は虚血に強いとされるが，血管の分岐部は脳動脈瘤の好発部位となっている．また，脳血管は皮質枝と穿通枝に分類される．穿通枝とは主に MCA，PCA，BAの主幹部から直接分岐する細い血管で，脳実質を貫くように灌流し，大脳基底核，視床，脳幹を栄養している．高血圧性脳出血は穿通枝に生じやすいため，被殻，視床，橋が脳出血の好発部位となる．また，皮質枝からの出血は皮質下出血と呼ばれ，原因は脳アミロイドアンギオパチー cerebral amyloid angiopathy（CAA）による出血の頻度が高い（図1）．脳出血 cerebral hemorrhage は脳血管の破綻により血管外に血液が漏出し，これにより形成された血腫による脳の物理的損傷および血行障害である．血腫の場所，大きさによって症状に違いがあり，出血部位による症状には特徴が認められるが（表1），重症例では症状からの出血部位診断は困難なことが多い．

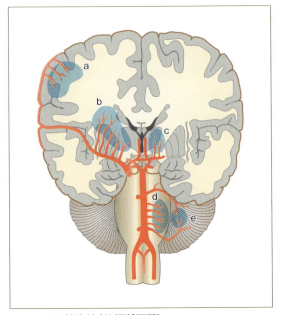

図1 大脳基底核（前額断面図）
a. 皮質下出血，b. 被殻出血，c. 視床出血，d. 橋出血，e. 小脳出血．

2 ▶ 病因論

脳実質内出血の原因は高血圧性，CAA，血管腫，動静脈奇形，動脈瘤，脳腫瘍，もやもや病，静脈洞血栓症など多様である．高血圧性脳出血は全体の約60％と最も頻度が高い．その機序であるが，長期間の血圧上昇（高血圧症）が脳深部血管（穿通枝）に類線維素壊死 fibrinoid necrosis を起こし，そこに小動脈瘤が生じて破裂すると脳出血をきたすと考えられている．病理学的には，出

表1 脳出血部位別の症状
同じ出血部位でも出血の場所，大きさにより症状の組み合わせはさまざまである．

被殻出血	視床出血	皮質下出血
病巣側への共同偏視 反対側片麻痺 反対側感覚障害 反対側同名半盲 意識障害 失語，失行，失認など	内下方への共同偏視 反対側感覚障害 反対側片麻痺 意識障害など	反対側片麻痺 反対側感覚障害 失語，失行，失認 意識障害など

血巣の周囲にfibrinoid necrosisの治癒過程とされるlipohyalinosisやCharcot-Bouchard aneurysmを認める．大脳皮質を栄養する皮質枝からの出血は大脳皮質下出血と呼ばれ，CAAによるものが多く，アミロイドが大脳半球の中小動脈の中膜，外膜に沈着して血管壁を脆弱化させるため，出血を引き起こすとされている．脳内出血の10％程度と関連している．

3 ▶ 画像

図2参照．

4 ▶ 臨床のポイント

脳出血急性期の早期手術の有用性についての研究報告によれば，出血部位にかかわらず，小出血（血腫量10mL未満）または神経学的所見が軽度の症例は手術の適応はない．また，意識レベルが深昏睡の重症患者に対する血腫除去術も推奨されない．被殻出血，皮質下出血で手術療法を検討すべき場合があり，その他の場合は保存的加療を行う．

参考文献
1) 後藤文男，天野隆弘：臨床のための神経機能解剖学．p.104-115, 中外医学社, 1992.
2) 篠原幸人, 小川 彰, 鈴木則宏ほか（編）：脳卒中治療ガイドライン2009．p.152-158, 脳卒中合同ガイドライン委員会, 2009.
3) Lammie GA：Hypertensive cerebral small vessel disease and stroke. Brain Pathol 2002；12：358-370.

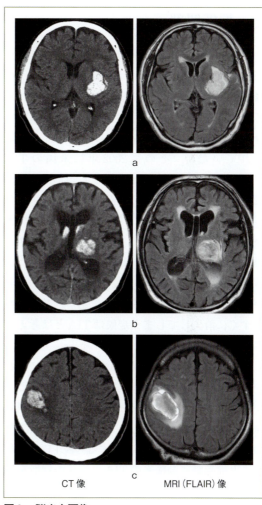

図2 脳出血画像
a. 被殻出血, b. 視床出血, c. 皮質下出血

（水越元気）

2）代表的疾患の神経機能解剖アプローチ

一過性脳虚血発作

1 ▶ 機能解剖

　一過性脳虚血発作 transient ischemic attack（TIA）は，短時間で消失する脳虚血による局所神経症状である．症状の持続時間については，1990年の米国国立脳疾患・脳卒中研究所の脳血管障害分類第3版（NINDS-Ⅲ）で「24時間以内」と定義されていたが，その後2002年に米国の TIA Working Group が「1時間以内」に改め，さらに最近では米国心臓協会（AHA）／米国脳卒中協会（ASA）が「持続時間により定義することはできない」との見解を発表し，一定のコンセンサスが得られていない．一般には2～15分程度の発作が多く，症状が発現してから最大となるまでの時間が5分以内（多くは2分以内）である．数秒程度ですぐに消失してしまう症候はTIAとは考えるべきではない．

　TIAの多くは医療機関受診時にはすでに症状が消失しているので，詳細に病歴を聴取することが重要である．TIAの症候は大きく，①内頸動脈系，②椎骨脳底動脈系，に分類され，血管支配領域に対応した巣症状が出現する．表1に内頸動脈系と椎骨脳底動脈系のTIAの症候の特徴を示した．また表2にTIAでは出現しにくい症候を示した．

2 ▶ 病因論

　TIAの病因は多彩で，脳梗塞の原因はすべてTIAの原因となり得る．図1にTIAの主な原因を示した．TIAでは脳梗塞に比べてアテローム血栓性機序による場合が多く，頭蓋内外の主幹動脈病変の頻度が高い．中でも動脈原性微小血栓塞栓 artery-to-artery embolism は TIA の代表的な原因であり，脳へ灌流する動脈（大動脈弓，頸部動脈，脳内主幹動脈など）のアテローム粥腫病変に形成された血栓が遊離し，遠位の動脈を閉塞することで生じる．また主幹動脈に高度狭窄病変があると，血圧の低下や脳灌流圧の低下に伴って局所的な脳血流不全を生じ，TIAの原因となる（血行力学性機序によるTIA）．発作の誘因となる起立性低血圧や脱水の有無を確認することが重要である．

3 ▶ 画像

　急性期脳梗塞巣の検出に最も優れているのはMRI拡散強調像である．TIA症例の30～50％は拡散強調像で梗塞巣が検出される．なお拡散強調像陽性例は陰性例に比べて脳梗塞再発リスクが高いことが示されており，診断だけでなくリスク評価にも役立つ．

4 ▶ 臨床のポイント

　TIA患者は直後に完成型脳梗塞を発症するリスクが極めて高いので，救急疾患として迅速に対処すべきである．TIA患者の脳梗塞発症リスクは「$ABCD^2$スコア」（表3）で層別化でき，緊急入院の適応を判断する指標の一つになる．AHA/ASAは，発症72時間以内で$ABCD^2$スコアが3点以上のケース，または2点以下でも，外来での精査が2日以内に可能かどうか不明なケース，発作の原因が脳虚血であることが確定的なケースは，緊急入院の適応としている．$ABCD^2$スコア

表1 TIAの神経症候

左内頸動脈系 TIA	■運動障害（右上下肢と右顔面の一方または両者の脱力・麻痺・巧緻運動障害，構音障害） ■左眼の視力消失（一過性黒内障）．まれに右側の視野欠損（同名半盲） ■失語
右内頸動脈系 TIA	反対側に同様の症状を生じるが，失語は右半球が優位半球である場合にしか生じない
椎骨脳底動脈系 TIA	■左側・右側・両側の上下肢，顔面のさまざまな組み合わせの運動障害（脱力・麻痺・巧緻運動障害） ■左側・右側・両側の感覚障害（感覚脱失，しびれ） ■一側または両側の視野欠損 ■失調，回転性めまい，平衡障害，複視，嚥下障害，構音障害の2つ以上の組み合わせ，または上記3つの組み合わせ

（文献1から引用・改変）

表2 TIAが否定的な症状

TIAではない症状	a. 他の後方循環（椎骨脳底動脈）の症候を伴わない意識障害 b. 強直性・間代性痙攣 c. 身体の各所に及ぶ症候の遷延性マーチ d. 閃輝暗点
TIAとは考えづらい症状	a. 感覚障害のマーチ b. 回転性めまいのみ c. 浮動性めまいのみ d. 嚥下障害のみ e. 構音障害のみ f. 複視のみ g. 尿・便失禁 h. 意識レベルの変容を伴う視力障害 i. 片頭痛に伴う神経巣症状 j. 錯乱のみ k. 健忘のみ l. 転倒発作（drop attack）のみ

（文献1から引用・改変）

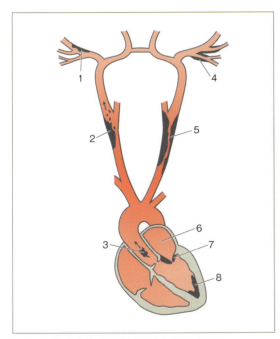

図1 TIAの主な原因（文献4から引用・改変）
1. intracranial atherosclerosis：頭蓋内動脈のアテローム硬化病変，2. carotid plaque with arteriogenic emboli：頸動脈プラークに伴う動脈原性塞栓，3. cardiogenic emboli：心原性塞栓，4. penetrating artery disease：穿通枝病変，5. flow reducing carotid stenosis：頸動脈狭窄に伴う脳血流減少，6. atrial fibrillation：心房細動，7. valve disease：弁膜症，8. left ventricular thrombi：左室内血栓．

表3 ABCD²スコア

項目	スコア
A：Age（年齢）≧60歳	1
B：Blood pressure（血圧）≧140/90 mmHg	1
C：Clinical feature（臨床症候）	
脱力を伴わない言語障害	1
片麻痺	2
D：Duration of symptoms（症状の持続時間）	
10～59分	1
≧60分	2
Diabetes（糖尿病）	1
合計点の範囲	0～7

（文献5から引用・改変）

以外にも，発作を繰り返すたびに持続時間が延長したり発作間隔が短縮している「crescendo TIA」例，拡散強調像陽性例，頸動脈や頭蓋内動脈に狭窄を有する例，心房細動合併例などでは脳梗塞発症リスクが高いので，原則として入院加療すべきである．

参考文献

1) Special report from the National Institute of Neurological Disorders and Stroke. Classification of cerebrovascular diseases Ⅲ. Stroke 1990；21：637-676.

2) Albers GW, Caplan LR, Easton JD, et al : Transient ischemic attack--proposal for a new definition. N Engl J Med 2002 ; 347 : 1713-1716.
3) Easton JD, Saver JL, Albers GW, et al : Definition and evaluation of transient ischemic attack : A scientific statement for healthcare professionals from the American Heart Association/American Stroke Association Stroke Council ; Council on Cardiovascular Surgery and Anesthesia ; Council on Cardiovascular Radiology and Intervention ; Council on Cardiovascular Nursing ; and the Interdisciplinary Council on Peripheral Vascular Disease. The American Academy of Neurology affirms the value of this statement as an educational tool for neurologists. Stroke 2009 ; 40 : 2276-2293.
4) Guideline for the management of transient ischemic attacks. From the Ad Hoc Committee on Guidelines for the Management of Transient Ischemic Attacks of the Stroke Council of the American Heart Association. Stroke 1994 ; 25 : 1320-1335.
5) Johnston SC, Rothwell PM, Nguyen-Huynh MN, et al : Validation and refinement of scores to predict very early stroke risk after transient ischaemic attack. Lancet 2007 ; 369 : 283-292.

（星野岳郎・内山真一郎）

2) 代表的疾患の神経機能解剖アプローチ

血管性認知症

血管性認知症 vascular dementia（VaD）は脳血管障害に起因する認知症の総称である．ここではVaDの病型分類に従って病態を機能解剖の観点から概説する．

1 ▶ 機能解剖

1．多発梗塞性認知症

多発梗塞性認知症は，大脳皮質を含む多発性脳梗塞に起因する認知症で，損傷部位に応じた巣症状を呈する．Broca領域やWernicke領域の病巣による失語，前頭葉の病巣による遂行機能障害，側頭葉の病巣による記憶障害，非優位半球頭頂葉の障害による視空間認知障害などの症状が出現する．

2．皮質下性VaD：小血管病変による認知症

ラクナ梗塞，小出血，白質病変など皮質下の小血管病変に起因する認知症である．多発性ラクナ梗塞 lacunar state と，広範でび漫性の大脳白質病変を呈するいわゆるBinswanger病が含まれる．皮質下性VaDでは，認知機能を司る種々の皮質下神経ネットワーク（図1）が皮質下病変によって寸断されることが認知機能低下の原因と考えられている．Papez回路やMeynert基底核から大脳皮質・中隔核・海馬に投射するアセチルコリン作動神経回路の損傷で記憶障害が生じると考えられている．また，背外側前頭前野皮質下回路の損傷で実行機能障害が生じることから，VaDでは

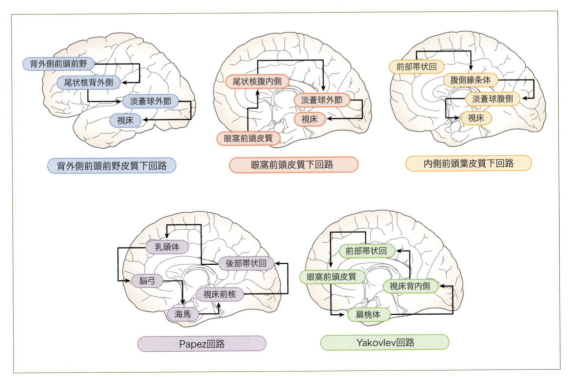

図1　認知機能に関連する皮質下ネットワーク

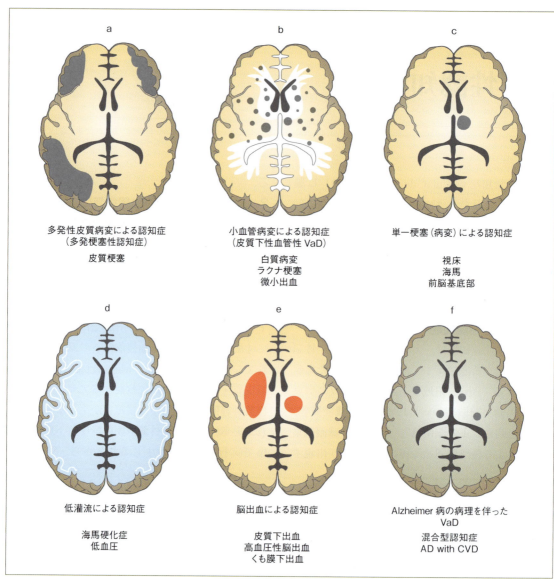

図2 認知機能障害と関連する血管病変の分類(文献3から引用改変)
認知機能障害に関連する主な脳血管病変:Newcastle分類.

Alzheimer病 Alzheimer disease(AD)と比較して実行機能障害が出現する頻度が高い[1].情動が絡む行動を司る眼窩前頭皮質下回路や,発動性や意欲に関与する内側前頭葉皮質下回路の損傷によって特徴的な症候が出現する[2].

3. 単一梗塞(病変)によるVaD

英語では,strategic single infarct dementia(SSID)と表現され,認知機能に関連する重要な部位の限局性病変により認知症が出現する.責任病巣として視床,海馬,脳梁膨大部を含む後大脳動脈領域,角回や尾状核などの中大脳動脈領域,前脳基底部を含む前大脳動脈領域が知られている.視床前核はPapez回路の構成要素で,視床前核の梗塞により記銘力障害を呈する.また視床背内側核はYakovlev回路の構成要素で,損傷されると意欲や情動の障害が出現する.先述の前脳基底部病変は前交通動脈の脳動脈瘤破裂によるくも膜下出血でみられることが多い.

4. 低灌流による認知症

心停止後の低酸素脳症,高度の低血圧,不整脈

などに頭蓋外の原因による低灌流もVaDに分類される.

5. 脳出血による認知症

皮質下出血,視床出血や被殻出血などの高血圧性脳出血,さらにくも膜下出血に起因する認知症が含まれる.

6. ADの病理を伴ったVaD

特に高齢のVaD患者では,病理学的にADの病理所見が脳血管病変と併存することが珍しくないことから,Newcastle分類[3]で新たに追加された病型である.

2 病因論

VaDは,さまざまな病型の脳血管障害に起因する認知症の総称で,脳梗塞,脳出血,くも膜下出血,低灌流のいずれの臨床病型も原因となり得る.また,前述のように高齢者ではADの病理所見を伴うことも多い.全体の半数以上を皮質下性VaDが占めるという報告がある[4].またNotch-3遺伝子変異に伴う皮質下梗塞および白質脳症を伴う常染色体優性脳動脈症 cerebral autosomal dominant arteriopathy with subcortical infarcts and leukoencephalopathy(CADASIL),HTRA1遺伝子変異に伴う皮質下梗塞および白質脳症を伴う常染色体劣性脳動脈症 cerebral autosomal recessive arteriopathy with subcortical infarcts and leukoencephalopathy など遺伝性VaDも存在する.

3 画像

VaDの主たる臨床病型[3]を図2に示す.

4 臨床のポイント

最近では,脳血管病変を伴うAD AD with cerebrovascular disease(AD with CVD)という概念も広く受け入れられており,脳血管病変を呈する認知症はすべてVaDというわけではない.また,一般にVaDは,脳血管障害を繰り返すたびに階段状に認知機能が低下すると考えられているが,小血管病変による認知症では明らかな脳血管イベントを示さず緩徐に進行することもあり,また単一病変によるVaDでは急発症の経過を呈することもある[4].発症予防や進行の抑制には,高血圧などの血管性危険因子の厳格な管理が重要である[5].

引用文献

1) Graham NL, Emery T, Hodges JR:Distinctive cognitive profiles in Alzheimer's disease and subcortical vascular dementia. J Neurol Neurosurg Psychiatry 2004;75:61-71.
2) Alexander GE, DeLong MR, Strick PL:Parallel organization of functionally segregated circuits linking basal ganglia and cortex. Annu Rev Neurosci 1986;9:357-381.
3) Kalaria RN, Kenny RA, Ballard CG, et al:Towards defining the neuropathological substrates of vascular dementia. J Neurol Sci 2004;226:75-80.
4) 長田 乾:厚生労働科学研究費補助金長寿科学総合研究事業報告書.ICD-10分類に準拠した脳血管性痴呆の診断手順に関する研究.平成17年度総括研究報告書.2006.
5) Tzourio C, Anderson C, Chapman N, et al:Effects of blood pressure lowering with perindopril and indapamide therapy on dementia and cognitive decline in patients with cerebrovascular disease. Arch Intern Med 2003;163:1069-1075.

(高野大樹・長田 乾)

2) 代表的疾患の神経機能解剖アプローチ

動脈瘤

1 ▶ 機能解剖

　脳動脈瘤は，その形状から囊状と紡錘状に分けられるが，通常破裂するのは前者である．破裂動脈瘤の好発部位は前大脳動脈（前交通動脈瘤を含む），内頸動脈，中大脳動脈，椎骨・脳底動脈（約90％が前方循環）である．大半の動脈瘤がくも膜下腔（脳槽）に存在する脳底部主幹動脈分岐部に発生するため（図1），破裂すると，通常くも膜下出血を呈する．未破裂動脈瘤のうち，症候性のものは動脈瘤の増大に伴い周囲の脳神経を圧迫して眼瞼下垂，複視，眼球運動障害などを呈する．内頸動脈－後交通動脈瘤や海綿静脈洞部内頸動脈瘤などはその代表的である．

2 ▶ 病因論

　脳動脈瘤の特徴的な病理所見として，内弾性板の消失，中膜平滑筋細胞消失などの血管壁の退行変性，外膜への炎症細胞の浸潤がある．従来，ほとんどの脳動脈瘤が先天性であるとされていたが，最近ではその成因にはさまざまな因子が関与しているという考え方が主流となっている．
　家族性脳動脈瘤発生や一部の遺伝子疾患（多囊胞腎，Malfan症候群，結節性硬化症など）に脳動脈瘤が合併しやすいこともよく知られており，近年の遺伝子解析により，徐々に動脈瘤感受性遺伝子が明らかになっている．また，いくつかの炎症関連因子が脳動脈瘤形成に重要な役割を果たしており，炎症に深く関与する転写因子であるNF-κBは脳動脈瘤形成の初期の段階から活性化されていることが実験レベルで証明されている[1]．脳

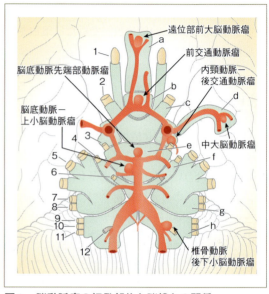

図1　脳動脈瘤の好発部位と脳槽との関係
1．嗅神経，2．視神経，3．動眼神経，4．滑車神経，5．三叉神経，6．外転神経，7．顔面神経，8．聴神経，9．舌咽神経，10．迷走神経，11．副神経，12．舌下神経．
a．脳梁周囲槽，b．終板槽，c．視交叉槽，d．大脳外側窩槽，e．脚間槽，f．迂回槽，g．橋小脳槽，h．外側小脳延髄槽．

動脈瘤の発生，増大における血行力学的因子の関与は重要である．破裂に関与する因子としては，症候性，高齢，女性，多発性，くも膜下出血の既往，喫煙，多量の飲酒，高血圧などがある．

3 ▶ 画像

　診断の基本はカテーテル法によるデジタルサブトラクション血管造影法digital subtraction angiography（DSA）であるが，近年の画像技術の進歩によりMRアンギオグラフィーMR angiography（MRA）やCTアンギオグラフィーCT angi-

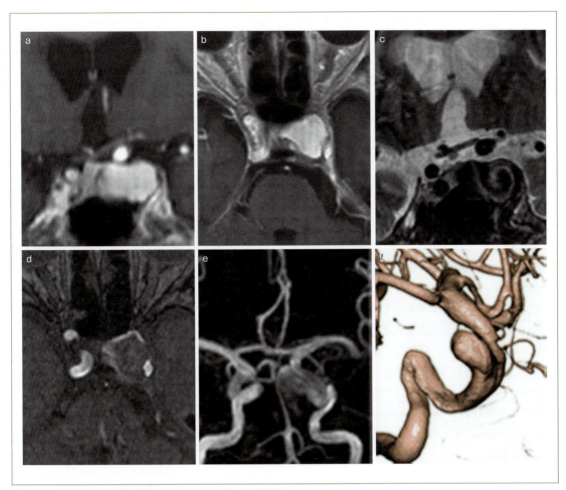

図2　左内頸動脈海綿静脈洞部の血栓化を伴った動脈瘤
74歳女性．左眼瞼下垂，眼球運動障害で発症し，画像上，海綿静脈洞部腫瘍が疑われたため，当院に紹介となった．
a, b．トルコ鞍内から海綿静脈洞部にかけて造影効果のある腫瘤性病変を認める．
c．T2強調像では不均一な信号を認め，瘤内の乱流・層流を反映していると考えられた．
d〜f．MRA，3D-RAからは内頸動脈と連続したin flow効果を認め，血栓化動脈瘤と診断した．
a．造影T1強調冠状断面像，b．造影T1強調水平断面像，c．T2強調冠状断面像，d．MRAの部分MIP像，e．MRA正面像，f．右内頸動脈3D-RA像．

ography（CTA）でも極めて正確に診断が下せるようになった．

1．DSA

約20％に多発脳動脈瘤がみられるため，通常4本の脳血管撮影（両側内頸・椎骨動脈）を原則とする．CTAやMRAに比べて侵襲が高い検査ではあるが，選択的な撮影ができる，空間分解能が高く周辺血管や穿通枝の描出に優れている，血流の経時的変化の評価に適している，などの利点がある．最近では，三次元脳血管撮影three-dimensional rotation angiography（3D-RA）を用いれば，脳動脈瘤の形態的特徴や周囲血管との関係をより詳細に評価することができるようになった．

2．3D-CTA

多数のX線検出器を多列に配置したマルチスライスCT multi detector row CT（MD-CT）装置の出現とコンピュータ技術の進歩により高画質の三次元画像の作成が可能となった．動脈瘤の診断能は極めて高く，DSAに匹敵し，迅速，非侵襲的で，DSAの代わりになり得るという報告も多い．周辺血管の走行，動脈瘤の形，方向および部

位の診断ではDSAよりも優れており，手術シミュレーションにも応用可能である．

3. MRI, MRA

MRAは未破裂脳動脈瘤のスクリーニング検査として行われるが，time-of-flight (TOF) MRAが最も頻繁に用いられる．DSAやCTAに比較すると診断率が落ちるといわれていたが，最近では多くの施設で3テスラ(T)装置が導入されており，高い信号雑音比と血流のT1緩和時間延長によるin flow効果の増強により，TOF MRAの画質も向上し，小さな動脈瘤や穿通枝の描出が可能となってきた．

MRIでは，瘤内部の血流が早く血栓がない場合はflow voidとなり，ほぼ均一な無信号域として描出されるが，大きな動脈瘤では瘤内部の血流状態，血栓や壁の石灰化の有無などによりさまざまな信号強度を呈する（図2）．遅い血流部分には造影効果がみられることもある．血栓は瘤の周辺部を層状に形成されることが多いので，flow voidを示す開存部を中心に高信号あるいは低信号の血栓が層状に取り囲むような所見を示す．

4. 最新画像

数値流体力学computational fluid dynamics (CFD)解析を行い，動脈瘤の発生や破裂部位の推定に応用する試みや，時間軸を加えた四次元CTにより動脈瘤の壁運動を観察する試みがなされている．また，DSA，3D-CTA，MRIのおのおののモダリティを融合させた三次元画像が手術シミュレーションに用いられるようになった．

4 ▶ 臨床のポイント

国際未破裂脳動脈瘤研究International Study of Unruptured Intracranial Aneurysms (ISUIA)の報告では，小さい動脈瘤ほど破裂率が低く，特に，くも膜下出血の既往のない7mm以下の前方循環系（内頸動脈-後交通動脈瘤を除く）はほとんど破裂しないことが示された[2]．わが国における研究（UCAS Japan）に関しては，以下の報告がなされた[3]．未破裂動脈瘤の年間破裂率は0.95%で，破裂に関与する因子として，脳動脈瘤の大きさと部位が重要であり，7mm以上のもの，前交通あるいは内頸-後交通動脈瘤，daughter sac（動脈瘤の不整な突出）を有するものでは破裂しやすい．画像診断技術の進歩に伴い，今後daughter sacを有するような症例では，CFD解析による最新画像などの情報が治療の戦略を立てるうえで有用となると思われる．

引用文献

1) Aoki T, Kataoka H, Shimamura M, et al：NF-κB is a key mediator of cerebral aneurysm formation. Circulation 2007；116：2830-2840.
2) Wiebers DO, Whisnant JP, Huston J 3rd, et al：Unruptured intracranial aneurysms：natural history, clinical outcome, and risks of surgical and endovascular treatment. Lancet 2003；362：103-110.
3) UCAS Japan Investigators, Morita A, Kirino T, et al：The natural course of unruptured cerebral aneurysms in a Japanese cohort. N Engl J Med 2012；366：2474-2482.

〈黒﨑雅道・渡辺高志〉

2) 代表的疾患の神経機能解剖アプローチ

脳静脈洞血栓症

1 ▶ 機能解剖

　脳表の上半分の静脈は上矢状静脈洞に注ぎ，脳深部の静脈はガレン静脈を経て直静脈洞に注ぐ．上矢状静脈洞と直静脈洞は合流し，横静脈洞からS状静脈洞へと注ぐ（図1）．

　脳静脈洞血栓症の症状は，灌流不全による頭蓋内圧亢進症状と，静脈性梗塞や出血による局所神経症状からなる．頭蓋内圧亢進による頭痛は90%で認められ，患者の25%では頭痛しか訴えない．また，頭蓋内圧亢進時には外転神経麻痺が起こりやすく，頭痛と複視があれば脳静脈洞血栓症の可能性がある．

　脳静脈洞血栓症では40%に痙攣を認め，両側の病変も少なくない．上矢状静脈洞血栓症による両側性の前頭葉病変では，近位筋に強い四肢麻痺が起こる．深部静脈血栓症による両側視床病変では，意識障害や精神異常をきたすため誤診されることも多い．横静脈洞血栓症では中耳炎が原因となることが多く，耳介後部の痛みを伴った皮質盲や失語を認める．皮質静脈の血栓症は少ないが，吻合静脈であるラベ静脈の閉塞では側頭葉に出血を認める．

2 ▶ 病因論

　脳静脈洞血栓症は全脳卒中の0.5~1%を占め，若い女性に多い．脳静脈洞血栓症の多くは基礎疾患をもち，凝固の亢進状態がある．後天性血栓性素因としては，妊娠と産褥，経口避妊薬，抗リン脂質抗体症候群，感染，外傷，悪性腫瘍がある．先天性血栓性素因にはアンチトロンビンⅢ欠損

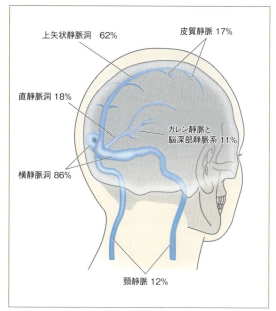

図1　脳静脈洞血栓症の部位別の頻度

症，プロテインS欠損症やプロテインC欠損症がある．また，まれな原因としては，ネフローゼ症候群や炎症性腸疾患などがある．

3 ▶ 画像

　単純CTでは検出率が低く，確定診断にはMR venographyが必要である（図2）．急性期の診断にはT2*強調像が有用であり，血栓はT2*強調像で著明な低信号を示す（図3）．T1強調像・T2強調像では，血栓の信号は時間とともに変化する．発症1週間を過ぎると，血栓内のメトヘモグロビンにより，血栓はT1強調像・T2強調像とも高信号を示す．

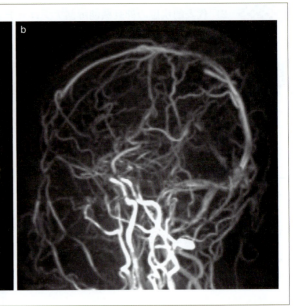

図2 38歳女性．主訴は頭痛と嘔吐のみ
a. 治療前のMR venographyでは，上矢状静脈洞，ガレン静脈，直静脈洞，横静脈洞が描出されていない．
b. 治療後は，描出されている．

4 ▶ 臨床のポイント

　脳静脈洞血栓症は特異的な臨床症状に乏しく，診断がつく頃には静脈性梗塞か出血が起こっている．両側性の病変，動脈支配に一致しない病巣や出血を伴う場合は，脳静脈洞血栓症の可能性がある．D-dimerは多くの症例で上昇するが，正常でも否定はできない．治療は，活性化部分トロンボプラスチン時間 activated partial thromboplastin time（aPTT）が2倍になるようにヘパリンの量を調節し，2週間後にワルファリン（INR 2.0-3.0）に切り替える．発症の数日以内に出血の拡大がなければ，治療前に脳内出血があっても，抗凝固療法を行うと出血性合併症も少なく，予後が良い．

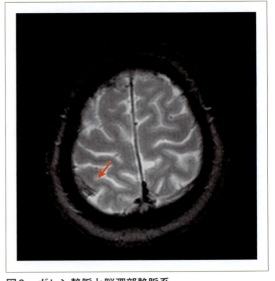

図3　ガレン静脈と脳深部静脈系
皮質静脈，上矢状静脈洞に形成された血栓が，T2*強調像にて低信号（→）を示す．

参考文献

1) Bousser MG, Ferro JM：Cerebral venous thrombosis：an update. Lancet Neurol 2007；6：162-170.
2) Saposnik G, Barinagarrementeria F, Brown RD Jr, et al：Diagnosis and management of cerebral venous thrombosis：a statement for healthcare professionals from the American Heart Association/American Stroke Association. Stroke 2011；42：1158-1192.
3) Ferro JM, Canhão P, Stam J, et al：Prognosis of cerebral vein and dural sinus thrombosis results of the International Study on Cerebral Vein and Dural Sinus Thrombosis（ISCVT）. Stroke 2004；35：664-670.

（酒巻雅典）

もやもや病

1 ▶ 機能解剖

　Willis動脈輪閉塞症とも呼ばれ，両側内頸動脈終末部に慢性進行性の狭窄を生じ，側副路として脳底部脳実質内にある細い（通常100〜300μ）動脈が拡張し異常血管網（脳底部もやもや血管）を形成するもので，進行すると両側内頸動脈の閉塞に至る（図1）．

　もやもや病は原因不明の疾患であり，①動脈硬化，②自己免疫疾患，③髄膜炎，④脳腫瘍，⑤ダウン症候群，⑥Recklinghausen病，⑦頭部外傷，⑧頭部放射線照射後などの基礎疾患に伴うものは類もやもや病としてもやもや病の診断からは除外される．

2 ▶ 病因論

　内頸動脈終末部において，原因不明の血管平滑筋細胞の変性による中膜の菲薄化と内膜における内弾性板の多層化，壊死細胞成分の蓄積や血管平滑筋細胞の増殖による内膜肥厚が起こり，血管内

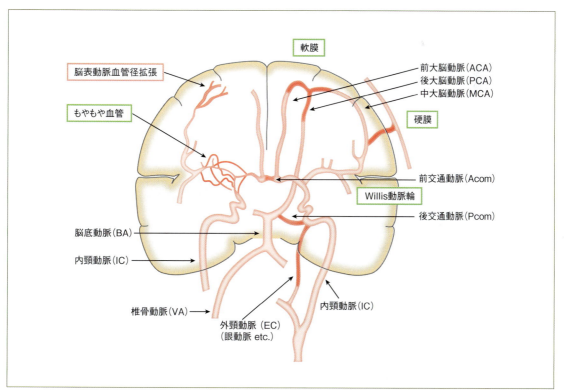

図1　脳虚血に対する側副血行路およびもやもや病における内頸動脈終末部狭窄と脳底部もやもや血管拡張・脳血流自動調節能による脳表動脈血管径拡張

腔の狭窄，閉塞に至る．TGF-βなどの転写因子やb-FGFやHGFなどの成長因子の関与が想定されている．約10％に家族性もやもや病が認められており，遺伝的要素の関与が明らかになりつつある．遺伝子座として，第3染色体（3p24.2-p26），第6染色体，第17染色体（17q25）などの報告がある．

上，大脳基底核部に少なくとも一側で2つ以上の明らかなflow-voidを認める場合にも異常血管網と判定してよい）．

3．1と2の所見が両側性にある．

上記の所見が認められた場合に確定診断とする．片側性の場合には＜疑診例＞とする．

3 ▶ 画像

もやもや病の診断は，脳血管撮影（図2）またはMRA（MRI）によってなされる．

1. 頭蓋内内頸動脈終末部，前大脳動脈および中大脳動脈近位部に狭窄または閉塞がみられる．
2. 大脳基底核部に異常血管網がみられる（MRI

4 ▶ 臨床のポイント

1．疫学，症状

もやもや病は東アジアに多発し，特に本邦で多い．患者数は人口10万人当たり4.74人で，男女比は1：1.8〜1.9と女性に多い．発症時の年齢分布には2つのピークがあり，10歳までの小児期は

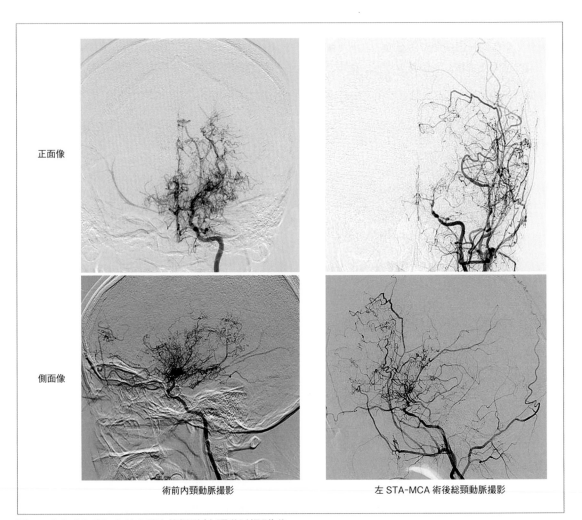

正面像　　　側面像　　　術前内頸動脈撮影　　　左STA-MCA術後総頸動脈撮影

図2　もやもや病における脳血管撮影（左頸動脈撮影）像

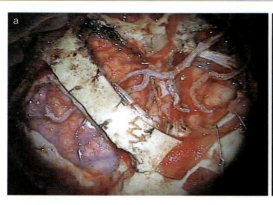
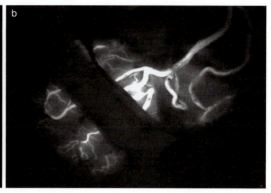

図3 直接血行再建術
a. もやもや病に対する右STA-MCA（4ヵ所）バイパス術.
b. 術中ICG撮影.

脳虚血で発症することが多く，20歳代後半からの成人では虚血に加えて脳出血で発症することも多い．

初発発作の病型としては，運動・感覚障害や皮質症状などを呈する一過性脳虚血発作 transient ischemic attack（TIA）が最多であり（44％），激しい運動などの過換気後に起こることが多い．脳出血（19％），脳梗塞（17％），頭痛（6％），てんかん（3％）がこれに続く．小児期にしつこい頭痛を訴える場合に，もやもや病を鑑別診断として挙げることはたいへん重要である．脳虚血発作を繰り返すことによって脳萎縮を呈し，精神機能障害，知能低下をきたしたり，難治性てんかんとして扱われている小児例も存在する．

頭蓋内出血の原因として，拡張したもやもや血管の血行力学的負荷による破綻や合併した末梢性動脈瘤破裂などが考えられる．脳室内出血が多く，少量で軽症のこともあるが，脳内出血などを合併して重篤となるものもある．もやもや病における死亡例の約半数は出血である．

2. 内科的治療

1）脳虚血発症例

急性期はアテローム血栓性脳梗塞急性期治療に準ずる．ただし，t-PA静注療法は禁忌である．循環呼吸管理として，一般の脳梗塞同様になるべく降圧しないこと，PCO_2 40mmHg以上を目標にして過換気を避けることが肝要である．慢性期も原則的にアスピリンやクロピドグレルなどの抗血小板療法を継続するが，長期にわたる場合，出血発症のリスクもあるため，注意が必要である．

2）出血発症例

急性期は一般の高血圧性脳出血に準じて血圧管理を行う（収縮期圧180mmHg以下，平均血圧130mmHg以下）．出血型もやもや病における再出血率は7.09％/年と高く，慢性期にも十分な降圧療法が必要である．

3）外科的治療

脳虚血症状を呈するもやもや病に対しては，血行再建術を行うことにより，TIA，脳梗塞のリスク，術後ADL，高次脳機能予後などの改善が得られるとされる．一方，出血型もやもや病に対する血行再建術が再出血を予防できるか否かは不明である．

術式として，浅側頭動脈-中大脳動脈吻合術 superficial temporal to middle cerebral artery bypass（STA-MCAバイパス）（図3）などの直接血行再建術と encephalo-myo-synangiosis（EMS）や encephalo-duro-arterio-synangiosis（EDAS）などの間接血行再建術がある．成人例では間接血行再建術単独による効果は少ない．

〔水成隆之〕

7．脳脊髄液系

1) 正常の神経機能解剖

目でみる脳脊髄液系のアウトライン

1 シェーマでみる脳脊髄液系（図1）

- 脳脊髄液 cerebrospinal fluid（CSF）は主に脳室の脈絡叢にある上衣細胞から分泌される．大脳半球の左右の側脳室で作られたCSFは第三脳室，中脳水道を経て第四脳室に至るが，この間には第三脳室や第四脳室に存在する脈絡叢からのCSFも加わる．約90％は第四脳室背側にある正中口（Magendie孔）と左右両側にある外側口（Luschka孔）からくも膜下腔へと排出され，残りの約10％は脊髄中心管へと流れる．くも膜下腔を循環したCSFは，硬膜静脈洞内に突出したくも膜絨毛から静脈系に吸収される．
- CSFの役割には，外部からの衝撃を吸収し，脳や脊髄を保護するクッションとしての役割と，栄養成分の供給および有害成分の除去をする役割がある．
- 成人ではCSFは1日に約600mL産生されるが，脳室とくも膜下腔は140〜270mLのCSFで満たされており，そのうち脳室内には25mL程度存在している．

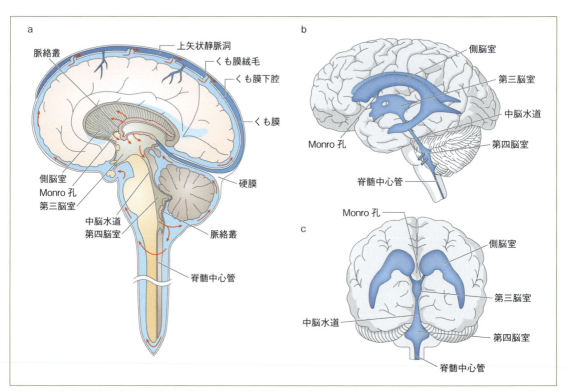

図1　a．脳脊髄液循環，b．脳室の側面図，c．脳室の前面図．

2 ▶ 画像でみる脳脊髄液系（図2）

- ▶ CSFはMRIのT1強調像で低信号，T2強調像で高信号を呈する．一方，fluid-attenuated inversion recovery（FLAIR）像では，CSFの信号を選択的に抑制しながら，T2強調のコントラスト像が得られるため，脳灰白質，側脳室周辺などCSFに隣接した病巣を明瞭に描出することができる．しかしながら，CSFの流れの速い脳幹部周辺やMonro孔近傍などでは，この間に選択されたスライス以外の信号抑制を受けていないCSFがスライス内に流入し，アーチファクトを生じることがある（図2c）．
- ▶ また，MRI time spatial labeling inversion pulse（time-SLIP）法ではMRIのRFパルス（ラベリングパルス）により，CSF自体を内因性の造影剤として利用することで，CSFの循環動態を観察できる（図2d）．

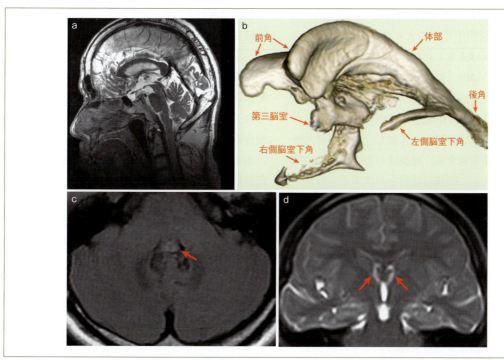

図2 a．MRI T2強調矢状断面像，b．T2強調像3D再構成像：左前方からみた側脳室，c．FLAIR水平断面像：第四脳室内にCSFによるアーチファクト（→）を認める．d．MRI time-SLIP法：第三脳室から第四脳室へのCSF逆流（→）．

参考文献

1) Johanson CE, Duncan JA 3rd, Klinge PM, et al：Multiplicity of cerebrospinal fluid functions：New challenges in health and disease. Cerebrospinal Fluid Res 2008；5：10.
2) Redzic ZB, Preston JE, Duncan JA, et al：The choroid plexus-cerebrospinal fluid system：from development to aging. Curr Top Dev Biol 2005；71：1-52.
3) Yamada S, Miyazaki M, Kanazawa H, et al：Visualization of cerebrospinal fluid movement with spin labeling at MR imaging：preliminary results in normal and pathophysiologic conditions. Radiology 2008；249：644-652.

（三好史倫・藤井進也）

1）正常の神経機能解剖

脳脊髄液系の構成とその機能

1 ▶ 脳脊髄液系の機能分類

1. 脳脊髄液系の構成要素

　脳脊髄液系は，形態を硬膜・くも膜・軟膜の3つで構成される髄膜と，中枢神経内の脳室系・表面を覆うくも膜下腔を満たす脳脊髄液で構成され，脳脊髄液は脳室上衣細胞間隙よりの脳組織間液，脳室内の脈絡叢により産生される脳脊髄液により構成されている．

　硬膜は弾性線維で構成され，内・外二葉から形成され，外方では骨膜と一体化し，中枢神経系を保護する機能を有する．硬膜は一部で外膜と内膜に分かれ，内部に硬膜静脈洞を形成する．脊髄では外膜は骨膜と癒合し，内膜との間に静脈叢を有する．脊髄は結果として二重の血管網に覆われている．

　くも膜は硬膜に接して内側にあり，その内側に脳脊髄液で満たされたくも膜下腔を有し，血管系を内部に有するとともに，くも膜小柱により脳表面の軟膜に付着し，中枢神経を保持している．くも膜は脳静脈洞・脊髄静脈叢内にくも膜顆粒を侵入させ，髄液の血液系の灌流を行っている．

　軟膜は脳の表面に密着している．軟膜はくも膜からの血管侵入部において血管とともに中枢神経内部に陥入し，血管周囲腔表面を形成する．脳脊髄液は血管周囲腔も満たしている．

2. 脳脊髄液の産生

　脳脊髄液の75％は，側脳室・第三脳室・第四脳室内の脈絡叢で産生され，25％は脳血液関門および脳室上衣細胞間より供給される組織間液より構成されている．成人の1日産生量は若年で500～600mL，加齢で減少し，高齢者で250mLとされている．脳脊髄圧は成人で約100mmH₂Oとされ，硬膜静脈洞圧より若干高く，産生と吸収のバランスによりほぼ一定に保たれている．脳脊髄液量は脳室系に平均で30mL，くも膜下腔に110mLと全体で約140mLで，加齢とともに増加する．

　脳脊髄液の入れ替え率は産生量に反比例し，脳組織間液の浸透と除去率は0.3～0.4％/minで，1日に平均4回入れ替わっている．

　脳脊髄液産生は，血管を支配する自律神経と，脳脊髄液中のセロトニンなどの神経伝達物質によりコントロールされ，頭蓋内圧のフィードバックを含めさまざまな神経支配下に調整されている．

　脳脊髄液組成は，単なる血漿滲出液ではなく，能動輸送により血清より，蛋白，カリウム，尿素は低く，塩素とマグネシウムは高くなっている．特に水分量は血漿が92％なのに対し，脳脊髄液は99％と水チャネル（アクアポリン→メモ1）により調節されている．蛋白質などは，拡散勾配による脳脊髄液への移行が行われており，血清と脳脊髄液では分子量に比例した濃度が保たれている．

メモ・1　脳脊髄液系とアクアポリン

　アクアポリンは全身の細胞膜に存在し，水チャネル機能をもつ膜蛋白で，細胞への水取り込みに関連している．現在13種類が報告され，中枢神経系ではアクアポリン1と4が主に存在している．

　アクアポリン1は血液脳脊髄液関門に存在する．脈絡叢が発生するとすぐに合成され，脈絡叢細胞表面突起に移動する．加齢とともに減少する．Alzheimer病での髄液循環減少との関連が示唆されている．水頭症における関連も推定されるが，今のところ実験モデルでは関連が明らかでない．脈絡叢の浸透透過性の維持に重要で，脳脊髄液産生低下，脳脊髄液圧減少で発現が減少する．

アクアポリン4は脳血液関門に存在する．中枢神経内の毛細血管周囲あるいは軟膜に接するアストロサイト足突起表面，脳室上衣細胞の脳室腔と反対側の表面，視索上核のグリア，小脳の顆粒細胞層などに豊富に発現している．細胞性浮腫・血管性浮腫の双方において重要な役割を果たし，水頭症においては発現が増加し，保護的に働いていることが報告されている．また，視神経脊髄炎では抗アクアポリン4抗体が陽性となる．

　中枢内の水分子を中心とした生理活性評価が，水頭症などの根本治療をもたらす可能性を指摘されている．

　脳脊髄液中の蛋白は，脳組織間液より供給されるタウ蛋白やS100β蛋白，脈絡叢で産生されているトランスフェリンなどである．血清に比較して脳脊髄液中の存在の比率が高いものは，脳室内と脊髄腔内を比較すると，脳室内に高い濃度勾配を示しており，アルブミンなど浸透性のものは脊髄腔のほうが高い．つまり，供給経路により脳脊髄腔内で濃度勾配が存在している．

3．脳脊髄液系の循環吸収

　脳脊髄液は中枢神経内の脳室系および表面のくも膜下腔で構成されている空間を満たしている．脳室の表面を形成している上皮細胞は，細胞間の結合が緩いため組織間液が脳室内に流出するとともに，組織への栄養素，神経伝達物質などの供給源となっている．また，表面に繊毛を有し，脳室外への脳脊髄液層流を形成する．

　脳脊髄液は脳室上衣細胞繊毛による層流と，心拍動と同期した間欠的圧力により維持されるバルク流が一定の閾値を超えたときに流出系の活動が起こり，一定の経路を通り，くも膜下腔を灌流している．

　脳脊髄液吸収系として，従来，硬膜静脈洞へくも膜絨毛を介する経路が主体と考えられていたが，最近では硬膜静脈洞に加え，脊髄根周囲の静脈叢をあわせた頭蓋脊髄くも膜絨毛血管系統と，脳神経周囲のリンパ組織への流出が主要な2つの流出路と考えられている（図1）．

　中枢神経系はリンパ管をもたないが，脳脊髄液によるリンパ系機能として再評価されている．この経路は，発生初期，くも膜顆粒が形成される以前に主に篩板を通して，鼻粘膜リンパ管への流出

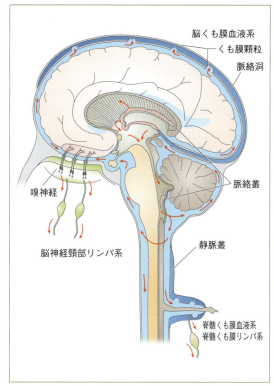

図1　2系統の脳脊髄液循環

が認められることや，脊髄腔への染色物質の注入により頸部リンパ節の染色が観察されるという事実より古くから注目されていた．生理的状態での，経路別の流出の割合は相互に関連し，確定しがたいものの，脊髄くも膜経路は通常で20％程度を占め，その他を頭蓋くも膜系と脳神経リンパ系により吸収されているとされる．

2 ▶ 脳脊髄液系の機能

1．栄養と排泄

　脳脊髄液は，中枢神経系の表面にあまねく存在し，脳組織間液の回収と，栄養素補給を行う．脳脊髄液は高塩濃度（＞150mmol/L）と低蛋白濃度（約200〜700μg protein/mL）になっている．輸送媒体として働いているが，脳脊髄液は脳血液関門を透過してきたポリペプチドのほかに局所で産生されたり，膜表面の再構成なので脱落してくるペプチドや蛋白を含んでいるため，血漿中の蛋白組成とは異なる．血漿中と脳脊髄液中の蛋白質の

関連については，古くは血液脳脊髄液関門の障害によって漏出しているとの考えがあったが，これは脳血液関門は生理的に大きな蛋白質は透過させないという誤解から生じていた．

脳脊髄液中の蛋白の35〜80％は血液由来のアルブミンで，20％が脳組織由来のもので，その中に脳独自のものを含んでいる．これらのもので，分子量の違いにより，脳室と脊髄腔では濃度が異なっている．蛋白濃度は局所産生よりは，脳脊髄液循環速度により規定されている．新生児ではくも膜顆粒が形成されておらず速度が遅いため，髄液血液アルブミン比は上昇しているが，4ヵ月を過ぎるとくも膜顆粒が形成され，脳脊髄液流速が最大となり，アルブミン比は最低となり，その後脊髄腔の伸張，加齢による産生低下とともに上昇する．

病的状態において，脳脊髄液蛋白が増える機序は，分子量による透過比率の保存より，血液脳脊髄液関門の障害ではなく，脳脊髄液循環速度の低下およびそれに伴う脳脊髄液産生の低下によると考えられている．

2．免疫機能

中枢神経系は，従来，脳血液・血液脳脊髄液関門が免疫細胞の侵入を抑制し，体循環系の免疫システムからは独立して存在していると考えられていた．最近ではこの2つの関門内，すなわち脳脊髄液内に活性化T細胞が存在し，監視システムが形成されていると考えられている．アストロサイト足突起と基底膜が最終的に神経細胞を防御している．脳脊髄液内にはマクロファージも存在し，抗原の侵入を感知して活性化され，脳血液・血液脳脊髄液関門を開いて，さらなる免疫細胞を脳脊髄液内に誘導する．自己免疫疾患ではこの侵入が繰り返し起こり，最終的に神経細胞が障害される．脳脊髄液系は中枢神経における免疫監視システムの場を形成している．

3 ▶ まとめ

脳脊髄液系は脳組織の状態を推定し，病態を検討するのに欠かせない情報をもたらす．組織からの排泄物を含み，変性に伴う特異物質などの検出が行われ，また，細胞成分の検討から中枢神経系における免疫状態を推定することが可能で，感染症の検討にも欠かせない情報をもたらしてくれる．しかし，脳脊髄液は若年成人では，1日に約4回，かなりの速度で生成吸収がなされ，血液脳脊髄液関門がダイナミックに活動しているが，加齢とともに産生が低下し，それに伴い吸収も低下するなど，脳脊髄液の加齢における中枢神経系への影響も無視できないと思われる．また，脳脊髄液中物質の濃度は，産生量・吸収速度により大きな変化をしていること，産生される場所と分子量により濃度勾配が存在することも常に考慮する必要があると思われる．最近では脳脊髄液の流れのMRIによる解析も可能になり，脳脊髄液の動態を含めた病態の理解が重要と思われる．

参考文献

1) Mathias B, Michael F：神経局在診断 その解剖, 生理, 診療. 改訂第5版, 花北順哉訳, 文光堂, 2010.
2) Reiber H：Proteins in cerebrospinal fluid and blood：barriers, CSF flow rate and source-related dynamics. Restor Neurol Neurosci 2003；21：79-96.
3) Pollay M：The function and structure of the cerebrospinal fluid outflow system. Cerebrospinal Fluid Res 2010；7：9.
4) Engelhardt B, Coisne C：Fluids and barriers of the CNS establish immune privilege by confining immune surveillance to a two-walled castle moat surrounding the CNS castle. Fluids Barriers CNS 2011；8：4.
5) Owler BK, Pitham T, Wang D：Aquaporins：relevance to cerebrospinal fluid physiology and therapeutic potential in hydrocephalus. Cerebrospinal Fluid Res 2010；7：15.

〈濱本　真〉

2）代表的疾患の神経機能解剖アプローチ

正常圧水頭症

1 ▶ 機能解剖（図1）

正常圧水頭症 normal pressure hydrocephalus（NPH）は，①認知障害，歩行障害，尿失禁の3徴を呈し，②脳室拡大はあるが髄液圧は正常範囲内で，③髄液排除によって症状が改善しうる病態として，Hakim と Adams が1965年に最初に報告した[1,2]．くも膜下出血や髄膜炎に続発する二次性 NPH と，先行疾患が明らかでない特発性 NPH idiopathic NPH（iNPH）とに分けられる．

髄液の流れの中で，Sylvius 裂より遠位の高位円蓋部・正中部のくも膜下腔が狭小化し，近位の Sylvius 裂，脳室系が拡大するくも膜下腔の不均衡な拡大を伴う水頭症 disproportionately enlarged subarachnoid-space hydroccphalus（DESH）[3]は iNPH の中核群と考えられている．そして DESH では脳室系・Sylvius 裂が拡大している症例ほど，高位円蓋部・正中部の容積が小さい．またシャント術によって脳室系，Sylvius 裂の拡大と高位円蓋部・正中部のくも膜下腔の狭小化がともに正常化する．このことより DESH では，くも膜下腔内に圧勾配が生じ，狭小化と拡大という反対方向の変形が並行して生じると考えられている．

DESH の脳変形所見を呈するが，明らかな3徴を有さない症例が存在し，これを MRI で iNPH の

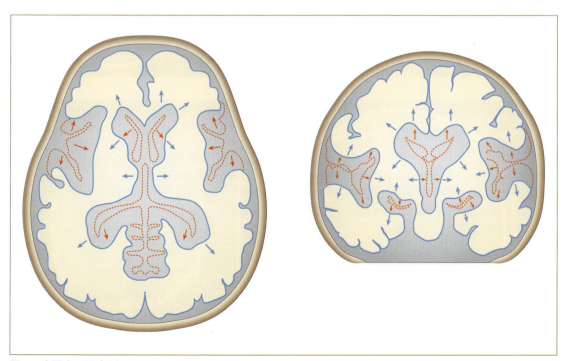

図1 水頭症の脳変形
実線は水頭症患者の髄液腔，点線は健常者の髄液腔，赤矢印は髄液腔の拡大，青矢印は脳への圧迫．

特徴を有する無症候性脳室拡大 asymptomatic ventriculomegaly with features of iNPH on MRI（AVIM）と呼ぶ．AVIM例の一部は4〜8年後に症状が顕在化するため，AVIMはDESHの前駆段階と考えられている．逆にAVIMの存在から，DESHの臨床症状が発現する鍵となるような脳部位があり，この部位に障害が及ばなければ，脳に変形が生じても，臨床症状が顕在化しないと考えられる．歩行障害に関わる部位としては内包前脚，皮質脊髄路，線条体が，認知障害については前頭葉頭頂葉の白質線維，脳梁，上前頭回，前部帯状回を含む前頭葉内側部，線条体が，排尿障害については右前頭葉が報告されている．

2 ▶ 病因論

髄液循環吸収障害によって脳室系などに過剰な髄液が貯留し，この貯留によって神経線維などの周辺組織が物理的に圧迫されたり，血流が低下したりして臨床症状が生じると考えられている．しかし髄液循環吸収障害の原因，臨床症状の発現メカニズムについてはいまだ明らかになっていない．

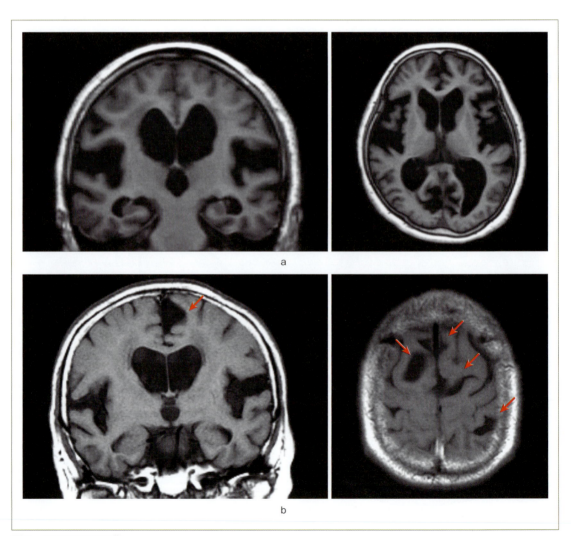

図2　DESHのMRI像
a. 典型的DESH例の画像，b. 局所的な髄液貯留像（→は髄液貯留部位）．

3 ▶ 画像

1. 脳室系は拡大し，Sylvius裂も開大する．高位円蓋部・正中部のくも膜下腔は狭小化する．脳梁角は急峻（90度以下）となる（図2a）．
2. 約30％の症例に局所的な髄液貯留像を認める（図2b）．

4 ▶ 臨床（診断治療上）のポイント

歩行障害は歩幅の減少，足の挙上低下，開脚歩行，外股などの特徴があり，歩行速度は低下する．アームスイングの低下は認めず，号令や抗Parkinson病薬の効果も乏しい．認知障害は精神運動速度の低下，思考緩慢，注意障害，作動記憶障害が特徴的である．記憶に関しては再生の障害は認めるが，再認は軽度障害にとどまることが多い．排尿障害は頻尿，尿意促迫，切迫性尿失禁が特徴的である．シャント術の効果を予測するためには，腰椎穿刺で一時的に髄液を排除して症状の改善を調べる髄液排除試験が有用である．

引用文献

1) Hakim S, Adams RD：The special clinical problem of symptomatic hydrocephalus with normal cerebrospinal fluid pressure. Observations on cerebrospinal fluid hydrodynamics. J Neurol Sci 1965；2：307-327.
2) ADAMS RD, FISHER CM, HAKIM S, ET AL：SYMPTOMATIC OCCULT HYDROCEPHALUS WITH "NORMAL" CEREBROSPINAL-FLUID PRESSURE. A TREATABLE SYNDROME. N ENGL J MED 1965；273：117-126.
3) 日本正常圧水頭症学会 特発性正常圧水頭症診療ガイドライン作成委員会（編）：特発性正常圧水頭症診療ガイドライン第2版．メディカルレビュー社，2011．

〈數井裕光〉

2）代表的疾患の神経機能解剖アプローチ

髄膜脳炎

1 ▶ 機能解剖

　髄膜は，外側から硬膜・くも膜・軟膜の3層からなる，脳および脊髄を保護するための膜の総称である（図1）．

　髄膜炎は軟膜とくも膜の限局した炎症で，発熱，頭痛，髄膜刺激徴候（項部硬直，Kernig徴候，Brudzinski徴候，Jolt accentuation of headacheなど），髄液細胞増加などを認める．脳炎は，脳実質の炎症を主体とし，発熱，意識障害，痙攣，髄膜刺激徴候などが出現する．脳炎はしばしばくも膜下腔の炎症を伴っており，その場合は髄膜脳炎として扱われる．

2 ▶ 病因論

　髄膜炎は臨床経過により，急性，亜急性，慢性，再発性に分類され，発症機序により感染性と非感染性（サルコイドーシス，Behçet病，Vogt-小柳-原田病，癌性髄膜炎，薬剤性など）に分けられる．感染性髄膜炎は起炎体の種類により，ウイルス性，細菌性（化膿性），結核性，真菌性，スピロヘータ性，リケッチア性，原虫および寄生虫性などに分けられる．

　脳炎は感染性脳炎と非感染性脳炎に分けられる．感染性脳炎では，単純ヘルペス脳炎が最も多い．ウイルス性脳炎以外にも，細菌性脳炎や，マ

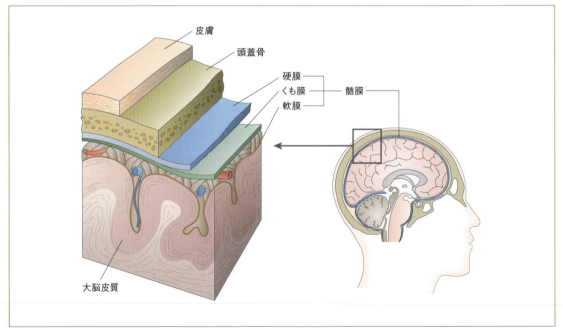

図1　髄膜の解剖模式図

イコプラズマ,赤痢アメーバ,熱帯熱マラリア原虫,結核,リステリア,トキソプラズマなどの病原体でも脳炎が起こることがある.一方,非感染性の中でも免疫介在性脳炎は,急性散在性脳脊髄炎 acute disseminated encephalomyelitis (ADEM)(感染後,予防接種後),抗神経細胞表面抗原 neuronal surface antigen (NSA) 抗体関連脳炎(抗NMDA受容体抗体,抗AMPA抗体,抗GABA$_B$受容体抗体,抗VGKC複合体抗体など),傍腫瘍性脳炎(抗Hu抗体,抗CV2/CRMP5抗体,抗amphiphysin抗体,抗Ri抗体,抗Yo抗体,抗Ma2抗体など),ビッカースタッフ型脳幹脳炎(抗GQ1b抗体),傍感染性脳炎(麻疹,風疹),難治頻回部分発作重積型急性脳炎 acute encephalitis with refractory, repetitive partial seizures (AERRPS) などが知られている.

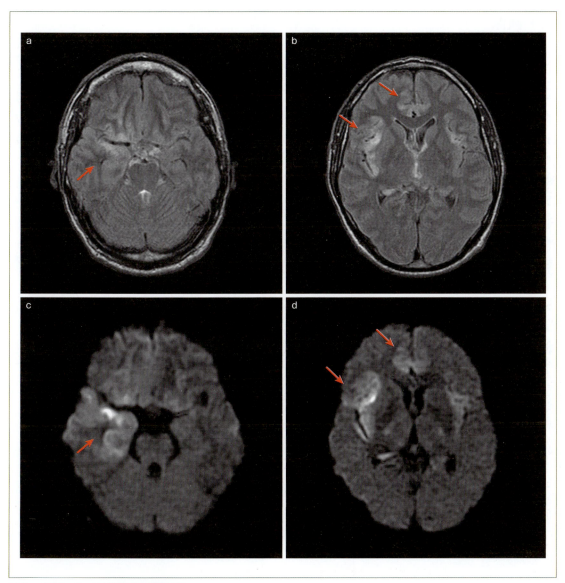

図2 単純ヘルペス脳炎(49歳男性)
a, b. FLAIR像,c, d. 拡散強調像.
右側頭葉内側部,右前頭葉内側部および右島回にFLAIR像,拡散強調像で高信号(→)を示す病変を認める.

表1 各種髄膜脳炎の初診時髄液所見

	初圧 (mmH$_2$O)	外観	細胞数 (/mm^3)	主な細胞	蛋白質 (mg/dL)	糖 (髄液/血清)	その他
基準値	100-180	透明	<5	単核	<45	>0.6	
ウイルス性	↑	透明	5-1,000	多核/単核	50-100	N	抗体価, PCR
細菌性	↑↑	混濁	100-50,000	多核	>100	↓↓	培養, PCR
結核性	↑↑	混濁/黄色	25-500	単核	100-500	↓-↓↓	ADA, 培養, PCR
真菌性	↑↑-↑↑↑	透明/混濁	0-1,000	単核	20-500	N-↓	培養, PCR, 墨汁染色

N：normal, PCR：polymerase chain reaction, ADA：adenosine deaminase activity.

3 ▶ 画像

　髄膜炎，特に細菌性髄膜炎では，頭部MRIにてガドリニウム造影剤による髄膜の異常増強効果が診断の手がかりになることがある．異常増強効果は硬膜，硬膜下，くも膜が主体のDA型（dura arachnoid pattern）とくも膜下，軟膜が主体のPS型（pia subarachnoid pattern）が知られており，細菌性髄膜炎ではDA型，PS型ともにみられることがあり，多くはび漫性に増強される．

　結核性髄膜炎では脳底部の脳槽，すなわち鞍上槽，脚間槽，迂回槽，橋前槽，Sylvius裂に広がる異常増強効果が知られている．

　一方，ウイルス性脳炎では多くのウイルスで画像上の特徴があることが多い．単純ヘルペス脳炎（辺縁系）（図2），日本脳炎（視床，基底核，黒質），水痘帯状疱疹脳炎（血管炎），エンテロウイルス71脳炎（橋，延髄後部，脊髄前角），EBウイルス脳炎（両側基底核），HHV-6脳炎（骨髄移植後，辺縁系脳炎），サイトメガロウイルス脳炎（AIDS，側脳室周囲の上衣，延髄）などが知られている．

4 ▶ 臨床のポイント

　髄膜脳炎は原因によっては，発症から治療開始までの時間が予後に影響する場合がある．そのため，髄膜脳炎の臨床経過や症状，髄液所見（表1），画像の特徴を理解し，早期に適切な治療を開始する必要がある．

参考文献

1) Solomon T, Hart IJ, Beeching NJ：Viral encephalitis：a clinician's guide. Pract Neurol 2007；7：288-305.
2) 土屋一洋：頭蓋内感染症の画像診断—知っておくべき検査法の選択とその所見—. 断層映像研究会雑誌 2008；35：113-121.

（熊谷智昭・石渡明子）

2）代表的疾患の神経機能解剖アプローチ

癌性髄膜炎

1 ▶ 機能解剖

　癌性髄膜炎は中枢神経系腫瘍の特異的な転移形式であり，全身の各臓器（脳を含む）の腫瘍細胞が脳表面，脊髄表面，くも膜下腔，脳室・脳槽内に播種することにより起こり，一般的には軟膜に沿って進展する．癌性髄膜炎は癌性髄膜腫症，髄膜内播種と呼ばれることもある．原発巣の種類により，血行性，直接浸潤，経神経性，経血管性などの経路で髄膜に播種する．転移・浸潤部位によりさまざまな臨床症状を呈することとなる（図1）．呈する症状の頻度は，脊髄・神経根症状が最も多く，脳神経症状，大脳皮質症状が続く．脳髄膜への転移では頭痛・嘔吐などの髄膜刺激症状をきたす．脳幹部への播種では，解剖学的部位に応じた脳神経障害（視力低下，複視・眼球運動障害，聴力低下，嚥下障害など）を生じることとなる．脊髄・脊髄神経根への転移では，頸部痛，背部痛などの痛みの他に，転移部位に応じた神経障害（上位・下位運動ニューロン障害，感覚障害）を引き起こす．転移により脳脊髄液の灌流障害・吸収障害が生じ二次性水頭症を併発することにより，脳圧亢進による意識障害や精神症状が現れることもある．担癌患者で画像上水頭症を認めた場合には，本疾患の鑑別が必要となる．

2 ▶ 病因論

　癌性髄膜炎の原因となる腫瘍は，転移性腫瘍では腺癌が多い．肺癌の頻度が最も高く，乳癌・胃癌・悪性黒色腫も多い．また，白血病・悪性リンパ腫が原因となることもある．原発性脳腫瘍では

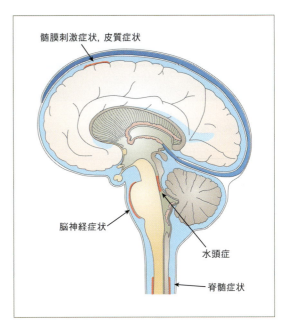

図1　癌性髄膜炎の進展部位

胚芽腫・髄芽腫・上衣腫・膠芽腫などが多い．

3 ▶ 画像

　症例は56歳女性．眼球運動障害，聴力障害など脳神経障害にて発症．右肺門部に肺腺癌の既往があり，頸部リンパ節などに転移を認め，髄液細胞診にてClass V，剖検にて腺癌細胞の髄膜播種を認めたが，脳実質には転移を認めなかった．MRIではFLAIR像にて，脳幹を中心に軟膜に沿った高信号を認めた（図2）．

4 ▶ 臨床のポイント

　当疾患（病態）の原因となる腫瘍はさまざまで

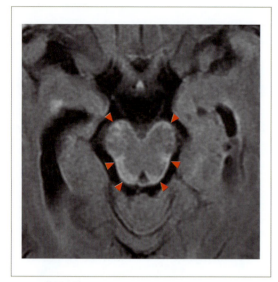

図2　症例写真

あるが，発見された時点で極めて予後不良であり，診断されてからの予後は6ヵ月以内という報告が多い．その理由として，従来の全身化学療法や放射線療法が無効なことが多いためである．最近では，抗癌剤の髄腔内投与（Bolus，持続灌流）により，腫瘍の縮小や予後の改善がみられるケースも報告されている．従来，各種腫瘍の終末期に起こる病態とされていたが，若年者などでは原疾患の発症後比較的早期に当疾患を発症するとの報告もある．担癌患者で，髄膜刺激症状や脳神経症状，認知機能障害，水頭症を疑う所見を認める場合には，なるべく早めにMRIなどの画像診断や髄液検査などを行い，当疾患の診断をする必要がある．

〔神谷信雄〕

2) 代表的疾患の神経機能解剖アプローチ

類上皮腫

1 ▶ 機能解剖

　類上皮腫 epidermoid は胎生期遺残組織から発生する良性腫瘍で，全脳腫瘍の1.3％とまれであるが，頭蓋内先天性腫瘍の中では最多である．嚢胞変性を起こし，類上皮嚢胞 epidermoid cyst とも呼ばれ，髄液腔に発生し，脳脊髄液類似の所見を呈するため，画像診断に苦慮することも多い．極めて緩徐に発育し，多くは30～50歳で発見され（70％），性差はない．小脳橋角部に好発し，この部位の腫瘍の5％を占める．小脳橋角部（40％）の他に，傍トルコ鞍（30％），Sylvius溝，側脳室，第三脳室・第四脳室，頭蓋骨板間層などに発生する．

　全般に頭痛が多くみられるが，増大すると発生部位に関連した症状が認められる．小脳橋角部では，三叉神経痛，聴力障害が多く，その他，顔面痙攣，舌咽神経痛を呈する．傍トルコ鞍部では，視野・視力障害，動眼神経・外転神経麻痺を呈する．そのメカニズムとして，腫瘍による神経直接圧迫以外に嚢胞内容物による刺激も考えられている．自然破裂し，内容物の刺激による無菌性髄膜炎を起こすこともある．

　肉眼的所見では，辺縁明瞭でスムーズな被膜は白色で光沢をもち，真珠腫とも表される（図1）．類皮腫とは異なり，皮膚付属器（毛髪，皮脂腺，汗腺など）を欠いた薄い扁平上皮に囲まれ，内容物は皮膚の角質であるケラチン，コレステロールからなり，グリース様・石鹸様と表現され，皮下組織の類上皮腫（粉瘤）と同様である．

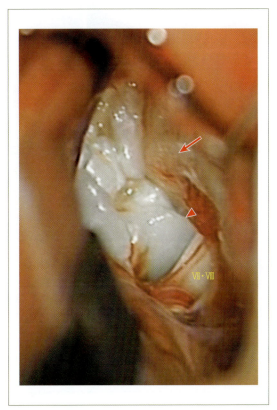

図1　肉眼所見
37歳女性．頭痛・三叉神経痛で発症した右小脳橋角部類上皮腫．
第Ⅶ・Ⅷ神経の深部に，白色の石鹸様内容物（矢頭）と薄い被膜（矢印）を認める．

2 ▶ 病因論

　胎生3～5週の神経管閉鎖時に迷入した外胚葉性上皮細胞が原因と考えられている．表皮由来の遺残組織が，皮膚のターンオーバーと同様に，緩徐に成長していく．

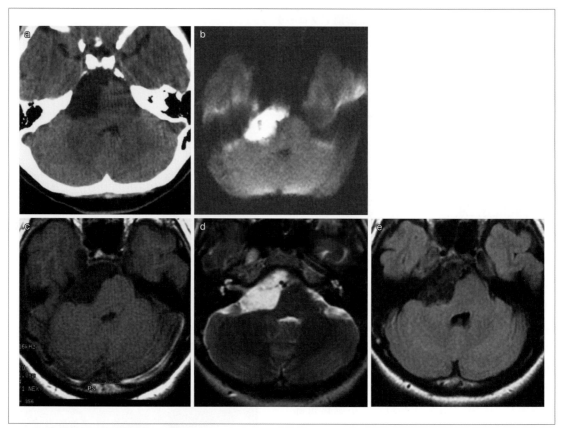

図2　小脳橋角部類上皮嚢胞の画像所見
28歳女性．三叉神経痛で発症．
a. 単純CT, b. 拡散強調像, c. T1強調像, d. T2強調像, e. FLAIR像.
右小脳橋角部に拡散強調像で著明な高信号を示す腫瘤性病変を認める．単純CT，T1強調像，T2強調像では脳脊髄液と等信号，FLAIRではやや高信号．

3 ▶ 画像（図2）

CTでは，コレステロールやケラチンを反映し，脳脊髄液と同レベルの低吸収を呈し，10〜25%に石灰化を伴う．

MRIでは，T1強調像，T2強調像とも脳脊髄液と等〜軽度高信号，内部はやや不均一である．脳脊髄液類似所見であり，くも膜嚢胞や髄液腔の拡大との鑑別が困難な場合がある．FLAIRでは脳脊髄液より不均一な高信号，拡散強調像では著明な高信号を呈し，画像診断が最も有用である．造影効果は示さないが，まれに被膜が造影される．拡散強調像での特徴的高信号は，T2 shine through効果の影響が大きく，ADC値低下はみられない．特殊な例として，T1強調像で脳実質よりも高信号，T2強調像で低信号を示すものは"white epidermoid"と呼ばれ，液化した内容物の豊富な不飽和脂肪酸やトリグリセリドを反映している．内容液が高蛋白・血腫も，同様にT1強調像で高信号・T2強調像で低信号を呈し，この場合，CTで高吸収を呈し，"dense epidermoid"といわれる．コレステロールやケラチンが通常より豊富なものはT1強調像で脳脊髄液より低信号を示し，"black epidermoid"と呼ばれる．

4 ▶ 臨床のポイント

放射線治療や化学療法は無効であり，外科的切除が唯一の治療法である．残存被膜から再増大す

るため,被膜を含めた全摘出が望ましいが,脳神経や血管の癒着が強い場合は,無理な切除は避けるべきである.また,類上皮がんへの悪性転化がまれながら報告されており,経過を追ううえで,造影される症例などでは念頭におくべきものである.

参考文献

1) Committee of Brain Tumor Registry of Japan : Report of Brain Tumor Registry of Japan (1984-2000) 12th ed. Neurol Med Chir (Tokyo) 2009 ; 49 (Supple) : PS1-96.
2) Gergory LK : Epidermoid Cyst. Diagnostic imaging brain, 2nd Edition, Osborn AG eds, AMIRSYS, I-7 18-21, 2010.
3) 日本脳神経外科学会・日本病理学会編:脳腫瘍取扱い規約 第3版. 金原出版, 166-167, 2010.
4) 江原一雅:類表皮嚢胞,類皮嚢胞. 脳神経外科学大系 第7巻 脳腫瘍Ⅱ, 第1版, 河瀬 斌編, 中山書店, 352-359, 2004.
5) Chen S, Ikawa F, Kurisu K, et al : Quantitative MR evaluation of intracranial epidermoid tumors by fast fluid-attenuated inversion recovery imaging and echo-planar diffusion-weighted imaging. AJNR Am J Neuroradiol 2001 ; 22 : 1089-1096.

(大村朋子・小林士郎)

8. 脊　髄

1) 正常の神経機能解剖

目でみる脊髄のアウトライン

1 ▶ シェーマでみる脊髄（図1～3）

- ▶ 脊髄は脊柱管の中にある40～45cmほどの長さで，ほぼ円筒形，横断面では円形ないし楕円形を呈している．周囲は脊椎と付随する靱帯，筋肉，脊髄膜，脳脊髄液によって保護されている．
- ▶ 脊髄は成人では通常，大後頭孔から第1・2腰椎の椎間のレベルにまで広がっているが，その終末部である脊髄円錐は第12胸椎～第3腰椎の間で個人差がある．円錐の先端は終糸になって尾骨に付着しているが，終糸は結合組織からなり，中枢神経としての機能はない．
- ▶ 上記のように脊髄は脊柱管の上部2/3のみを占めており，脊柱よりもかなり短いため，脊髄から脊髄神経が出る高さと対応する椎骨の高さの差が下位へいくほど大きくなる．そのため，頸部から尾骨までのあらゆるレベルで脊髄神経は脊髄を出た後，脊柱管の中を斜め下方に走ってから椎間孔から出る．また腰髄～仙髄から出る神経線維は終糸の周りを下行しており，その形態は馬の尾に似ているため馬尾と呼ばれる．
- ▶ 脊髄は全長にわたって一様な太さではなく，上肢と下肢を支配する脊髄神経が出入りする高さで太くなっているが，これらの膨らみをもった部分を膨大という．第4頸椎～第1胸椎レベルにある頸膨大から起こる神経は上肢を支配し，第11胸椎～第1腰椎の高さの腰膨大からは下肢を支配する脊髄神経が出る（図1）．
- ▶ 脊髄の横断面では，中心管のまわりにH字状の灰白質があり，その外側に白質がある．
- ▶ 灰白質のうち前角は，前根を出て骨格筋に分布する多数の運動神経細胞（前角細胞）を含む．
- ▶ 後角は皮膚や筋肉からの感覚を後根から受け取る感覚神経細胞（後角細胞）を含んでいる．
- ▶ 胸髄と腰髄の灰白質には側角（中間質外側部）がある．そのうち，胸髄の側角には交感神経細胞が集まっている．
- ▶ 脊髄から脊髄神経根が出ており，前根細胞から脊髄神経前根が起始する．側角から起こる交感性線維も前根を通り，交通枝を経て交感神経幹に入る．
- ▶ 後根細胞は椎間孔内にある脊髄神経節にあり，その軸索が後根として脊髄に入る．
- ▶ 前・後根細胞は脊髄神経節のすぐ遠位で合わさり，脊髄神経となって椎間孔から脊柱管外に出る．その後まもなく前枝と後枝に分かれ，前枝は腹壁の前外側部と四肢に，後枝は固有背筋と背部の皮膚に分布する（図2a）．
- ▶ 白質は前正中裂，後正中溝，前外側溝により前索，側索および後索の三部に分かれており，いずれも上下方向に走行する神経線維の伝導路になっている．
- ▶ 白質の浅層では主に縦走する投射線維束が連絡し，深層では種々の高さを連絡し合う，短い線維が一部走行している．後索は脊髄の上方で薄束（Goll束）と楔状束（Burdach束）に分

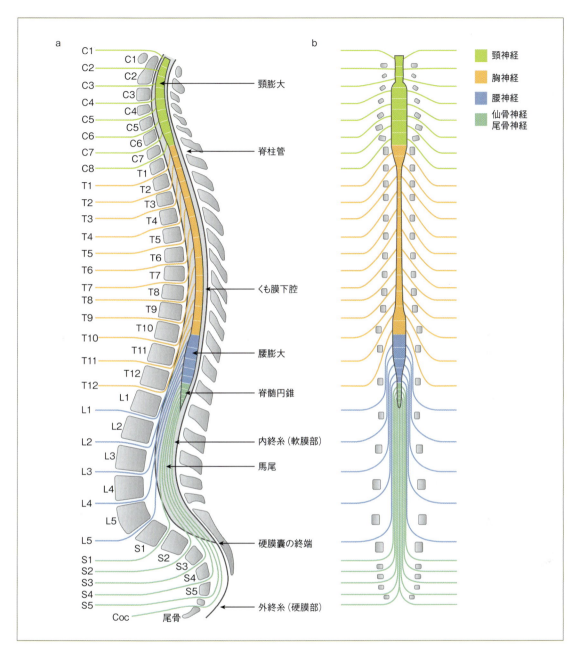

図1 脊髄神経の側面図（a）と前面図（b）

　　かれており，おのおの下半身と上半身からの感覚線維の伝導路になっている．
- 灰白質の形態や白質の占める割合は，脊髄の各レベルにおいて異なっており，頸膨大や腰膨大では四肢に分布する運動神経細胞のために前角が発達しており，胸髄では内臓に分布する交感神経神経細胞のために側角が発達している．
- 白質の占める割合は頭方へ向かうにつれ増加するが，これは上行性線維が付加され，下行性線維が白質を離れていくためである（図2b）．
- 脊髄を栄養する動脈の基本的な構造としては，腹側正中を走行する前脊髄動脈と脊髄側面から背側表面に左右に一対存在する後脊髄動脈が脳幹の延髄から脊髄円錐まで縦方向の系を形

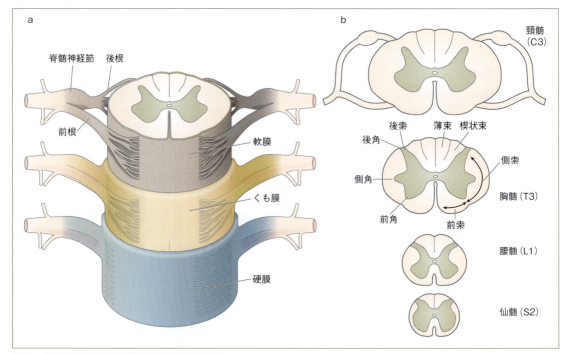

図2　脊髄の解剖（a）と脊髄の水平断面（b）

成し，これらを脊髄表面の軟膜動脈叢が横断性に結合している．
▶ 前脊髄動脈は左右の椎骨動脈の枝が1本に吻合して脊髄の前正中裂に沿って下行する．
▶ 溝動脈は前脊髄動脈から起こり，この裂を通って脊髄に入る．
▶ 後脊髄動脈は椎骨動脈あるいは後下小脳動脈から分かれ，後外側に沿って下行する．
▶ 上行頸動脈，椎骨動脈，深頸動脈，肋間動脈，腰動脈，外側仙骨動脈の分岐が椎間孔を通り，脊髄神経根に沿って，前根動脈，後根動脈に分かれ，前脊髄動脈，後脊髄動脈と吻合する．
▶ 脊髄の表在静脈では，前面3本の前脊髄静脈と，後面3本の後脊髄静脈が縦走し，両者の間を表在性の軟膜静脈網が吻合している（図3）．

2 ▶ 画像でみる脊髄（図4，5）

▶ 中心灰白質はT1強調像，T2強調像でやや高信号を呈し，白質はT1強調像，T2強調像で低信号を呈する．
▶ 神経根はT1強調像，T2強調像で中等度信号域として描出される．

参考文献

1) 森　墾，柳下　章：成人の正常解剖．エキスパートのための脊椎脊髄疾患のMRI，第2版，柳下　章編，三輪書店，p.7-17，2010．
2) Moore KL, Dalley AF：Chapter 4, Clinicallly Oriented Anatomy, 5th edition, Lippincott Williams & Wilkins, p.439-501, 2005.
3) Jindal G, Pukenas B：Normal spinal anatomy on magnetic resonance imaging. Magn Reson Imaging Clin N Am 2011；19：475-488.

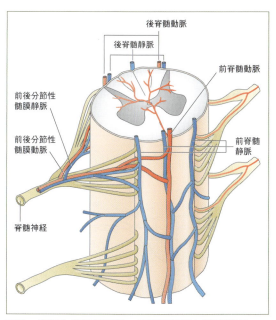

図3 脊髄と脊髄神経根への動脈栄養と静脈灌流

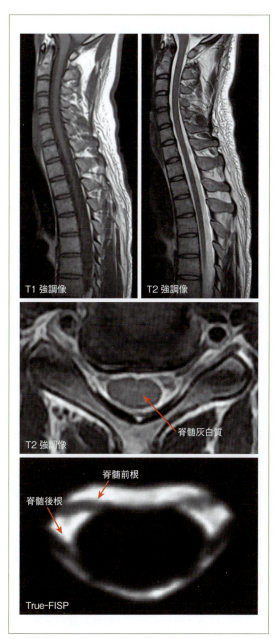

図4 脊髄のMRI

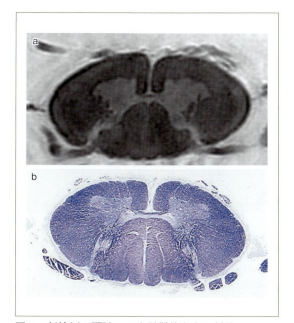

図5 剖検例の頸髄MRIと髄鞘染色との対比
a. T2強調像, b. 髄鞘染色.

(三好史倫・藤井進也)

1）正常の神経機能解剖

脊髄各部の構成とその機能

1 ▶ 脊髄の機能分類

　脊髄は中心部の灰白質とその周囲の白質からなり，灰白質である前角および後角からの根糸が脊髄外で集まり，神経根を形成する（図1）．1つの神経根と関連する領域が1髄節である．脊髄は頸髄8髄節（C1-8），胸髄12髄節（T1-12），腰髄5髄節（L1-5），仙髄5髄節（S1-5），尾髄1髄節（Coc1）の合計31髄節から構成されるが，各脊髄髄節と脊椎椎体のレベルは一致しないことに注意する必要がある．おおまかには，頸髄が第1～6頸椎付近，胸髄が第7頸椎～第10胸椎付近，腰髄が第11胸椎～第12腰椎付近，仙髄が第1腰椎付近に位置する（"目でみる脊髄のアウトライン"の図1参照）．成人においては，第1腰椎椎体レベル付近（第12胸椎椎体下端から第2腰椎椎体下端までの間）に脊髄円錐と呼ばれる脊髄末端部が終わり，このレベル以下の硬膜嚢内には馬尾と呼ばれる腰仙髄由来の多数の神経根がみられる．

　脊髄前角の運動神経細胞は，筋線維を支配して実際の筋収縮に関与するα運動神経細胞と紡錘内線維とシナプスを形成して筋紡錘を調節するγ運動神経細胞に分類される．それらは延髄錐体で交叉する外側皮質脊髄路および延髄錐体で交叉しない前皮質脊髄路を介して上位中枢からの支配を受け（錐体路），さらに外側網様体脊髄路・内側網様体脊髄路・前庭脊髄路により脳幹諸核を介した大脳皮質・大脳基底核・小脳からの支配も受ける（図2）．前者の錐体路を介する連絡は直接路と呼ばれ，α運動神経細胞を支配し，後者の網様体脊髄路・前庭脊髄路を介する連絡は間接路と呼ばれ，主にγ運動神経細胞を支配する．上位中枢か

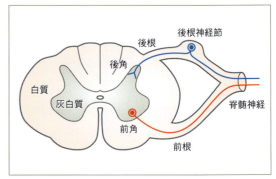

図1　脊髄髄節
脊髄は中心部の灰白質とその周囲の白質からなる．後根からの感覚線維が後角に入り，前角からの運動線維が前根となる．前根と後根が合わさって脊髄神経となる．1つの神経根と関連する領域が1髄節である．

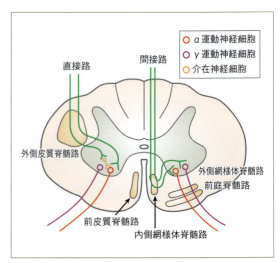

図2　脊髄前角細胞と連絡路
脊髄前角の運動神経細胞は，実際の筋収縮に関与するα運動神経細胞と筋紡錘を調節するγ運動神経細胞に分類される．運動系経路としては，外側皮質脊髄路・前皮質脊髄路を介してα運動神経細胞を支配する直接路，外側網様体脊髄路・内側網様体脊髄路・前庭脊髄路を介して主にγ運動神経細胞を支配する間接路がある．

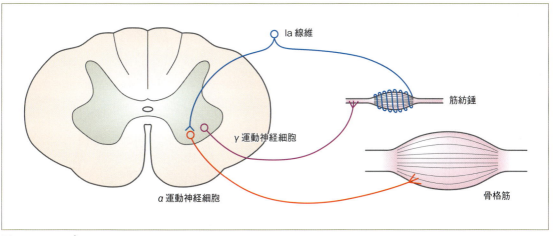

図3　γループ
γ運動神経細胞が興奮すると紡錘内線維が収縮して筋紡錘が伸展され，求心性Ia線維が前角のα運動神経細胞を興奮させる．この回路はγループと呼ばれる．

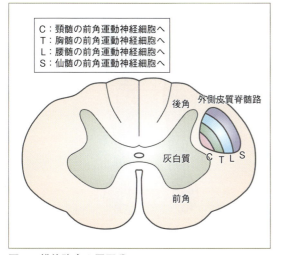

図4　錐体路内の層区分
錐体路内では，頸髄の運動神経細胞を支配する線維が最も内側であり，次いで胸髄，腰髄，仙髄と外側に向かって層状となっている．

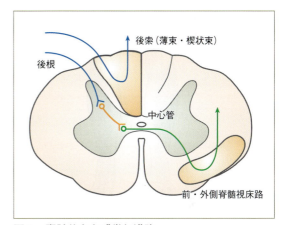

図5　脊髄後角と感覚伝導路
脊髄後角は後根神経節からの感覚入力を受け，表在感覚は対側の外側脊髄視床路（温痛覚）あるいは前脊髄視床路（触覚），深部感覚（振動覚・位置覚）は同側の後索にある薄束・楔状束を上行する．

らの刺激でγ運動神経細胞が興奮すると紡錘内線維が収縮して筋紡錘が伸展され，求心性のIa線維から後根を介して前角のα運動神経細胞を興奮させる．この回路はγループと呼ばれ（図3），筋緊張を高める機能を担っており，また腱反射のメカニズムにも関与している．なお，錐体路内の線維走行には層区分が存在する．すなわち，頸髄の運動神経細胞を支配する線維が最も内側であり，次いで胸髄，腰髄，仙髄と外側に向かって層状と

なっている（図4）．

脊髄後角は後根神経節からの感覚入力を受け，表在感覚は対側の外側脊髄視床路（温痛覚）あるいは前脊髄視床路（触覚），そして深部感覚（振動覚・位置覚）は同側の後索を介して上行する（図5）．それぞれの後根・髄節は一定の範囲の感覚を支配し，その分布は皮膚分節（デルマトーム）と呼ばれる（図6）．主な部位（髄節）では，後頭部上部（C2），母指と前腕橈側（C6），小指と前腕尺

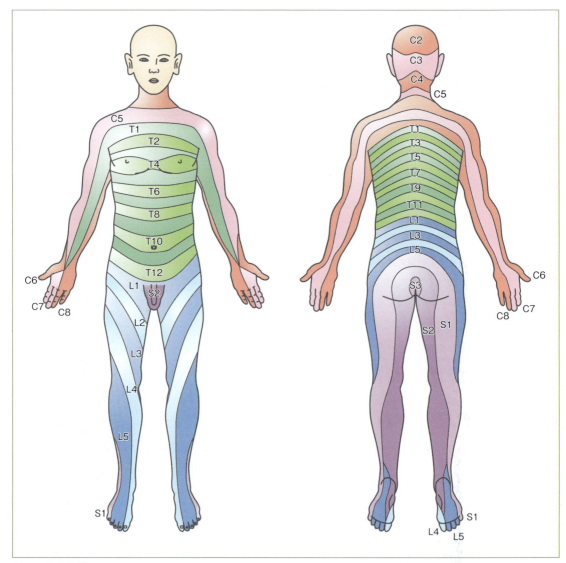

図6　皮膚分節
各後根・髄節は一定の範囲の感覚を支配し，その分布は皮膚分節と呼ばれる．隣接する髄節の支配領域には重なりがあるが，後頭部上部が第2頸髄，母指と前腕橈側が第6頸髄，小指と前腕尺側が第8頸髄，乳頭が第4胸髄，剣状突起が第6胸髄，臍が第10胸髄，鼠径部が第1腰髄，下腿前面と足背が第5腰髄，下腿後面が第1仙髄，会陰部が第3仙髄は覚えておくと便利である．

側（C8），乳頭（T4），剣状突起（T6），臍（T10），鼠径部（L1），下腿前面と足背（L5），下腿後面（S1），会陰部（S3）であるが，隣接する部分には重なりがある．脊髄視床路内の線維走行にも層区分が存在し，頸髄由来の線維が最も内側で，次いで胸髄，腰髄，仙髄の線維が外側に向かって層状に位置する（図7）．また，脊髄視床路内では触覚が前方，温痛覚が側方を上行すると考えられている．なお，後索内の線維走行にも層区分が存在し，頸髄由来の線維が最も外側で，次いで胸髄，腰髄，仙髄の線維が内側に向かって層状に位置する（図7）．頸髄由来の線維が楔状束，胸髄・腰髄・仙髄由来の線維が薄束と呼ばれ，それぞれ延髄の楔状束核と薄束核に終わる．

胸腰髄では前角と後角との間に側角が発達しており，交感神経節前神経細胞の細胞体が存在する．胸腰髄（T1-L3）由来の交感神経節前線維は，膀胱や直腸などの一部を除いて標的臓器から離れた

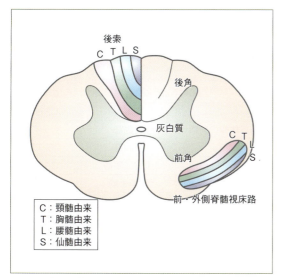

図7 感覚伝導路内の層区分
脊髄視床路内の線維走行には層区分が存在し，頸髄由来の線維が最も内側で，次いで胸髄，腰髄，仙髄の線維が外側に向かって層状に位置する．後索内の線維走行にも層区分が存在し，頸髄由来の線維が最も外側で，次いで胸髄，腰髄，仙髄の線維が内側に向かって層状に位置する．頸髄由来の線維が楔状束，胸髄・腰髄・仙髄由来の線維が薄束と呼ばれる．

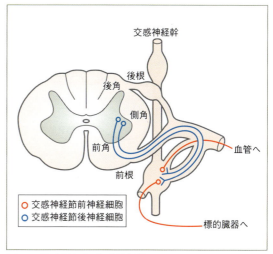

図8 脊髄側角と交感神経幹
胸腰髄では前角と後角との間に側角が発達しており，交感神経節前神経細胞の細胞体が存在する．交感神経節前線維は，主に標的臓器から離れた傍脊柱領域に交感神経幹を形成して節後線維に連絡する．

傍脊柱領域に交感神経幹を形成して節後線維に連絡する（図8）．一方，迷走神経と仙髄副交感神経核由来の副交感神経節前線維は，標的臓器近傍に副交感神経節を形成して節後線維に連絡する．

2 各部位の機能

I. 頸髄

　頸髄は延髄に続く最も高位の脊髄で，胸髄に連続する．第1頸神経は後頭骨と第1頸椎の間，第1および第2頸椎の間の椎間孔から第2頸神経，以下同様に第7頸椎と第1胸椎の間の椎間孔から第8頸神経が出るため，7個の頸椎に対して8髄節の頸髄が存在する（前項図1参照）．頸髄の横断面では発達した前角が特徴であり，後索では下肢からの深部感覚を受ける薄束に加えて上肢からの深部感覚を受ける楔状束が加わり，側角はみられない（図9）．下部頸髄は他の脊髄部位より太いことが知られており，頸膨大と呼ばれる．頸膨大の前角運動神経細胞は，上肢の骨格筋を支配する．肩周囲筋群はC4-8，上腕筋群はC5-8，前腕筋群はC5-T1，手の筋群はC7-T1，胸部体幹筋群はC5-T1の脊髄髄節に支配されるが，横隔膜はC3-5由来の横隔神経に支配されることに注意する必要がある（表1）．皮膚分節では，後頭部から上肢の大部分の感覚が頸髄支配である（図6）．第5頸神経から第1胸神経は相互に連結しており，腕神経叢と呼ばれる．

II. 胸髄

　胸髄は脊髄のうち頸髄に続き，腰髄に連続する部分である．第1および第2胸椎の間の椎間孔から第1胸神経，以下同様に第12胸椎と第1腰椎の間の椎間孔から第12胸神経が出るため，12個の胸椎に対して同数の12髄節の胸髄が存在する．胸髄の横断面では，交感神経節前神経細胞の細胞体のある側角が発達しており，後索には薄束が認められる（図9）．体幹筋群はT2-12の脊髄髄節に支配される．皮膚分節では，上肢の一部から下腹部までの感覚が胸髄支配である（図6）．

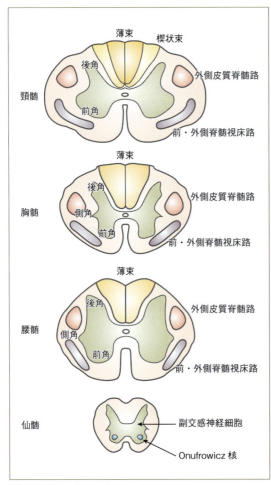

図9 頸髄・胸髄・腰髄・仙髄の特徴
頸髄では前角がよく発達して後索には薄束に加えて楔状束が加わるが，側角はみられない．胸髄では交感神経節前神経細胞の細胞体のある側角が発達しており，後索には薄束が認められる．腰髄においても側角がみられ，後索には薄束が認められる．白質に乏しい仙髄下部では錐体路はみられず，副交感神経核の存在する側角と前角の Onufrowicz 核が認められる．

III. 腰髄

　腰髄は，脊髄のうち胸髄に続き仙髄に連続する部分である．第1および第2腰椎の間の椎間孔から第1腰神経，以下同様に第5腰椎と第1仙椎の間の椎間孔から第5腰神経が出るため，5個の腰椎に対して同数の5髄節の腰髄が存在する．腰髄の横断面では胸髄同様に側角がみられ，後索には薄束が認められる（図9）．腰髄も他の脊髄部位より太く，腰膨大と呼ばれる．腰膨大の前角運動神経細胞は，下肢の骨格筋を支配する．腸腰筋はL1-3,

表1 脊髄髄節と筋支配

	筋肉	支配髄節
肩の筋肉	棘上筋	C4-6
	三角筋	C5-6
	棘下筋	C4-6
	広背筋	C6-8
胸部体幹の筋肉	横隔膜	C3-5
	前鋸筋	C5-7
	大胸筋	C5-T1
上腕の筋肉	上腕二頭筋	C5-6
	腕橈骨筋	C5-6
	上腕三頭筋	C6-8
前腕の筋肉	長回外筋	C5-6
	橈側手根伸筋	C6-8
	橈側手根屈筋	C6-7
	長母指屈筋	C6-T1
	長母指伸筋	C7-8
	尺側手根伸筋	C6-8
	尺側手根屈筋	C7-T1
	長掌筋	C7-T1
手の筋肉	短母指外転筋	C7-T1
	母指対立筋	C8-T1
	小指対立筋	C7-T1
	小指外転筋	C8-T1
	骨間筋	C8-T1
臀部の筋肉	腸腰筋	L1-3
	大臀筋	L4-S2
大腿の筋肉	大腿四頭筋	L2-4
	半腱様筋	L4-S1
	半膜様筋	L4-S1
	大腿二頭筋	L4-S2
下腿の筋肉	前脛骨筋	L4-5
	後脛骨筋	L5-S1
	ヒラメ筋	L5-S2
	腓腹筋	L5-S2
足の筋肉	短母指伸筋	L4-S1
	短指屈筋	L5-S1
	母指外転筋	L5-S1
	小指対立筋	S1-2
	小指外転筋	S1-2
	骨間筋	S1-2
骨盤底の筋肉	会陰筋・括約筋	S3-4

臀筋群はL4-S2，大腿筋群はL2-S2，下腿筋群はL4-S2，足の筋群はL4-S2の脊髄髄節に支配される（表1）．皮膚分節では，臀部から下肢前面の感

覚が腰髄支配である（図6）．第12胸神経から第4腰神経は相互に連結しており，腰神経叢と呼ばれる．

IV. 仙髄

仙髄は脊髄のうち腰髄に続き，尾髄に連続する部分である．第1仙骨孔から第1仙骨神経，以下同様に第5仙骨孔から第5仙骨神経が出るため5髄節の仙髄が存在する．脊髄円錐部にある仙髄の横断面では，乏しい白質で錐体路はみられず，副交感神経核の存在する側角がみられる（図9）．前角の一部には外肛門括約筋を支配するOnufrowicz核が存在するが，この核は筋萎縮性側索硬化症で保たれることで有名である[1]．骨盤底筋群は，S3-4の脊髄髄節に支配される（表1）．皮膚分節では，下肢後面から会陰部・肛門周囲の感覚が仙髄支配である（図6）．第4腰神経から第3仙骨神経は相互に連結しており，仙骨神経叢と呼ばれる．

V. 尾髄

第4および第5仙骨神経とともに尾骨神経叢を形成する一対の尾骨神経を出す．尾骨神経叢は上部では陰部神経叢と仙尾骨神経係蹄を形成する．尾が退化しているヒトでは尾骨神経は痕跡的である．

引用文献

1) Mannen T, Iwata M, Toyokura Y, et al：Preservation of a certain motoneurone group of the sacral cord in amyotrophic lateral sclerosis：its clinical significance. J Neurol Neurosurg Psychiatry 40：464-469, 1977.

（上田雅之）

2) 代表的疾患の神経機能解剖アプローチ

筋萎縮性側索硬化症

1 ▶ 機能解剖

　筋萎縮性側索硬化症 amyotrophic lateral sclerosis（ALS）は運動神経が特異的に侵されることが特徴であるが，その病理所見でも二次運動神経細胞の細胞体である脊髄前角の大型神経細胞の脱落が最も著明で，脊髄断面において前角と前根は萎縮している（図1）．残存している前角細胞ではBunina小体やskein-like inclusionと呼ばれる特徴的な構造物を認めることがある[1]（図2）．また，一次運動神経細胞の経路である側索の皮質脊髄路においては主として太い神経線維が侵され，軸索も髄鞘も両方消失する（図1）．この錐体路の変性は脊髄から延髄，中脳大脳脚，内包と遡って認められる．

2 ▶ 病因論

　ALSでは，病理学的にBetz細胞などの一次運動神経細胞と延髄舌下神経核や脊髄前角細胞を中心とする二次運動神経細胞の選択的変性脱落のため，全身の随意筋の筋力低下を生じる．一般に孤発例が多いが全体の5〜10％に家族歴を認め，そのうちの20％はCu/Zn superoxide dismutase 1（SOD1）の遺伝子変異が報告されている．その一方でALSでは脊髄前角細胞や海馬顆粒細胞などにユビキチン陽性の封入体が認められ，2006年にこの封入体の構成成分としてTDP-43が同定された[2]．TDP-43はRNA結合蛋白であり，RNAの代謝，輸送，分解などに関与していることが予想され，通常は細胞の核内に存在しているが，ALSでは封入体の存在とともにTDP-43は細胞質に染色されることが知られている（図2）．また，TDP-43は前頭側頭葉変性症に認められる同様の封入体の構成成分であることもわかり，ALSとの連続性について研究が進んでいる．

3 ▶ 画像

　ALSでは，脳内の錐体路に変性を認め，T2強調像およびFLAIR像において皮質脊髄路が高信号領域に，皮質運動野が低信号領域として認められる．これと同様に，頻度は低いが脊髄においても皮質脊髄路の変性を反映して同部位がT2強調像で高信号領域として認められることがある．また，認知機能障害をきたした場合は前頭側頭型認知症のタイプとなり，同部位に萎縮を認める．

4 ▶ 臨床のポイント

　成人発症で進行性に球麻痺症状（舌の麻痺・萎縮・線維束性収縮，構音障害，嚥下障害），一次運動神経細胞障害（痙性，腱反射亢進，病的反射），二次運動神経細胞障害（筋萎縮，筋力低下，線維束性収縮）を認め，感覚障害がないか軽度の場合に疑う．針筋電図検査で急性，慢性の神経原性変化を認めること，神経伝導検査で末梢神経障害を除外することに加えて，他疾患の鑑別ができれば本疾患の可能性が高まる．典型的には筋力低下，筋萎縮が一側上肢の遠位部から始まり，徐々に近位部や対側の上肢，両下肢へと広がるが，球麻痺から発症する例や呼吸筋麻痺から発症する例もあり，構音障害，嚥下障害，呼吸障害に対してタイミングよく医療介入していく必要性が高い疾患である．特に嚥下障害，呼吸障害に対しては，胃瘻

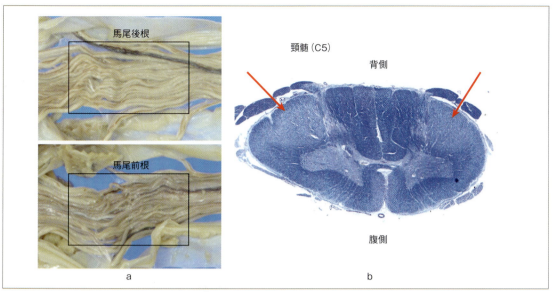

図1　馬尾肉眼所見および脊髄横断面KB染色
a．下肢筋力低下が長期に及んだALS症例の馬尾肉眼所見である．馬尾の前根は後根に比して細く，褐色調になっている．
b．上下肢筋力低下のあったALS症例の頸髄(C5)の髄鞘染色(KB染色：髄鞘を青く染める)を示す．後索に比べると側索の染色程度が低下している(→)（北里大学医学部病理学　原　敦子先生ご提供）．

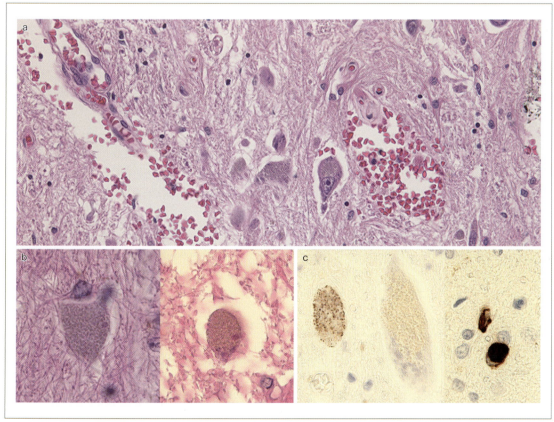

図2　脊髄前角のHE染色およびTDP-43免疫染色（北里大学医学部病理学　原　敦子先生ご提供）
a．脊髄前角のHE染色，b．Bunina小体のHE染色，c．Bunina小体のTDP-43免疫染色．

造設や気管切開・人工呼吸器などの治療をどこまで行うかを事前によく話し合っておく必要がある．

■引用文献
1) 若林孝一：神経変性疾患における病理像の見方，考え方．臨床神経学 2013；53：609-617.
2) Neumann M, Sampathu DM, Kwong LK, et al：Ubiquitinated TDP-43 in frontotemporal lobar degeneration and amyotrophic lateral sclerosis. Science 2006；314：130-133.

（長嶋和明・荻野美恵子）

2) 代表的疾患の神経機能解剖アプローチ

脊髄腫瘍

1 ▶ 機能解剖

一般的に脊髄腫瘍とは，脊髄神経の存在高位のみでなく脊柱管内またはその周辺部に発生した腫瘍を総称し，馬尾のレベルである中下位腰椎の脊柱管周辺腫瘍も含まれることが多い．椎体などの骨に発生する腫瘍は脊椎腫瘍として別に分類されることが多い．狭義には原発性のものを指すが，広義には転移性脊髄腫瘍も含まれる．

I. 分類

臨床的には腫瘍と脊髄，硬膜の位置関係から，硬膜外腫瘍 extradural tumor，硬膜内髄外腫瘍 intradural extramedullary tumor および髄内腫瘍 intramedullary tumor と，発生部位により大別される（図1）．脊柱管の内外，椎間孔にまたがる砂時計のような形態をした腫瘍を砂時計腫 dumbbell tumor と総称する．また馬尾部に発生した腫瘍を総称して馬尾腫瘍 cauda equina tumor と呼ぶ．

脊髄腫瘍全体における組織別の頻度では神経鞘腫 neurinoma が40〜50％，髄膜腫 meningioma が10〜15％，上衣腫 ependymoma，星細胞腫 astrocytoma，血管系腫瘍，嚢腫がそれぞれ5％前後を占めるといわれている[1]．

1. 硬膜外腫瘍

全脊髄腫瘍の約10％を占めるとされている．腫瘍は硬膜外腔に存在するので脊髄は硬膜の外から圧迫を受ける形になる．原発性腫瘍では神経鞘腫や脂肪腫などが挙げられるが，続発性の腫瘍であることが多く，乳がんや肺がんなどの転移性の腫瘍であることが多い．

2. 硬膜内髄外腫瘍

全脊髄腫瘍の約65％を占めるとされている．腫瘍は硬膜内で脊髄外，すなわち硬膜下腔またはくも膜下腔に存在する．腫瘍の種類としては大部分が神経鞘腫または髄膜腫である．その他に神経線維腫 neurofibroma などがある．

3. 髄内腫瘍

全脊髄腫瘍の5〜15％を占めるとされている．脊髄実質内に発生した腫瘍である．脊髄は内から

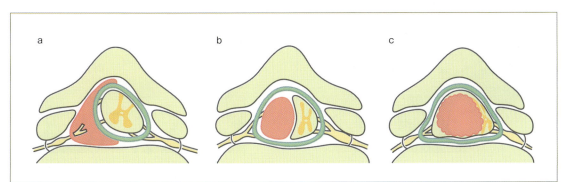

図1　脊髄腫瘍の分類（文献2から引用）
a. 硬膜外腫瘍，b. 硬膜内髄外腫瘍，c. 髄内腫瘍．

外へ腫れ上がるように圧迫され腫大する．上衣腫，星細胞腫などの神経膠腫が多いとされている．

2 ▶ 病因論

多くは原発性の腫瘍である．症状は腫瘍による脊髄，神経根，馬尾の圧迫による神経症状が主である．したがって腫瘍に特徴的な症状があるとは言い難い．腫瘍の存在高位により脊髄症状，神経根症状，馬尾症状などの多彩な症状を呈す．その症状から神経障害高位を判定する．良性の腫瘍であれば増大は緩徐であるため症状発現には時間を要す．一度症状が出ると寛解増悪を繰り返しつつ，徐々に悪化していくことが多く，術後の機能予後を考えると早めの腫瘍摘出が望ましいともいえる．卒中発作様に急速にしびれや運動麻痺が進行する場合は腫瘍内出血や血管系腫瘍の破裂などを疑うべきである．

まれに悪性腫瘍の転移として脊柱管内に腫瘍を形成することがある．特に脳転移後の髄腔内播種は念頭におくべきである．

3 ▶ 画像

単純X線では椎弓根間距離の拡大や椎体後面の圧痕scallopingなどが，また砂時計腫の場合は椎間孔の拡大がみられることがある．MRI像にてほとんどの腫瘍は診断可能であり，ガドリニウム造影剤を投与すると腫瘍はより鮮明に描出されることが多い．神経鞘腫では腫瘍内に壊死部を認めることがあり，不均一に造影されたり，囊腫状に造影されたりすることがある（図2）．髄膜腫では

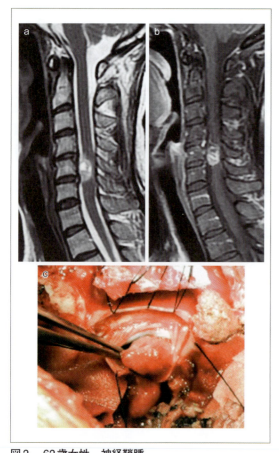

図2　62歳女性，神経鞘腫
a．T2強調像，b．T1強調像．腫瘍内が不均一に造影されている，c．術中写真．

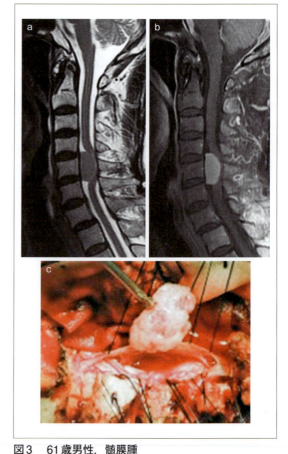

図3　61歳男性，髄膜腫
a．T2強調像，b．T1強調像．腫瘍内が均一に造影され，marginal dural thickeningの所見を認める，c．術中写真．

均一に造影されることが多く，形態的に硬膜と腫瘍の接点が鈍となっている(marginal dural thickening, dural tail sign)ことがある（図3）．脊髄造影を行うことにより腫瘍の存在部位（硬膜外，硬膜内髄外，髄内）の判定が容易になる．

4 ▶ 臨床のポイント

脊髄腫瘍は悪性腫瘍や浸潤性髄内腫瘍を除けば，神経鞘腫や髄膜腫などの良性腫瘍が大半を占め，治療としては手術的に全摘出を行うことが基本である．しかし脊髄の腹側にあると腫瘍摘出が困難な場合があり，手術療法の選択には工夫が必要となる．特に髄内腫瘍では脊髄に切開を加える必要があり，完全摘出は困難なことがある．この場合，悪性である可能性も高くなるため，慎重な術前の診断と治療方針が重要である．悪性腫瘍の場合は放射線療法や化学療法の併用を考慮するが，放射線療法は脊髄障害の危険性があるので適応には慎重にならざるを得ない．

引用文献

1) 稲見州治，中村雅也，千葉一裕ほか：脊髄円錐高位の障害と症候学 脊髄円錐高位の脊髄腫よう．脊椎脊髄ジャーナル2002；15：273-278．
2) 田口敏彦：胸椎・腰椎の疾患．脊髄腫瘍．標準整形外科学．第10版，中村利孝，松野丈夫編，p.501, 2008.

（神﨑浩二・渥美　敬）

2）代表的疾患の神経機能解剖アプローチ

tabes dorsalis（脊髄癆）

1 ▶ 機能解剖

　tabes dorsalis（脊髄癆）においては後角，後索が障害される（図1）．後角を介して脊髄に入力されるのは温痛覚，粗大触圧覚，識別性触圧覚，深部感覚である．温痛覚，粗大触圧覚は後角で神経細胞を代え，対側の外側脊髄視床路，前脊髄視床路を上行する．識別性触圧覚は同側の後索を上行する．深部感覚は意識型（振動覚や位置覚）と非意識型（筋，腱，関節からの情報を小脳へ送る）があり，意識型の深部感覚は同側の後索を上行する．非意識型深部感覚は後角で神経細胞を換え，対側の前脊髄小脳路を上向する．tabes dorsalisにおいては後角，後索が障害されるため，電撃痛，運動失調が出現する．視神経の萎縮もtabes dorsalisでは高頻度に認められる．

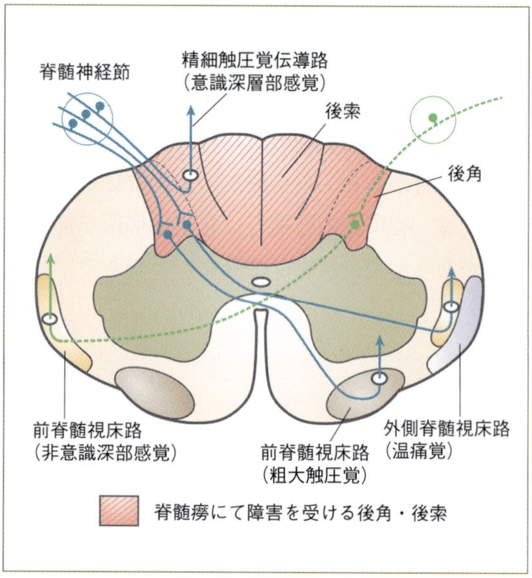

図1　脊髄癆にて障害を受ける脊髄水平断面像

2 ▶ 病因論

　梅毒はスピロヘータである *Treponema pallidum* による全身感染症である．tabes dosalisは初感染後，未治療で10〜30年（平均20年）を経過して発症する．このため中年から高齢の男性に多い．神経梅毒は第1期：感染部のびらんや潰瘍（無痛性）を認め，感染後4〜8週で自然治癒する．第2期：皮膚発疹が出現，数ヵ月で治癒することが多く，潜伏期となり，1/3の症例で晩期梅毒となる．第3期（晩期）：皮膚，骨，内臓，神経が障害され，症候性神経梅毒は未治療群の5％に出現する．症候性神経梅毒には髄膜血管型，進行麻痺，tabes dorsalisがあり，tabes dorsalisは100万人に6人くらいの頻度で発生する．

3 ▶ 画像

　MRI，T2強調像にて脊髄の高位診断と脊髄後索ならびに後角に一致する病巣を確認できる．

4 ▶ 臨床のポイント

　表1にtabes dorsalis患者における臨床症状と神経所見の出現頻度を示した[2]．自覚症状としてはtabes dorsalisの責任病巣である脊髄後角，後索症状である電撃痛，運動失調が高頻度で認められる．神経所見としては脊髄症状と同じ頻度で瞳孔異常が認められることが特筆される．対光反射は消失するが，輻輳反射は障害されにくい．
　検査所見としてTreponema pallidum hemaglu-

tinin test（TPHA）ならびに fluorescent treponemal antibody-absorption（FTA-ABS）は，血清および髄液でかなり高い頻度で陽性所見となる．一般髄液所見は際立った異常は認められないことが多い．

治療としては，ペニシリンG 100万-400万単位，4時間おきに，10日間の大量ペニシリン療法が推奨される．治療終了時には運動失調，長期経過（1～6年）では電撃痛の改善がみられるが，視神経に関する改善は認められない．非改善例においても進行抑制効果は認められる[3]．

引用文献

1) Pandey S：Magnetic resonance imaging of the spinal cord in a man with tabes dorsalis. J spinal Cord Med 2011；34：609-611.
2) Rowland LP：Spirocheteinfections. Neuroshiphilis. Merrit's neurology, ed. by Rowland LP. LEA & FEBIGER, Philadelphia, London, p.152-161, 1989.
3) 小宮山純，伊藤直樹，片山 薫ほか：脊髄癆に対する penicilline 大量療法—水溶性結晶 penicillin G 静注法を中心として—．神経内科治療 1986；3：345-351.

（丸木雄一）

表1 tabes dorsalis 患者の臨床症状と神経所見の出現頻度（Merritt HH, Adams RD, Solomon HC：Neurosyphilis. New York：Oxford University Press, 1946 から引用）

自覚症状	%	神経所見		%
電撃痛	75%	瞳孔異常		94
運動失調	42		Argyll Robertson	48
排尿障害	33		その他	64
異常感覚	24	腱反射消失		
腹部症状	18		アキレス腱反射	94
視覚異常	16		膝蓋腱反射	81
直腸障害	14		腱反射消失	11
聴覚障害	7	ロンベルグ兆候		55
陰萎	4	感覚異常		
			振動覚	52
			視覚	43
			痛覚	13
		視神経萎縮		20
		眼球運動障害		10
		Charcot 関節		7

2）代表的疾患の神経機能解剖アプローチ

血管障害

1 ▶ 機能解剖

　脊髄血管障害の理解のためには，脊髄の血管支配と機能解剖のいずれも頭に入れておく必要がある．

1. 脊髄の血管支配（図1，2）

　1本の前脊髄動脈と2本の後脊髄動脈が脊髄表面の前と後ろをそれぞれ上下方向に走行する（図1）．そして前脊髄動脈からは中心動脈が後ろ方向に枝分かれして，それぞれが後索と後角を除く脊髄の左右片側を栄養している．中心動脈は通常左右交互に配列する．後脊髄動脈はそれぞれ同側の後索と後角を栄養している．前脊髄動脈は2～14本，平均6～7本の前根動脈の上行枝と下行枝が吻合して形成される（図2）．上部頸髄では椎骨動脈から分かれた左右の前脊髄枝が通常合流して前脊髄動脈が始まる．下部頸髄は多くの場合，左の，第5前後の頸髄前根動脈から前脊髄動脈への血流を受ける．胸髄では第3，6，11辺りの胸髄前根動脈から流入するが，一般的に細い．腰髄では1本の太い前根動脈が主に左のおよそ第2腰髄前根から流入し，腰膨大部を栄養する．この前根動脈は根動脈の中で最大なので，特別にAdamkiewicz動脈と呼ばれる（図2）．後脊髄動脈へ流入する後根動脈は前根動脈より細く，11～16本，平均14本といわれている．

2. 脊髄の機能解剖（図3）

　前脊髄動脈の範囲内には上行系として温痛覚を運ぶ外側脊髄視床路，下行系としては上位運動神経細胞の軸索を含む外側皮質脊髄路が重要である．そして，温痛覚は後根神経節からの軸索が脊髄に入り，後角で神経細胞をかえたらすぐに白交連を通り交叉して対側の外側脊髄視床路を上行するのに対し，深部感覚は脊髄に入ったら同側の後索を上行して延髄に至り後索核に終始した後に交叉し対側の内側毛帯を上行する（図3）．触覚は2つに分かれ，深部感覚と一緒に同側の後索を上行する線維と対側にわたって前脊髄視床路を上行する線維となる．一方，外側皮質脊髄路は延髄の錐体交叉で対側へ移った後に脊髄側索を下行し同側前角の下位運動神経細胞に終始する．もし脊髄半分が梗塞に陥ったとしたらBrown-Séquard症候群を呈するが，出血にしても梗塞にしても両側性になることが多いため，前脊髄動脈の支配なのか，後脊髄動脈なのかが重要になってくる．前脊髄動脈領域の梗塞の場合はいわゆる前脊髄動脈症候群を呈する．頸髄レベルの障害であれば上肢の筋を司っている下位運動神経細胞の機能低下による上肢筋力低下が，腰髄レベルであれば同様に下肢筋力低下を両側性に呈する．さらに障害レベル以下において，上位運動神経細胞症状による四肢あるいは下肢の痙縮や腱反射亢進や病的反射が出現するとともに温痛覚が鈍麻から消失し，尿閉や便秘などの膀胱直腸障害が起こるが，振動覚や関節位置覚などの深部感覚は保たれる．一方，後脊髄動脈領域の梗塞の場合は，逆に，障害レベル以下の深部感覚障害が出現するが極めてまれである（後脊髄動脈症候群）．

2 ▶ 病因論

　脊髄の血管障害は脳血管障害と同様に虚血性と出血性に大きく分けられる．さらに虚血性は一過性脊髄虚血性発作，脊髄動静脈瘻，脊髄梗塞に，そして出血性は硬膜外血腫，硬膜下血腫，くも膜

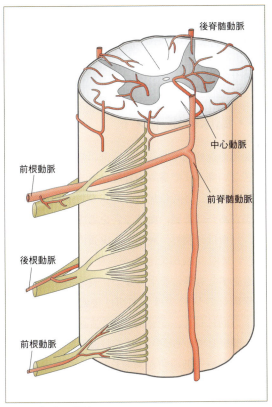

図1　脊髄の動脈

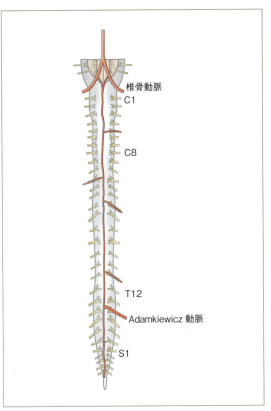

図2　前脊髄動脈に流入する動脈

下出血，実質内の脊髄出血に分類される．

　脊髄梗塞の責任血管としては，①大動脈，②椎骨動脈，③肋間動脈および腰動脈，④根動脈，⑤前脊髄動脈および後脊髄動脈，⑥中心動脈があるが，臨床的に重要なのは，①と⑤である．大動脈解離による脊髄梗塞はそれほどまれではなく，中部胸髄および下部胸髄に多い．脊髄動脈は脳梗塞と同様にアテローム血栓性，細動脈硬化性，心原性塞栓症，動脈原性塞栓症に加えて，椎間板ヘルニアや頸椎の過伸展・過屈曲に伴う血管への圧迫により梗塞を生じる．硬膜外血腫は胸椎や頸椎胸椎移行部に生じ，急速に脊髄圧迫症候が出現する．原因としては特発性が多いが，軽微な外傷や腹圧をかけたことをきっかけに発症したり，抗凝固薬服用や血液疾患に伴って発症したりする．脊髄動静脈瘻の後発部位は胸腰髄で，盗血による虚血症状により間欠性跛行を呈したり，静脈うっ滞により脊髄が腫れたりするが，まれにくも膜下出血や脊髄梗塞を引き起こす．脊髄出血の原因は外傷を

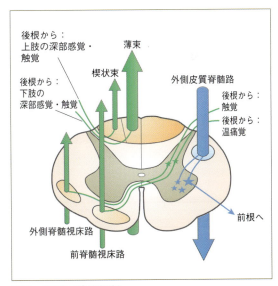

図3　脊髄の機能解剖

きっかけに発症したり，抗凝固薬服用や血液疾患に伴ったりする．

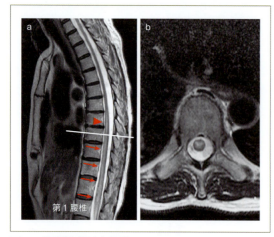

図4 前脊髄動脈症候群
発症時57歳女性．某日腰背部痛を自覚した．第5病日未明に突然両下肢脱力が生じ，近医を受診した．両下肢完全麻痺，第2腰椎レベル以下の温痛覚脱失，下肢腱反射低下を認め同日当院へ転送された．神経学的に，完全対麻痺，第10胸椎レベル以下の温痛覚脱失，尿意消失と尿閉を認めた．第9病日の脊椎MRI矢状断面T2強調像(a)で第8胸椎レベルの胸髄に高信号域を認め(▶)，第9から12胸椎レベルの胸髄に淡い高信号域が連続して認められる(→)．脊椎MRI水平断面T2強調像(b)では高信号域が第9胸椎レベルの胸髄灰白質に目立ち，胸髄の前半分が淡く高信号を呈している．

3 ▶ 画像

図4を参照．

4 ▶ 臨床のポイント

　突然の後頸部や背部，腰背部の痛み（激痛から重苦しい痛みまで痛みの程度はさまざま）が最も重要である．さらに痛みのレベル以下の運動感覚障害があれば脊髄の血管障害を考慮する必要がある．出血は硬膜外，硬膜下，実質内いずれもほぼCTやMRIで検出できるが，梗塞はMRIを用いても必ずしも異常を呈さない．典型的な前脊髄動脈症候群のMRIでは，初期は後索を除く脊髄が上下方向に長く，全体的にT2強調像で高信号を呈し腫脹しているが，浮腫が軽減してくると最も虚血に弱い脊髄前角が両側性にT2強調像水平断面で高信号を呈する．いわゆる「snake eye」サインである．

（髙橋竜哉）

2) 代表的疾患の神経機能解剖アプローチ

横断性脊髄炎

1 ▶ 機能解剖

横断性脊髄炎は，脊髄に急性あるいは亜急性の横断性障害（必ずしも炎症ではない）を生じ，脊髄内を走行する神経が遮断された病態である．このため脊髄内を上・下行する神経伝導路の知識が必要である．上行路としては，表在感覚（温痛覚・粗大触圧覚）の一次神経細胞が後根から脊髄へ入り，後角で二次神経細胞とシナプスを形成，灰白交連を通り対側へ交叉し外側脊髄視床路（粗大触圧覚は前脊髄視床路）を上行する．また，深部感覚（位置覚・振動覚・識別性触圧覚）の一次神経細胞も後根から脊髄へ入り，同側の後索を上行する（図1）．一方，下行路は錐体路であり，延髄で交叉後の対側上位運動神経細胞が側索の外側皮質脊髄路を下行，同側の前角で下位運動神経細胞とシナプス形成をする（図1）．

横断性脊髄炎は基本的には完全な横断性障害を意味し，両側性の神経症状を呈する．つまり障害レベル以下の両側性の運動障害，錐体路徴候，全知覚障害，膀胱直腸障害を認める．しかし実際は必ずしも完全な横断性障害でないことも多く，部分障害であれば障害神経の部分症状が出現する．

2 ▶ 病因論

横断性脊髄炎の病因については，さまざまに報告されている．Ropperらは表1のようにまとめている．
また，表2のような病因分類の報告もある．

3 ▶ 画像

図2を参照．

4 ▶ 臨床のポイント

鑑別診断は，脊髄MRI所見のみからでは容易でないが，脊髄の病変分布（高位や横位）や造影部位，造影の仕方，頭部病変の有無が参考となり（表3），最終的には病歴（特にワクチン接種歴や薬剤使用歴を含む）や各種検査成績を加味し，総合的に診断する．

本邦では，横断性脊髄炎の原因として多発性硬化症 multiple sclerosis（MS）や視神経脊髄炎 neuromyelitis optica（NMO）の頻度が多いため，特に両者の鑑別には血清抗アクアポリン4抗体や抗MOG抗体，髄液オリゴクローナルIgGバンド，IgG indexの測定が有用である．その他，鑑別疾患にもよるが，脳脊髄液中のウイルス抗体価やPCR，血清中の抗核抗体，ACE，IL-2Rなどの測定も必要である．

参考文献

1) Ropper AH, Samuels MA：Part 5 Diseases of Spinal Cord, Peripheral Nerve, and Muscle；Chapter 44 Diseases of the Spinal Cord. Adams and Victor's Principles of Neurology（9th edition），Ropper AH, Samuels MA, McGraw-Hill Companies, Inc., p.1191-1202, 2009.
2) Beh SC, Greenberg BM, Frohman T, et al：Transverse myelitis. Neurol Clin 2013；31：79-138.

（秋山久尚）

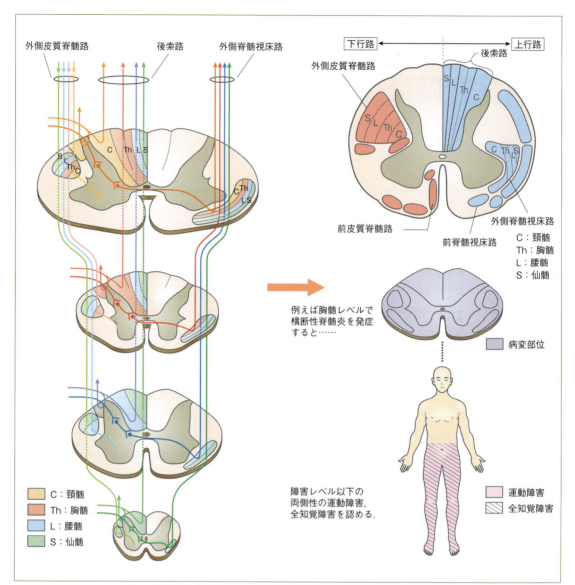

図1　脊髄内の神経伝導路

表1　横断性脊髄炎の病因分類(1)

Ⅰ．Viral myelitis
A. Enteroviruses (group A an B Coxsackievirus, poliomyelitis, other)
B. Herpes zoster
C. Myelitis of AIDS
D. Epstein-Barr virus (EBV), Cytomegalovirus (CMV), Herpes simplex
E. Rabies
F. Arboviruses-Flaviviruses
G. HTLV-1
Ⅱ．Myelitis secondary to bacterial, fungal, parasitic, and primary granulomatous diseases of the meninges and spinal cord
A. Mycoplasma pneumonia
B. Lyme disease
C. Pyogenic myelitis (acute epidural abscess and granuloma, abscess of spinal cord)
D. Tuberculous myelitis (Pott disease of the spine with secondary cord compression, Tuberculous meningomyelitis, Tuberculoma of spinal cord)
E. Parasitic and fungal infections producing epidural granuloma, localized meningitis, or meningomyelitis and abscess, especially certain forms of schistosomiasis
F. Syphilitic myelitis (Chronic meningoradiculitis, Chronic meningomyelitis, Meningovascular syphilis, Gummatous meningitis including chronic spinal pachymeningitis)
G. Sarcoid myelitis
Ⅲ．Myelitis of noninfectious inflammatory type
A. Postinfectious and postvaccinal myelitis
B. Acute and chronic relapsing or progressive multiple sclerosis (MS)
C. Subacute necrotizing myelitis and Devic disease
D. Myelopathy with lupus or other forms of connective tissue disease and antiphospholipid antibody
E. Paraneoplastic myelopathy and poliomyelitis

表2　横断性脊髄炎の病因分類(2)

ウイルス
麻疹，水痘，風疹，インフルエンザ，流行性耳下腺炎，単純ヘルペス(特にHSV-2)，帯状疱疹ウイルス，HTLV-I脊髄症，HIV-1関連脊髄症，ポリオウイルス(急性灰白髄炎)，エンテロウイルス
細菌
リステリア，結核，梅毒
寄生虫
ブタ蛔虫，イヌ蛔虫，ライム病
自己免疫
多発性硬化症 multiple sclerosis (MS)，視神経脊髄炎 neuromyelitis optica (NMO)，急性散在性脳脊髄炎 acute disseminated encephalomyelitis (ADEM)，アトピー性脊髄炎，脳血管炎による脊髄症，肥厚性硬膜炎の脊髄病変
膠原病
ベーチェット病 Behçet's disease (BD)，全身性エリテマトーデス systemic lupus erythematosus (SLE)，抗リン脂質抗体症候群，シェーグレン症候群 Sjögren syndrome (SjS)，ANCA関連脊髄炎 ANCA associated vasculitis (AAV)，混合性結合組織病 mixed connective tissue disease (MCTD)，結節性多発動脈炎 polyarteritis nodosa (PN)，Sweet病
傍腫瘍性
CRMP-5関連脊髄炎
その他
サルコイドーシス，ワクチン接種後(狂犬病，種痘，ポリオ，破傷風)，薬剤(TNF-α拮抗薬，スルファサラジン，化学療法薬，全身／硬膜外麻酔薬，ベンゼン，毒蜘蛛咬傷，ヘロイン，アンフェタミン，抗寄生虫薬，抗真菌薬)，原因不明

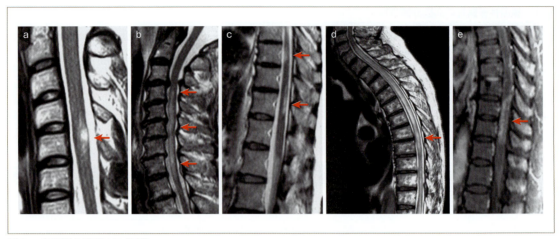

図2　疾患別の脊髄MRI画像
a．multiple sclerosis（T2強調像），b．neuromyelitis optica（T2強調像），c．herpes simplex（T2強調像），d．B cell lymphoma（T2強調像），e．sarcoidosis（造影T1強調像）．

表3　横断性脊髄炎の鑑別ポイント

疾患	脊髄MRI病変の特徴	頭部MRI病変の特徴	脳脊髄液の特徴
MS	APTM Cigar-shaped病変 脊髄断面の後方病変	傍側脳室プラーク（Dawson fingers） 皮質近傍病変 T1 black holes 皮質萎縮 cloud-like造影効果	OCB陽性 IgG index増加
NMO	LETM	側脳室周囲・視床下部 脳室周囲・脳幹病変	OCB陽性まれ
神経サルコイドーシス	LETM 頸・胸髄好発 斑状造影効果 軟（髄）膜造影効果	軟（髄）膜造影効果	リンパ球増加 OCB陽性まれ 糖減少
SLE	LETM 脊髄腫脹	皮質下病変	細胞数増加 OCB陽性しばしば
シェーグレン症候群	LETM 頸髄好発	基底核病変 脳梁病変はまれ	細胞数増加 OCB陽性1/3
ベーチェット病	LETM 脊髄断面の後外方病変	片側上部脳幹〜間脳〜基底核病変 脳幹萎縮	細胞数増加 OCB陽性まれ
ADEM	LETM	急性多発（両側性）テント上・下病変 両側基底核〜視床病変	細胞数・蛋白増加 OCB陰性 IgG index正常
特発性	LETM 胸髄好発 脊髄断面の2/3病変	脳病変なし	蛋白増加 OCB陽性みられることあり

MS：multiple sclerosis，NMO：neuromyelitis optica，SLE：systemic lupus erythematosus，
ADEM：acute disseminated encephalomyelitis，APTM：acute partial transverse myelitis，
LETM：longitudinally-extensive transverse myelitis，OCB：oligoclonal IgG band

2）代表的疾患の神経機能解剖アプローチ

脊髄空洞症

1 ▶ 機能解剖

　脊髄空洞症は，脊髄の実質内に生じた空洞が慢性の経過で拡大伸展することにより，脊髄内に存在する神経細胞ならびに神経路を障害して臨床症状を惹起する疾患である．空洞の生ずる脊髄高位と空洞の広がりの程度によって症状には差がみられ，病変の好発部位は，脊髄高位では下位頸髄レベルであるが，脊髄横断面でみると後角の基部から中心灰白質，白交連付近にかけてである．したがって脊髄空洞症における特徴的な症状を理解するためには，脊髄の横断面の機能解剖を理解することが必要である．

　図1に脊髄の水平断面を示すが，皮膚の温痛覚の線維は後根神経節の軸索に由来し，後根から脊髄内に入ったのち後角で神経細胞を乗り換える．この後角神経細胞の軸索は同じ脊髄高位の中心管付近を通り白交連として交叉し，対側の脊髄視床路を上行して脳幹・視床を経て大脳皮質に到達する．これに対して識別性の感覚や位置覚・振動覚といった深部感覚を伝える線維は，後根神経節の軸索に由来し，後根から脊髄内に入った後神経細胞を乗り換えずにすぐに同側の脊髄後索を上行し，延髄の後索核で神経細胞を乗り換えたのち対側に交叉して脳幹・視床を経て大脳皮質に到達する．

　前述したように脊髄空洞症では，初期の空洞の多くは中心管付近に生ずるため，早期から温痛覚の線維が交叉する白交連付近で線維を遮断する．しかし後方に位置する後索への影響は少ないため，識別性感覚や位置覚・振動覚は比較的よく保たれる．このような感覚のモダリティにより異な

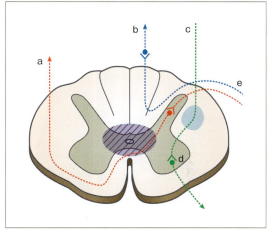

図1　脊髄の水平断面
a．温痛覚の経路，b．識別性感覚・位置覚・振動覚の経路，c．錐体路，d．前核運動神経細胞，e．後根．
脊髄空洞症における空洞の多くは斜線部付近に生ずる．

る障害を呈する状態を解離性感覚障害と称し，脊髄空洞症における特徴的な症状である．特に脊髄空洞症の好発部位が頸髄であることから，診察上では両側の上肢ないし肩かけ様の分布をとった解離性感覚障害を呈することがある．

　空洞が拡大するにつれて，脊髄横断面において中央からより周囲への障害が明らかとなり，その障害部位に応じた症状・所見が観察されるようになる．空洞が背側正中方向に広がると，後索の内側を通る下肢からの位置覚・振動覚の上行性経路が遮断され，下肢主体にこれらの感覚障害をきたす．また空洞が腹側方向に拡大し前角に及ぶと運動神経細胞の障害ならびに消失をきたす．空洞の好発部位は頸髄のため，この病変は手内筋，前腕，上腕，肩甲周囲筋の萎縮，筋力低下と同部の筋線維束攣縮を惹起し，あたかも筋萎縮性側索硬化症のような病像を呈することもある．空洞が側方に

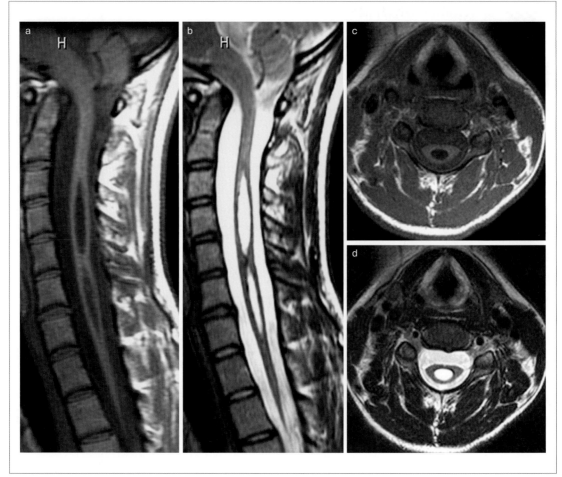

図2　脊髄空洞症のMRI所見
頸髄レベルに生じた脊髄空洞症のT1強調像(a, c)ならびにT2強調像(b, d). 空洞はT1では低信号域, T2では高信号域に描出される. a, bは矢状断面像. c, dは水平断面像.

広がり，錐体路を障害した場合には，下肢の痙性対麻痺を生じ，障害高位以下での深部反射亢進と病的反射陽性所見，膀胱直腸障害がみられる．さらに交感神経の節前神経細胞である中間外側核にも空洞が及んだ場合にはホルネル症候群や発汗障害・皮膚温の左右差を呈することもある．

早期には症状が一側上肢に限局し，長い時間をかけて対側に広がっていくこともまれではない．また空洞は上下方向に伸展することがあり，上方の延髄に及ぶと舌萎縮や嚥下障害をきたす．また下方に伸展し，腰髄レベルにまで空洞が及ぶと下肢の感覚障害や筋萎縮・筋力低下をきたす．

2 ▶ 病因論

脊髄空洞症が生ずる詳しいメカニズムはいまだ明らかではないが，病理学的には空洞は単なる脊髄中心管の拡大ではなく，空洞壁周囲は密にグリオーシスで覆われている．空洞は頸髄に好発し，脊髄中心管との間に交通がみられる場合もある．病因に関係して合併する疾患としては，(1) キアリ奇形（Arnold-Chiari奇形）をはじめとする頭蓋底や大後頭孔，後頭蓋窩の発生異常，(2) 外傷に伴う脊髄内出血，(3) 脊髄くも膜炎，(4) 脊髄腫瘍に伴うもの（ependymomaやastrocytoma），などが知られているが，合併疾患が明らかではな

い特発性のものもある．脊柱側彎症を合併する症例も観察される．

3 ▶ 画像

脊髄空洞症の空洞はMRIにて容易に描出される．図2に頸髄部に生じた脊髄空洞症のMRI所見を示す．

4 ▶ 臨床のポイント

一側上肢の解離性感覚障害（温痛覚障害はみられるが，識別性の触覚や深部感覚は保たれる）に同側の筋萎縮・筋力低下をみた場合には脊髄空洞症を疑う必要がある．温痛覚障害のために自ら火傷を負ってもその場では気づかず，後にそれが瘢痕化することがあるため，上肢の皮膚に多数の火傷の瘢痕をみた場合には，診断を考えるきっかけとなる．通常症状は潜行性に発症してゆっくり進行し，当初一側性であった上肢の症状は両側に広がる．さらに進行すると下肢の痙性対麻痺をきたすが，膀胱直腸障害は末期まで出現しない．

現在は診断のためにはMRIが最も有効な手段である．空洞は脊髄内のT1低信号，T2高信号の領域として認められる．キアリI型奇形の合併を検討するには同様にMRIの矢状断面を撮影して，小脳扁桃が大孔より下方に下垂しているかどうかを検討する．頭蓋底周囲の骨異常を伴うこともあるので，同部付近のCTによる骨奇形の有無の検討も有用である．さらに脊髄腫瘍を合併することがあるので，空洞の上下まできちんと脊髄をMRIでチェックする必要がある．

〔吉澤利弘〕

2) 代表的疾患の神経機能解剖アプローチ

亜急性脊髄連合変性症

1 ▶ 機能解剖

　亜急性脊髄連合変性症という名前は，脊髄の後索路と錐体路が「連合」して障害されることに由来する．深部感覚を伝える後索路の線維は髄鞘が厚くて伝導速度が速い．髄鞘が厚いゆえにリン脂質合成障害の影響を受けやすい．触圧覚や温痛覚を伝える脊髄視床路は障害されない．錐体路障害のため腱反射が亢進し，筋力が低下し，痙縮を伴う．病変は胸髄に初発することが多く，下肢の障害が目立つ．亜急性脊髄連合変性症ではかなりの頻度で末梢神経障害を伴う．また，白質脳症を合併することもあるため，純粋に脊髄の後索路と錐体路の症状だけにとどまらないことが多い．

2 ▶ 病因論

　ビタミンB_{12}または葉酸の欠乏によって生じる．ビタミンB_{12}は脂肪酸代謝の補酵素として作用しているため，欠乏すると髄鞘のリン脂質合成が障害される．葉酸はビタミンB_{12}と共益している．経口摂取されたビタミンB_{12}は膵臓で分泌されたR-binder蛋白と結合，さらに胃壁より分泌された内因子と結合して回腸で吸収される．その後トランスコバラミンIIに結合して輸送され，肝臓や腎臓で貯蔵される．1日必要量は$2.5〜3\mu g$．正常の貯蔵量は$4〜5mg$なので，吸収が阻害されても枯渇には5年を要する．
　ビタミンB_{12}欠乏の原因は摂取不足，吸収障害，代謝障害，需要増大に分けられる．ビタミンB_{12}は動物性食品に豊富に含まれ，極端な菜食主義者や神経性食思不振症でない限り不足しない．多くは吸収障害が原因となる．胃の広範切除，広節裂頭条虫や胃切除後のblind-loop（盲管）症候群で異常増殖した細菌による消費，抗内因子抗体，膵外分泌不全，回腸の切除，クローン病，コルヒチン，ネオマイシン，プロトンポンプ阻害薬などの薬剤による吸収障害などが原因となる．代謝障害としてはトランスコバラミンII欠損症，経口避妊薬やフェノバルビタールなど，需要増大としては悪性腫瘍や妊娠が原因となる．葉酸欠乏はアルコール中毒での摂取障害，バルプロ酸などの抗てんかん薬や経口避妊薬による吸収障害，悪性腫瘍や妊娠に伴う需要増大が原因となる．

3 ▶ 画像

　脊髄のMRIのT2強調像において，脊髄の後索路と錐体路で信号増強を認めることがある．矢状断面では髄内の後ろ半分に高信号域を，水平断面では後索路に一致してハの字型の高信号域を認める．下肢からの後索線維は最内側を通る．頸髄では上肢からの線維が外側に位置するので，後索は内側の薄束と外側の楔状束に分けられる．MRIでは楔状束の信号増強効果を認めることが多い（図1）．造影剤による増強効果を伴うことも伴わないこともある．

4 ▶ 臨床のポイント

　側索よりも後索が先に障害されて，左右対称性の両下肢のしびれで発症することが多い．後索性の深部感覚障害に伴う失調症状を訴え，Romberg徴候が陽性となる．脊髄内の神経路に加えて末梢神経障害を合併することが多い．振動覚と位置覚

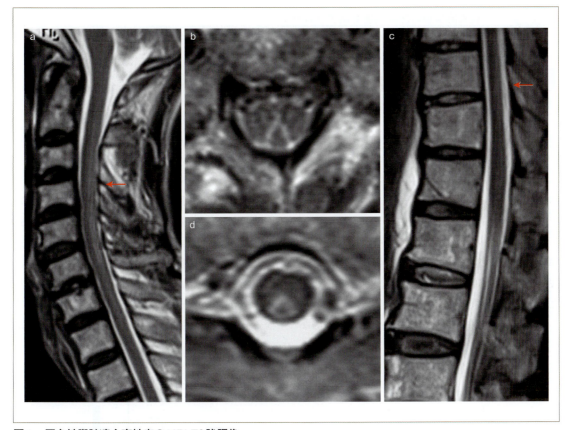

図1 亜急性脊髄連合変性症のMRI T2強調像
a. 頸椎レベルの矢状断面，髄内の後ろ半分に高信号域を認める（←）．
b. 第3頸椎の高さの水平断面，ハの字型に楔状束の信号増強を認める．
c. 下部胸椎〜腰椎レベルの矢状断面，矢印は第10胸椎を示す．髄内の後ろ半分にうっすらと高信号域を認める．
d. 第10胸椎の高さの水平断面，このレベルでは下肢からの後索線維しか存在しないので，信号増強してみえるのは薄束に当たる．信号増強効果は外側に強く，最内側は信号増強効果を伴わない．頸椎レベルにおいて，外側の楔状束だけが信号増強効果を示し，下肢からの薄束は信号増強効果を伴わないのと対比すると興味深い．

の低下はほぼ全例で認めるが，末梢神経障害の傾向が強いと温痛覚や触圧覚の低下を伴うこともある．ビタミンB_{12}欠乏による末梢神経障害は「焼けるような痛み」で発症することがある．感覚障害は髄節レベル以下の分布を示す場合と手袋靴下型の分布を示す場合とがある．有効な治療が行われないと亜急性の経過で進行し，下肢の筋力低下や痙性が加わり，歩行困難となる．BabinskiやChaddockなどの病的反射が陽性となり，腱反射は亢進する．末梢神経障害の傾向が強いと腱反射は低下する．症状は下肢に強い．上肢に及ぶこともあるが，程度は下肢に比べて軽い．視神経障害や白質脳症を伴い，うつ状態，せん妄，錯乱などの精神症状を呈することもある．排尿中枢と脊髄，末梢神経の障害が複雑に絡み合い，蓄尿障害と排尿障害の両方を伴うことがある．

ビタミンB_{12}や葉酸の欠乏は大球性貧血を伴う．血清ビタミンB_{12}や葉酸の低下を認めれば診断は容易である．低下を認めなくても，血中メチルマロン酸やホモシステインの上昇を認めれば診断可能である．感覚神経伝導速度の低下と複合感覚神経活動電位の低下を認める．体性感覚誘発電位検査では無反応あるいは潜時の遅延を認める．治療開始が遅れると後遺障害を残すので，速やかに不足物を補充する．

（藤本健一）

2) 代表的疾患の神経機能解剖アプローチ

Brown-Séquard 症候群

1 ▶ 機能解剖

　Brown-Séquard症候群は脊髄内の半側全体が障害されることにより出現する，障害側の錐体路症状と深部感覚障害，健側の温痛覚障害を主症状とする病態の総称である（図1）．
　脊髄内の感覚および運動伝導路がとる特徴的な走行のために，本症候群でみられる症状の組合せが生じる．障害部位に関連した感覚の伝導路は，四肢および体幹の振動覚，位置覚は後根から同側の脊髄後索を上行し，一方，温痛覚，識別性触圧覚は後根から脊髄内に入り，後角固有核あるいはREXED第一層で神経細胞を変え1-2髄節上行した後，脊髄中心灰白質の前方で交叉し，その後に前外側脊髄視床路を上行する．一方，錐体路は錐

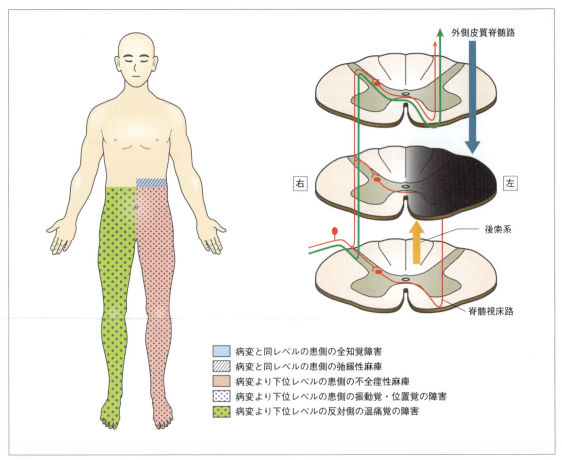

図1　Brown-Séquard症候群の症状

体交叉で対側に入り，外側皮質脊髄路を下行したのち脊髄前角で介在神経細胞に終止した後，同側の前角細胞に至る．

脊髄内の半側全体が障害された場合，病変が存在する脊髄レベルでの障害側の症状は，後角・後索が障害されることによる全知覚脱失，前角が障害されることによる運動障害が出現する．病変が頸髄に存在する場合は，そのレベルでは反射低下をきたし，支配筋の萎縮が生じるが，胸髄レベルでは運動障害の症状は目立たない．

病変より下位のレベルでの障害側の障害より下のレベルの症状は，外側皮質脊髄路の障害による深部反射亢進，Babinski徴候などの病的反射，運動麻痺，後索の障害による深部感覚障害，識別性触圧覚障害が出現する．

病変部とその反対側では前外側脊髄視床路の障害により1-2髄節以下での温痛覚障害がみられる．

2 ▶ 病因論

臨床的に典型例に遭遇することはまれであるが，Brown-Séquard症候群を示す疾患は非常に多岐にわたる．外傷では交通外傷やナイフ刺創などにより椎骨骨折や髄液漏を伴うことがあるし，変形性脊椎症，椎間板ヘルニア，硬膜外血腫などによる脊髄の圧迫により生じることもある．圧迫性病変によりBrown-Séquard症候群を示す場合は病変サイズが大きい場合が多く，物理的な圧迫だけでなく循環動態が障害されている可能性も考えられている．なお，血管奇形，脊髄梗塞，脊髄出血などによる場合は，血管支配の関係から不完全な症状を示すことが多い．多発性硬化症，急性散在性脳脊髄炎，ウイルス性脊髄炎のような脱髄性および炎症性疾患でも，病変の分布によってはBrown-Séquard症候群を呈することがある．脊髄腫瘍（原発あるいは転移）では特に髄内腫瘍の場合，典型的な症状を示すことが多く，放射線照射後，減圧症，脊髄ヘルニアによってもまれにBrown-Séquard症候群を呈することがある．

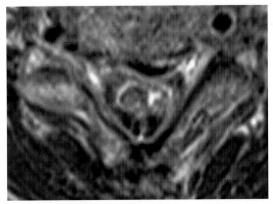

図2　Brown-Séquard症候群を呈した82歳女性のT2強調像
第5頸髄左半側に高信号が認められる．

3 ▶ 画像

図2を参照のこと．

4 ▶ 臨床のポイント

病変より下位の患側の錐体路徴候，深部感覚障害，健側での温痛覚障害，病変レベルでの病側の全感覚障害，運動障害の特徴的症候をすべて認める症例はまれである．臨床症状からBrown-Séquard症候群が疑われた場合，MRI・CTなどの画像診断，血液検査，髄液検査などを行い，病変部位，原因疾患の鑑別を行う．原因により治療方針は異なり，急性に発症した場合は圧迫性病変や血管障害，炎症性疾患が疑われる．圧迫性病変では外科的治療が必要な場合が多く，発症から治療までの時間が予後に関わるため迅速な診断が望ましい．障害は後遺症として残存することも多く，手術・薬物療法に加え，リハビリテーションも重要である．

（野上　茜・山崎峰雄）

9. 自律神経

1) 正常の神経機能解剖

目でみる自律神経のアウトライン

1 ▶ シェーマでみる自律神経

- ▶ 狭義の自律神経系は臓性運動性成分（遠心路）のみであり，広義の自律神経系はこれに臓性感覚成分を含めたものであるが，本項では前者の立場から求心路に関する記載は省略する．
- ▶ 自律神経系は，一般に交感神経系と副交感神経系の2つに区分され，これらの遠心経路の中枢は視床下部にある（図1）．
- ▶ 交感神経路は，脳幹被蓋および脊髄側索を下降し，第1胸髄から第2腰髄までのレベルで脊髄の中間外側核に入る．この中間外側核から出た交感神経の節前線維は脊髄前根を通り，椎間孔から脊柱管外に出て，脊柱の両側に位置する一対の交感神経幹にある神経節に入る．そこで多くの交感神経節後神経細胞とシナプスを形成し，節後線維は瞳孔，血管，汗腺，内分泌腺，内臓などを支配する．
- ▶ 詳述すると第1胸髄から出る節前線維は交感神経幹内を上行し上頸神経節に達し，節後神経細胞とシナプス結合し，瞳孔散大筋や頭部の腺組織などの臓器に達する．
- ▶ 心臓や肺へは第1〜5胸髄から出る節前線維が交感神経節でシナプスを形成した後，節後線維は心臓や肺に至る．
- ▶ 腹部内臓へは第5〜12胸髄から出る節前線維が交感神経幹に進むが，交感神経幹内ではシナプスを形成せず素通りする．そして，大内臓神経または小内臓神経となり，椎前神経節である腹部に位置する上腸間膜動脈神経節あるいは下腸間膜動脈神経節に達した後，節後神経細胞とシナプス結合し，節後線維は種々の臓器に至る．
- ▶ 骨盤内の諸臓器へは，第1〜2腰髄から出た節前線維が交感神経幹を素通りして下腸間膜動脈神経節に至り，節後線維は泌尿生殖器系および下行結腸以下の腸管に至る．
- ▶ 一方，副交感神経系の節前神経核は脳幹と第2〜4仙髄に存在する．脳幹において動眼神経，顔面神経，舌咽神経および迷走神経の自律神経核から出る節前線維はそれぞれの脳神経を通路として利用し，神経支配を受ける器官や臓器の内部ないし近接して存在する副交感神経節に入り，節後神経細胞とシナプス結合する．
- ▶ 具体的には，中脳のEdinger-Westphal核から出る節前線維は動眼神経の中を走行し眼球に向かい，毛様神経節でシナプスを形成し，節後線維は瞳孔括約筋などを支配する．
- ▶ 橋の上唾液核から出る節前線維は顔面神経を通路として利用し，翼口蓋神経節あるいは顎下神経節の中でシナプスを形成し，節後線維は涙腺，舌下腺，顎下腺に至る．
- ▶ 下唾液核から出る節前線維は舌咽神経に含まれ，耳神経節でシナプスを形成し，節後線維は耳下腺に至る．
- ▶ 延髄の迷走神経背側核から出る節前線維は，心臓，肺，胃，小腸から横行結腸の近位2/3ま

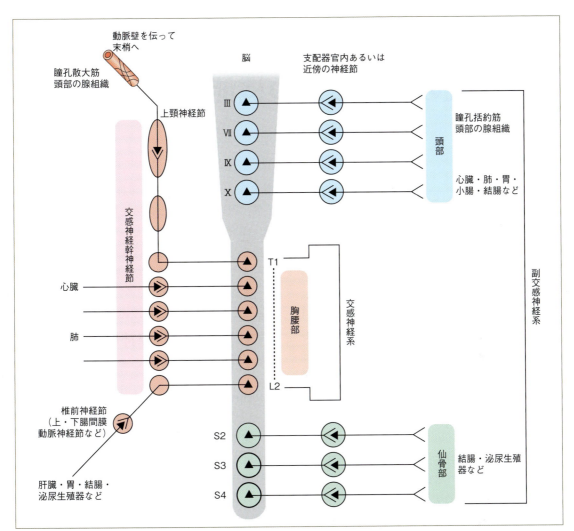

図1 自律神経系の構成概要(文献1 図12.4より作成)

での全消化管の近傍ないし内部に達した後，散在性神経節でシナプスを形成し，これらの臓器を支配する．
▶ 第2～4仙髄の中間外側核から出る節前線維は，前根を通過した後に骨盤内臓神経に入り，下行結腸や泌尿生殖器の壁内神経節に至り，その節後線維が横行結腸の遠位1/3，下行結腸，泌尿生殖器系を支配する．

謝辞

本項目の執筆にあたり，ご意見，ご助言を頂きました神戸大学名誉教授 寺島俊雄先生に深謝致します．

参考文献

1) Gertz SD：自律神経系．リープマン神経解剖学，第3版，依藤　宏訳，メディカル・サイエンス・インターナショナル，p.59-66，2008．
2) 和気秀文，前田正信：自律神経系．エッセンシャル神経科学，前田正信監訳，丸善株式会社，p.373-398，2008．
3) 柴崎　浩：自律神経系．神経診断学を学ぶ人のために，医学書院，p.193-198，2009．

(小川敏英)

1）正常の神経機能解剖

自律神経の構成とその機能

▶ 自律神経とは

　神経系は2つの部分に大別される．1つは体性神経であり，これは外部環境に対して適切に応答するもので，意識的に知覚される感覚信号に対し自発的に応答する神経機構である．もう1つは自律神経系であり，これは体内環境に応じて働くもので，体の恒常性を維持するために作用する神経系である．自律神経系の動きは多くの部分で意識的には自覚されない．その感覚シグナルも意識的には受容されず，運動活動も随意的にはコントロールできない．

　自律神経も体性神経と同様に，求心路（感覚神経）が情報を中枢側へと伝導し，中枢神経系でその情報が統合され，適切な反応として表出されて遠心路（運動神経）を経由し効果器まで刺激を伝導する（図1）．多くの自律神経遠心路は平滑筋，心筋，腺分泌細胞などに関与し，交感（運動）神経，副交感（運動）神経といった2つの神経系の支配を受ける．これらの自律神経系はさまざまなレベルで連結しているので，種々の段階で感覚神経-運動神経の共役が生じる．

▶ 体性神経と自律神経の共役：自律神経反射

　体性神経と自律神経は互いに共役して働いている．いくつかの自律神経感覚刺激も運動神経に関し，定型的な体性神経・自律神経双方の働きを惹起させる．多数の例が挙げられるので，ここでは体性神経・自律神経の求心路・遠心路がおのおのの組み合わせを例示する．

1. **求心路・遠心路ともに自律神経によって構成される反射機構**

　動脈圧受容器反射がこれに該当する．頸動脈に存在する圧受容器は常に動脈圧をモニターし，この情報は求心性自律神経を介して中枢神経に伝えられる．中枢神経はこの情報により自律神経遠心路の活動を変化させることによって，血圧を調節している．

2. **求心路が体性神経，遠心路が自律神経によって構成される反射機構**

　皮膚温と発汗の反射が相当する．皮膚の温度が上昇すると発汗が生じるが，これは温覚刺激が体性感覚神経を介して，汗腺支配の交感神経を興奮させ，発汗を促す．

3. **求心路が自律神経，遠心路が体性神経によって構成される反射機構**

　この反射では筋性防御がよく知られている．腹

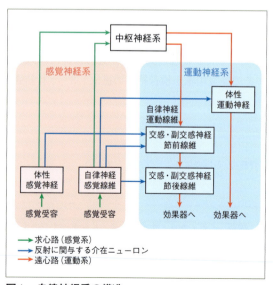

図1　自律神経系の構造

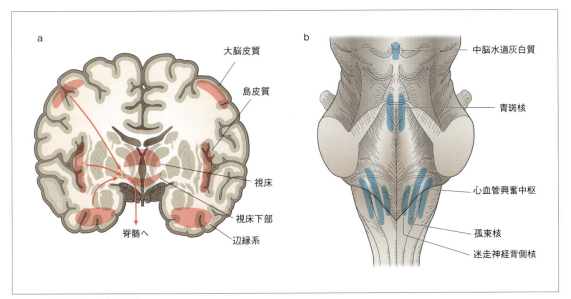

図2　自律神経の制御機構
a．大脳半球，b．脳幹網様体（主なもの）．

腔内の障害により腹腔内の自律神経が求心路を介して体性神経を経由し，腹直筋や腹斜筋などの骨格筋群を収縮させることで生じる．

▶自律神経系の制御機構

自律神経系の制御は，いくつかの階層構造によって行われる（図2）．これには大脳皮質，視床下部，脳幹，交感神経節前・節後線維などが含まれ，これらは互いに影響し合いながら機能している．

1．大脳皮質と辺縁系

大脳皮質と辺縁系の一部は，周囲の状況に応じた自律神経反応としての行動的な反応を有する．例えば空腹や口渇などの原始欲求は視床下部にて組織されるが，これらの欲求の統合が行動へと変動し実際に飲食に結びつくには，大脳皮質の多くの部分の活動が必要となる．

1）大脳皮質 cerebral cortex

島皮質 insular cortexは，自律神経機能に関与する視床，孤束核，傍小脳脚核，視床下部，扁桃体など，大脳や脳幹との相互に連絡している．内臓感覚運動野の体性感覚的制御，消化管運動・感覚，血圧の制御など幅広い機能に関連している．

その他，機能的にはまだ不明な部分も多いが，内側前頭前皮質，眼窩前頭皮質，帯状皮質なども自律神経に関連する．これらは島皮質，辺縁系，脳幹から入力を受け，孤束核などに出力している．感覚運動野もまだ不明な部分も多いが，内臓感覚に関連していると推測されている．

2）辺縁系 limbic system

扁桃体，海馬，歯状回，帯状回などの辺縁系は，認知機能と内臓運動反応を統合する．扁桃体は，逃避，攻撃，摂食，生殖など，個体や種としての生存に関する重要な機能を介在し，視床下部や脳幹の自律神経中枢を介して発揮される．この中で，扁桃体と視床下部が異なる点は，視床下部は体の瞬間的な生理的変化に即応した反射的な反応をするのに対し，扁桃体は生理的な変化ではない，学習や過去の経験に基づいた自律的な反応をする．例えば，暗い夜道が「怖い」ということを経験していると，同じような暗さ，静かさなどの状況で口渇や心拍増加などが自律的に生じる．ただ，辺縁系の機能連絡は多岐に，そして広範囲に渡るため，その中で自律神経成分がどのような特異的機能を有しているかはまだ不明な点が多い．

2．視床下部 hypothalamus

視床下部は，恒常性を維持し，飲食や生殖と

いった行動の動機づけや感情の調整を果たすことにより，個体や種の生存に重要な役割を担っている．詳細は成書に譲るが，体温調節，心血管系の調節，体液のバランス，辺縁系との共役での食行動や生殖行動などを司る．そのため，自律神経を制御し，内分泌系なども通して細胞レベルでの恒常性も維持している．生殖に関しては性ホルモンの調節だけでなく，出会いから子育てに至る行動面まで関与している．

視床下部が担う瞬間的な生理的変化に即応した反射的な自律神経反応は，既述したように大脳皮質や辺縁系，脳幹と結びつくことにより，行動に即したさまざまな自律神経に関する修飾をみせることができる．

3. 脳幹と網様体

網様体は元々は脊髄介在神経ネットワークの吻側が拡張したものであり，脊髄から脳幹を経て視床下部近傍まで広がっている．孤束核（以上，感覚系），青斑核，心血管興奮中枢，中脳水道灰白質（以上，網様体中枢），迷走神経背側核，疑核（以上，副交感節前性運動系）などが含まれる．網様体は，まばらな細胞体同士をつなぐ網目状のネットワークのことであり，解剖学的に識別することは困難である．自律神経に関連する部分では，網様体は大脳や孤束核から広範に入力を受け，さらに網様体内の他部位，高次中枢，交感神経節前線維などへ広範に出力をしている．

4. 自律神経節前線維と節後線維

自律神経の末梢遠心路は交感神経，副交感神経ともに節前線維・節後線維の二段階で構成される．節前線維は，脳幹や脊髄で大脳皮質・辺縁系・視床下部・網様体から直接求心性成分を受け，反応する．節後線維も自律神経節での求心性入力により調節を受ける．

▶ 自律神経感覚系

自律神経系に関連する感覚の入力（求心路）は3つに分けられる．1．内臓感覚（例：頸動脈圧受容器からの入力情報），2．体性感覚（例：皮膚知覚），3．特殊感覚（例：視覚）である．

1．内臓感覚経路（図3）

内臓感覚線維密度は皮膚の感覚線維と比べ，約1/10と非常に少ない．この内臓感覚刺激は主として伸張受容器，圧受容器，化学受容器から生じる．またこれは痛覚受容体，温覚受容体からも生じる．解剖学的には中枢神経系へ伝達される経路とそうでない経路の2つに分けられる．

1) 中枢神経系へ伝達される経路

これは後根神経節近傍（脳幹では脳神経の感覚神経節）にある偽単極性細胞による．遠位側は受容器につながり，近位側は後根神経節から脊髄神経（脳神経）として脊髄に入り，線維を換え，中枢側へ向かう．

a. 交感神経求心性線維

内臓感覚線維（交感神経求心路）は内臓痛を伝達し，交感神経幹神経節（後述）まで交感運動神経と同じ神経束の中を通る．ただ交感神経節を通るが吻合はせず，白交通枝（→メモ1）を通り，脊髄後根より脊髄に入り，脊髄後角に終始する．痛覚刺激はそこから脊髄視床路を通り，対側視床を経由して大脳皮質の内臓感覚野で痛覚として意識的に受容される．ただし内臓痛の局在は大まかにしか認識されない．

 白交通枝 white ramus communicans

脊髄神経から交感神経節への交通枝であり，この軸索の半数以上は有髄神経である．白色をしており，白交通枝といわれる．

b. 副交感神経求心性線維

頭部，胸部臓器，腸管終末と，骨盤臓器を除く腹部臓器の副交感神経求心路は舌咽神経（第Ⅸ脳神経）と迷走神経（第Ⅹ脳神経）を経由して内部環境を直接調節する．これら多くの主要臓器からの内臓感覚情報は，副交感神経求心性線維として，神経細胞は舌咽・迷走神経ともに下神経節の偽単極性細胞に由来し，近位側は孤束核へとつながる．孤束核はそこから視床下部や高次の皮質・皮質下中枢へ投射して摂食や血液浸透圧を調節したり，迷走神経背側核などへの投射では腸管の動き，心血管・呼吸の機能を調節する．

交感および副交感神経求心性線維ともに無髄神

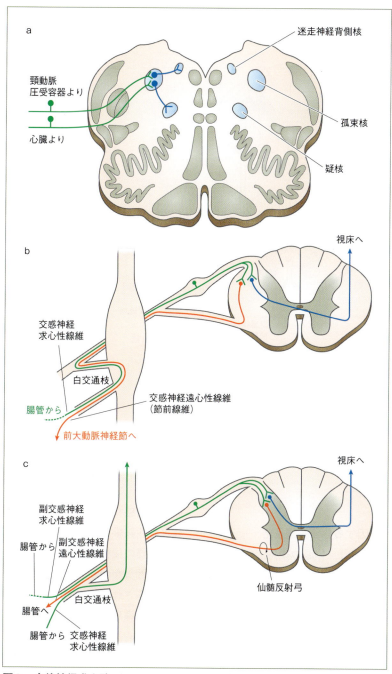

図3 自律神経求心路
a. 延髄：頸動脈圧受容器や心臓からの線維は孤束核を介して運動系の神経核につながる．b. 胸髄：腸管神経系に関する経路を例示．c. 仙髄：腸管神経系に関する経路を例示．

経である．求心性線維の軸索数は副交感神経のほうが多く，交感神経の約3倍である．

2) 中枢神経系へ伝達されない経路

腸管求心性線維の細胞体は腸管神経系近傍に存在し，その軸索は椎前神経節に達し，内臓反射に関与する（交感神経の項参照）．これらは腸管とその付属物の神経連絡に関連し，中枢神経系には伝達されない．

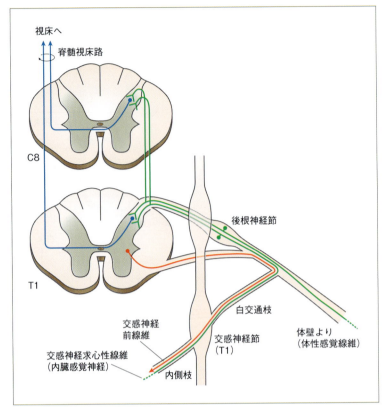

図4 関連痛に関する模式図
内臓感覚神経，体性感覚神経ともに共通の脊髄視床路を通り，中枢神経系へ伝達される．

2．体性感覚経路

1）体性感覚に起因する自律神経反応

体表からの感覚情報は，体温の維持，痛みへの対応，性行動に関する自律神経反応に関連する．

皮膚温覚と，侵害受容器 nociceptor に起因する痛覚は後根から脊髄後角で神経を換え，対側の脊髄視床路を通る通常の温痛覚に関する体性感覚求心路を経て大脳皮質一次感覚野へ至り，関連する自律神経反応を引き起こす．触覚に関連する刺激の多くのは自律神経反射を惹起しないが，性行動に関する機械受容 mechanoreceptor を経由する体表の感覚は脊髄後索を通る通常の体性感覚触覚・深部知覚求心路を経由して大脳皮質一次感覚野で受容され，最終的には骨盤内の性行動に必要な内臓性・体性筋収縮を引き起こす．

2）関連痛 referred pain（図4）

内臓痛は時に体表痛として知覚される．内臓痛・体表感覚に関する感覚情報はそれぞれ交感神経求心性線維，脊髄神経を経由する．この両者は脊髄神経の後根を通り脊髄後角で共通の二次神経細胞へとつながり，これは脊髄視床路を通り意識下で受容される．ただ大脳はこの二次神経細胞の刺激が内臓痛か体性痛か判断することができないだけでなく，感覚神経の密度は内臓に関するものより皮膚のほうがはるかに多い（約9：1）ため，内臓痛は同じ二次神経細胞が支配する皮膚感覚の領域のものとして認識してしまうことがあり，これを関連痛という．例えば心臓に関連する痛みが左前胸部，肩，左腕の痛みとして現れることがある．

3．特殊感覚経路

特殊感覚器からも外的環境の情報は脳に届けられる．その情報に応じ，本能的な行動パターンだけでなくこれまでの経験に基づいて，恐怖，興奮，

自律神経の構成とその機能 | 291

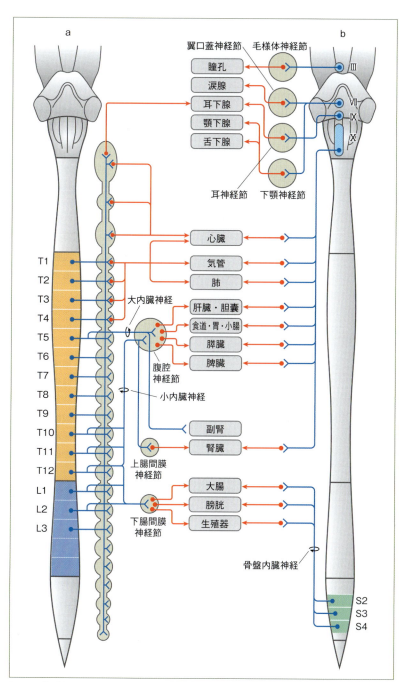

図5　自律神経遠心路（青線：節前線維，赤線：節後線維）
交感神経系（a），副交感神経系（b）の支配を示す．ただし各交感神経節からはここに示す他に，血管平滑筋，微小血管内皮，汗腺，立毛筋を支配する節後線維が出る．

快楽，不安に相応した自律神経反応が惹起される．これには嗅覚，視覚，聴覚・平衡覚などが含まれ，関連する大脳皮質などで意識的に受容された後，相応した自律神経反応が惹起される（これらの求心路に関しては脳神経など関連項目を参照）．

▶ 自律神経運動系

1. 自律神経運動系の構成（図1, 5）

　自律神経の運動成分は交感神経，副交感神経と

表1　各臓器の交感神経・副交感神経機能と伝達物質

臓器		交感神経刺激			副交感神経刺激	
臓器/組織	効果器	伝達物質	効果	受容体	伝達物質	効果
眼	瞳孔散大筋	NA	収縮（散瞳）	α	—	—
	瞳孔括約筋	—	—	—	Ach	収縮（縮瞳）
	毛様体筋	NA	軽度弛緩	β	Ach	収縮
頭部腺組織	涙腺	—	—	—	Ach	分泌増加
	唾液腺	NA	水の分泌増加（弱い効果）	α	Ach	水の分泌増加（強い効果）
	鼻咽頭腺	—	—	—	Ach	分泌増加
肺	気管平滑筋	NA	弛緩（気管拡張）	$β_2$	Ach	収縮（気管収縮）
	腺	NA	分泌抑制？	?	Ach	分泌増加
心	洞房結節	NA	心拍数増加	$β_1$	Ach	心拍数減少, 心停止
	心筋	NA	収縮力増加, 伝導増加	$β_1$	Ach	収縮力減少, 伝導低下
動脈	頭部・骨盤	NA	血管収縮	α	Ach	血管拡張
	冠動脈・肺	NA	血管収縮・血管拡張	α, $β_2$	Ach	血管拡張
	腎	NA	血管収縮・血管拡張	α, $β_2$	—	—
	皮膚・粘膜	NA	血管収縮	α	Ach	血管拡張
	唾液腺	NA	血管収縮	α	Ach	血管拡張
静脈	全身静脈	NA	血管収縮・血管拡張	α, $β_2$		
腸管	運動・緊張	NA	減少	$α_2$, $β_2$	Ach	増強
	括約筋	NA	緊張増加	α	Ach	緊張低下
	腺分泌	NA	分泌抑制？	?	Ach	分泌増加
膀胱	排尿筋	NA	弛緩	β	Ach	収縮
	括約筋	NA	収縮	α	Ach	弛緩
生殖器	男性器	NA	射精	α	Ach	勃起
皮膚	汗腺	Ach	発汗増加	α	—	—
	立毛筋	NA	収縮	α	—	—

NA：ノルアドレナリン　　Ach：アセチルコリン

いう2つの神経系からなり、ほとんどの臓器はこの2つの神経活動バランスにより制御されている。多くの場合、交感神経と副交感神経の機能は対極的であり、例えば心臓に関する交感神経刺激では心拍は上昇し、副交感神経刺激では心拍は低下する。

自律神経遠心路は節前線維と節後線維という2つの神経よりなる。これにより、1つの節前線維が多くの節後線維と結合すれば単一の刺激で広範囲に影響を及ぼすことになる。自律神経求心路（感覚神経）は自律神経節を通るので、このレベルでの感覚神経−運動神経の共役が発現される。そのため、節前線維は節後線維にたどり着く前に大きく枝分かれをし、ヒトでは節前線維と節後線維の比は1：100以上になる。

ただし体壁（血管平滑筋、微小血管内皮、汗腺、立毛筋）と四肢の自律神経効果器の自律神経遠心路は交感神経節後線維のみに支配されており、効果器の活動はその刺激の強弱を変化させることで調節する。

節前線維は交感神経・副交感神経ともにコリン作動性線維、交感神経節後線維は、発汗を除いてノルアドレナリン作動性である（発汗はコリン作動性線維）。各臓器の交感神経・副交感神経機能と伝達物質を表1に示す。

2．交感神経

1）交感神経節前線維

交感神経の節前線維の神経細胞は脊髄T1からL2の中間外側細胞柱 intermediolateral cell column に存在する。交感神経節前線維の軸索は短

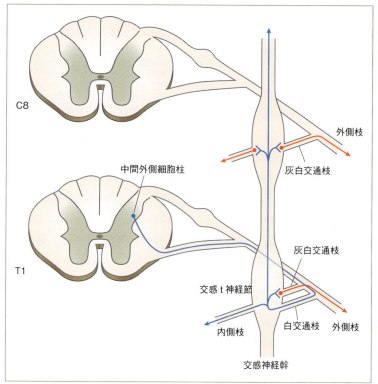

図6 脊髄神経と交感神経のネットワーク（青線：節前線維，赤線：節後線維）
C8，T1の例を示す．C8では白交通枝を欠き，交感神経幹の中を上行した線維を受け取り，節後線維につながる．

く，節後線維は長い（副交感神経では逆に節前線維の軸索は長く，節後線維は短い）．交感神経の節前線維は交感神経幹神経節（傍脊椎交感神経節），椎前神経節で節後線維と連絡する．

交感神経幹神経節（図5，6）は，脊柱のすぐ両側に存在し，上下の神経節が癒合し，幹状を形成している．発生学的には脊髄神経に沿って31対あったが，頸部は癒合して3つ，最尾側は癒合して1つになっている．椎前神経節は大動脈近傍にあり，交感神経節を通るがそこではシナプスを形成しない線維が終止する．

節前線維は脊髄前根を出て後根線維と合流して脊髄神経となり，そこから分岐して白交通枝を通り交感神経節へ至る．ここからは下記a～dのいずれかの経路を経由している．

a. 最初に入った交感神経幹神経節に終止するもの．
b. 交感神経幹神経節を通過して椎前神経節に終止するもの．
c. 交感神経幹の中を上行（または下降）して上位（または下位）の交感神経幹神経節に終止するもの．
d. 交感神経幹の中を上行（または下降）して上位（または下位）の交感神経幹神経節を通過して椎前神経節に終止するもの．

中間外側細胞柱は脊髄のT1-L2（またはL3）にしか存在しないため，L4（またはL5）の交感神経幹神経節しか脊髄神経から直接白交通枝を通る線維を受け取らない．残りの神経節では白交通枝を欠き，交感神経幹の中を上下した線維を受け取ることになる（図6）．上記a～dのうち，aとcは交感神経幹神経節に終止し，そこで節後線維に連絡する．bとdは交感神経幹神経節と通過し，その軸索は集合して内臓神経 splanchnic nerve（図5参照）を形成し椎前神経節へ達し，そこで節後線維に連絡する．交感神経幹神経節から出る（または通過する）遠心性線維は内側枝，外側枝

に分かれる．内側枝は多くが交感神経節を通るが通過する節前線維で，椎前神経節で節後線維につながり内臓へ至る線維が通る．外側枝は後述するようにほぼ例外なく節後線維が通る．

副腎髄質は交感神経節前線維（T8-L1 または L2）のみに支配されている．

2）交感神経節後線維

交感神経節後線維の細胞体は交感神経幹神経節または椎前神経節に存在する．その軸索は無髄である．

交感神経幹神経節で節前線維とシナプス結合した節後線維は灰白交通枝（→メモ2）を通り，脊髄神経と合流し，外側枝を形成して体壁へ行き，末梢血管，汗腺，立毛筋を支配する．

交感神経幹神経節は頸神経節，胸神経節・上位腰神経節，下位腰神経節・仙骨神経節の3部位に分けられる．頸神経節は部分的に癒合し，3つの神経節からなる．主に上位胸髄（T1-7）の中間外側細胞柱に由来する節前線維が交感神経幹神経節を上行している．最下位の下頸神経節は時に第一胸神経節と癒合することもあり，星状神経節とも呼ばれる．これらの神経節から出た節後線維は内頸動脈上で神経叢を形成し，内頸動脈とともに上行し，頭蓋内へ移動する．また，頸神経節の内側枝は例外的に95%が節後線維である．胸神経節・上位腰神経節はおおむね対応する位置の中間外側細胞柱より線維を受け取る．そこから出た節後線維は灰白交通枝を通り，上肢や体幹などの末梢血管，汗腺，立毛筋を支配する．心臓，肺は胸神経節 T2-5 の節後線維に支配されている．下位腰神経節・仙骨神経節は腰髄（L1-2 または L3）の中間外側細胞柱に由来する節前線維が下降して形成され，下肢や骨盤体壁の末梢血管，汗腺，立毛筋を支配する．

椎前神経節は求心性・遠心性線維が強く共役している．これらは中間外側細胞柱を出た線維が交感神経幹神経節でシナプスを作らずに通過し，内側枝を通った線維が内臓神経として終止する．椎前神経節は腹腔神経節，上腸間膜神経節，下腸間膜神経節に分けられる．これらの神経節は交感神経・副交感神経節後線維，感覚神経の軸索・節後線維は神経叢を形成し，内臓反射に関与する．これらの神経叢は大血管に沿って臓器に到達する．

メモ・2 灰白交通枝 gray ramus communicans

交感神経節で線維を換えた節後線維が脊髄神経へ戻る交通枝．節後線維は無髄神経のため灰白色をしている．

3．副交感神経

副交感神経の神経細胞体は脳幹と脊髄に存在する．副交感神経節前線維は脳幹の4つの神経核（Edinger-Westphal核，上唾液核・下唾液核，迷走神経背側核，疑核：「脳神経各部の構成とその機能」参照）と仙髄の中間外側細胞柱に起因する．副交感神経も節前・節後線維の2つよりなるが，節後線維は極めて短く，臓器のすぐ知覚に神経節が存在する．そのため，交感神経のような交感神経幹を形成することはない．

1）脳幹の神経核

Edinger-Westphal核は中脳に位置し，縮瞳に関与する内眼筋の副交感成分を支配している．中脳から動眼神経として出て，眼窩後部にある毛様体神経節に終止し，そこから節後線維になり，内眼筋へ行く．

上唾液核・下唾液核は脳幹の橋・延髄境界に位置する．吻側は上唾液核で，これは顔面神経とともに脳幹を出て，膝神経節付近で一部を大錐体神経として分枝，翼口蓋神経節へ至り，涙腺・鼻腺の分泌に関与する．また大錐体神経を分枝したあと，他の神経は下顎神経と合流して舌神経となったあと分枝し下顎神経節に至り，ここで節後線維に乗り換え，舌下腺，顎下腺の分泌に関与する．下唾液核は上唾液核の下方に位置し，ここからの線維は舌咽神経とともに脳幹を出て，耳神経節で節後線維に乗り換え，耳下腺の分泌に関与する．

迷走神経に関連する内臓運動成分には迷走神経背側核から出る線維と疑核から出る線維が含まれる．疑核背側から出る線維は自律神経とは関係なく，多くの咽頭・喉頭・上部食道の横紋筋を支配するが，腹外側による線維には内臓運動線維が含まれており，心臓を支配する．これらは迷走神経として延髄を出て，胸腔・腹腔内臓器，腸管に広

範に分布し，そして多数の副交感神経節に達する．副交感神経節から出る節後線維の軸索は短く，標的臓器の非常に狭い範囲で作用し，心筋，平滑筋の活動や腺分泌臓器の刺激を調節する．

2）仙髄の中間外側細胞柱

副交感神経に関する中間外側細胞柱は，仙髄のS2-4に存在する．そこからの線維は一度集まって骨盤内臓神経 pelvic splanchnic nerve を形成し，副交感神経節へ至る．そこから出る節後線維の長さはさまざまで，骨盤内の平滑筋，分泌腺の活動を調節する．

4．腸神経系

腸壁には脊髄と同程度数の神経が存在し，自律神経系は部分的に独立したネットワークシステムを有しており，腸管の動き，分泌，吸収を調節するので，腸神経系 enteric nervous system と呼ばれている．腸神経系は，平滑筋の活動を調節する遠心路，腸管の化学的変化・痛覚・腸壁緊張度を知覚する感覚系，交感神経・副交感神経系から情報を受けて活動を調節する介在神経系からなる．

腸管は2つの異なる神経叢からなっている．腸管の筋層間にある筋層間神経叢 myenteric plexus（アウエルバッハ神経叢 Auerbach plexus）と，腸管の粘膜下にある粘膜下神経叢 submucosal plexus（マイスネル神経叢 Meissner plexus）である．筋層間神経叢は，粘膜下神経叢と共役して腸管の蠕動運動に関連する．粘膜下神経叢は筋層間神経叢と共役して腸表皮を通してのイオンと水分の移動を調節する．

参考文献

1) Church J, et al：Autonomic Nerves. Wilson-Pauwels L, Stewart PA, Akesson EJ, eds. B.C. Decker Inc, 1997.
2) Kahle W, Leonhardt H, Platzer W：解剖学アトラス．越智淳三訳．文光堂，1984.
3) 後藤文男，天野隆弘：臨床のための神経機能解剖学．中外医学社，1992.

（永山　寛）

10. 末梢神経

1）正常の神経機能解剖

目でみる末梢神経のアウトライン

1 シェーマで見る末梢神経

1．脊髄神経概略
- 脊髄から出る脊髄神経の神経根には前根と後根がある．
- 前根は脊髄前角の前根細胞からの遠心性神経線維であり，後根は椎間孔内にある脊髄神経節の後根細胞からの求心性神経線維である．
- 前根と後根は脊髄神経節のすぐ遠位側で合流し，椎間孔を走行後，脊柱管外に出る．その後，前枝と後枝に分かれて，前枝は体壁の前外側部と四肢に，後枝は固有背筋と背部の皮膚に分布する（図1a）．脊髄円錐より下位では，終糸と腰髄の脊髄神経根の束の馬尾として脊柱管内のくも膜下腔を長く走行する．
- 脊髄神経は，8対の頸髄神経，12対の胸髄神経，5対の腰髄神経，5対の仙髄神経，1対の尾骨神経からなる（図1b）．頸椎は7椎体からなるのに対して，頸髄神経は第1〜8頸髄神経までである．
- 第1頸髄神経は，後頭骨と環椎の間，第8頸髄神経は第7頸椎と第1胸椎の間から出ている．それよりも尾側の脊髄神経は同じ番号の脊椎直下の椎間孔から出る．

2．頸髄神経概略
- 頸髄神経は，後枝は頸部と背部の正中線付近の筋と皮膚に分布する．前枝は頸神経叢ないし腕神経叢を形成する．頸神経叢は第1〜4頸髄神経の前枝からなる．知覚神経では後頭部，頸部および肩の皮膚の知覚に関係し，運動神経では舌骨下筋およびオトガイ舌骨筋，横隔膜を支配する．
- 腕神経叢は，第5〜8頸髄神経および第1胸髄神経の前枝からなり，3ヵ所の生理的狭窄部，すなわち前および中斜角筋間，鎖骨と第1肋骨間，前鋸筋と小胸筋間を通って腋窩に出たのち上肢に分布する．さらに肩，肩甲部，上胸部，上肢の種々の筋肉には運動枝と知覚枝が分布している．

3．胸髄神経概略
- 胸髄神経は後枝は体幹後壁の固有背筋とその付近の皮膚に分布する．前枝は肋間神経として，肋骨下縁に沿って走行し，筋枝，皮枝を分枝する．筋枝は肋間筋に，皮枝は胸壁の皮膚に分布する．

4．腰髄神経概略
- 腰髄神経は，後枝は体幹後壁の固有背筋とその付近の皮膚に分布する．腰神経叢は，第12胸髄神経，第1〜4腰髄神経の前枝からなる．知覚枝は下腹部，鼠径部，外陰部，大腿部，下腿内側に分布する．運動枝は後腹筋，骨盤内筋，大腿の伸筋群と内転筋群に分布する．

5．仙髄神経概略
- 仙髄神経は，後枝は固有背筋とその付近の皮膚に分布する．仙骨神経叢は第4, 5腰髄神経，

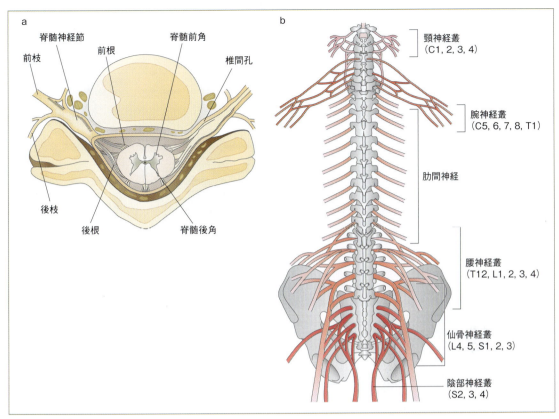

図1　脊髄神経
a. 末梢神経（前根・後根，脊髄神経節，前枝・後枝），b. 脊髄神経叢．

第1〜3仙髄神経の前枝からなる．臀部，大腿，下腿および足の皮膚と筋に分布する．陰部神経叢は第2〜4仙髄神経の前枝からなる．会陰，外陰部および骨盤内臓に分布する．

6．尾骨神経概略

- 尾骨神経は，後枝は尾椎部の皮膚に分布する．尾骨神経叢は尾骨神経と第4, 5仙髄神経の前枝からなり，尾骨筋とその付近の皮膚に分布する．

2 ▶ 画像でみる末梢神経

- 末梢神経の画像評価は，臨床では超音波装置あるいはMRIによって評価される．
- 超音波装置は簡便であるとともに表在の末梢神経の評価に有用で，ドップラーイメージングを用いれば周囲血管との判別が可能である．しかしながら超音波装置では，術者の技量の影響や深部領域の神経の評価は困難となる．
- MRIは術者の技量の影響を受けず，客観的な評価が可能である．

1．T1強調像とT2強調像

- MRIではT1強調像と脂肪抑制T2強調像での評価が基本となる．
- MRIで描出される正常の末梢神経の特徴は，径に関しては近接する動脈の径と同等であり，末梢側ほど径が細小化する．
- 内部の信号強度はT1強調像およびT2強調像において筋肉と等信号を示す．脂肪抑制T2強調像では軽度から中等度の高信号を示すが，その信号上昇は神経上皮内の水分量や脂肪抑制

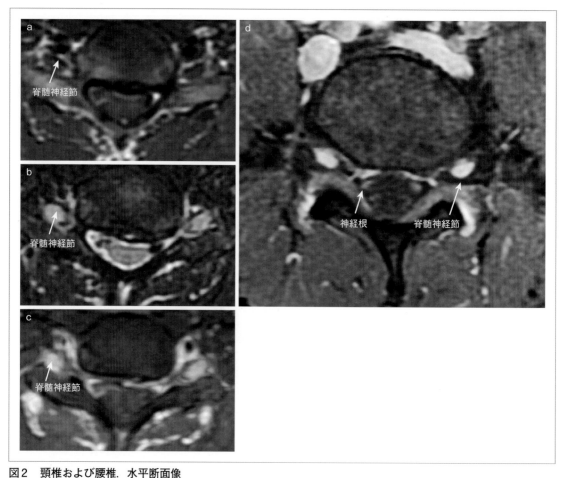

図2 頸椎および腰椎. 水平断面像
a. SE法 T1強調像, b. FSE法 T2強調像, c. SE法 造影T1強調像, d. SE法 造影T1強調像.

の程度の影響を受けるとされている.

▶ 正常の末梢神経は偏位することなく走行し, 周囲脂肪織との境界も明瞭, 平滑である. 増強効果は後根神経節などの血液脳関門のない領域を除き, 正常例では認められない. 正常神経根に沿って増強効果が認められることがあり, 血液脳関門の破綻と鑑別を要するが, 比較的太い神経根静脈をみている場合が多い (図2, 3).

2. 脂肪抑制T2強調像

▶ 脂肪抑制T2強調像では, T1緩和の時間の差を利用して脂肪を抑制するshort time inversion recovery (STIR) 像では, 安定した脂肪抑制効果が得られるが, 撮像時間の延長と低い空間分解能が問題となる.

▶ 共鳴周波数の差を利用して脂肪を抑制するchemical shift selective (CHESS) 法による脂肪抑制では, 磁場が不均一であれば十分に脂肪抑制ができない点が問題となる.

▶ 脂肪抑制T2強調像では脈管もT2強調像において信号上昇域として描出されるため, 末梢枝の神経と静脈の判別が困難となる. したがって, 脂肪抑制T2強調像での末梢神経の評価の際には, 末梢神経と血管の走行についての解剖学的な理解が求められる (図4, 5).

3. 最大値投影法

▶ 神経叢の全体像の画像評価の際には, 最大値投影法maximum intensity projection (MIP)

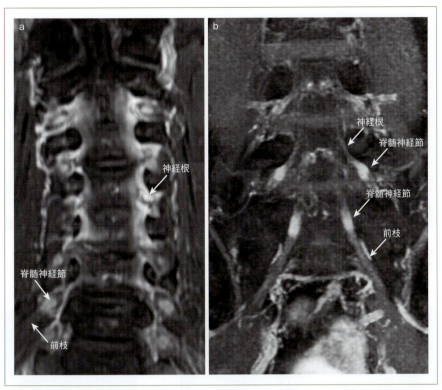

図3 頸椎および腰椎．脊髄神経節レベル 冠状断面像（SE法 T1強調像）
a. 後根神経節レベル 頸椎，b. 後根神経節レベル 腰椎．

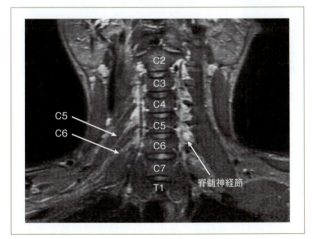

図4 頸髄神経．頸部冠状断面像（STIR像，slice厚5mm）

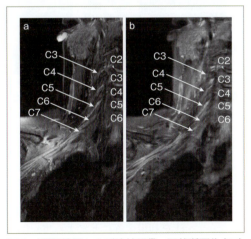

図5 頸髄神経および腕神経叢．冠状断面像（3T）
a. 脂肪抑制（CHESS法）FSE-T2強調像，b. STIR像．

を用いた再構成画像によって，複数のスライスにわたってみられる神経叢の全体像を，1枚の高コントラスト像として把握することが可能である（図6，7）．

4．拡散強調像

▶拡散強調像では脂肪抑制と血流の信号強度が抑制されるので，末梢側の脈管の信号強度が抑制され，末梢神経のみの描出が可能となる．しかしながら，末梢神経のみならずリンパ節も明瞭な高信号域として描出されるので，読影の際には注意を要する（図8，9）．

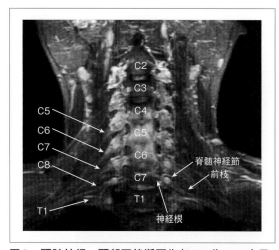

図6 頸髄神経．頸部冠状断面像（STIR像 MIP 表示，slice厚 15 mm）

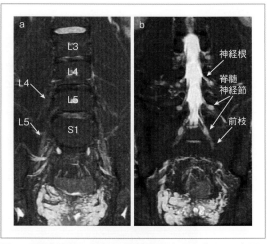

図7 腰髄神経．腰部冠状断面像（STIR像 MIP 表示，slice厚 15 mm）
a. 腰椎椎体レベル，b. 脊髄神経節レベル．

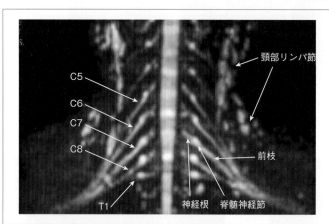

図8 腕神経叢．冠状断面像（3T）（拡散強調像 MIP 表示，slice厚 80 mm）

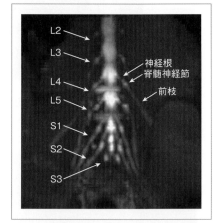

図9 腰神経叢および仙骨神経叢．冠状断面像（3T）（拡散強調像 MIP 表示，slice厚 80 mm）

5．3T MRI

▶3T MRIでは，高いsignal-to-noise ratio（SNR）により，高解像度の画像と3Dでの広範囲の撮像が可能である（図5）．

▶撮像法の進歩により，高速で，磁場の不均一性の影響の少ない撮像法や，すぐれた脂肪抑制法を利用することによって，3T装置では広範囲の神経叢の描出が高解像度で得ることが可能となってきている（図8, 9）．

参考文献

1) 高橋昭喜：脊髄．脳MRI 1．正常解剖，第2版，高橋昭喜編，学研メディカル秀潤社，p.333-348, 2005.
2) 後藤文男，天野隆弘：末梢神経と神経叢．臨床のための神経機能解剖学，中外医学社，p.160-165, 1992.
3) Chhabra A, Andreisek G, Soldatos T, et al：MR neurography：past, present, and future. AJR Am J Roentgenol 2011；197：583-591.
4) Chhabra A, Zhao L, Carrino JA, et al：MR neurography：Advances. Radiol Res Pract 2013. Epub 2013 Mar 26.

（松末英司）

1) 正常の神経機能解剖

主な末梢神経叢の機能

1 ▶ 主な末梢神経叢の機能分類

　主な末梢神経叢には，頸神経叢，腕神経叢，腰神経叢，仙骨神経叢がある．神経叢はそれぞれの部位の脊髄神経前枝から構成される．頸神経叢は第1〜4頸神経（C1-4），腕神経叢は第5頸神経から第1胸神経（C5-Th1），腰神経叢は第1〜4腰神経（L1-4），仙骨神経叢は第4腰神経の一部から第4仙神経（L4-S4）から構成される．

　胸神経前枝は一部の神経を除き，神経叢を構成しない．脊髄後枝は神経叢を形成せず，背側面を中心に直接体幹に分枝し支配する．神経叢では，上記神経が分岐・合流を繰り返して各神経叢を形成した後，機能に応じて運動神経，感覚神経などを分枝し，体幹・四肢に分布する．脊髄，脊髄神経前根・後根レベルでの損傷とは異なり，神経叢の障害は特有の症状をきたすことがある．以下に各神経叢について詳述する．

2 ▶ 各部位の機能

I. 頸神経叢

　頸神経叢は第1〜4頸神経前枝から構成され，椎前筋と頸椎横突起の後結節との間にあり，胸鎖乳突筋に覆われている．頸神経叢からは皮枝，筋枝が頸部領域に分布する（図1）．筋枝は副神経とともに後頸部筋，胸鎖乳突筋，僧帽筋の各筋を支配する．筋枝の一部は舌下神経とともに頸神経ワナを形成し，舌下筋群（オトガイ舌骨筋，甲状舌骨筋，胸骨舌骨筋，胸骨甲状筋，肩甲舌骨筋）を支配する（図2）．横隔神経はC4を中心としその上下の頸神経から形成され，前斜角筋の前面を通り胸腔内に入り，心囊と胸膜縦隔部の間を下降，肺門前面を通り，横隔膜に至る（図3）．項部の諸筋は頸部脊髄神経後枝により支配されている．皮枝は，小後頭神経（乳突枝），大耳介神経（耳介枝），頸皮神経（頸部横断枝），鎖骨上神経があり，それぞれ側頭乳突部皮膚，耳介・耳下腺部皮膚，前側頸部皮膚，鎖骨上下部・肩の一部の知覚を支配している（図4）．後頭部皮膚，項部の知覚は，大後頭神経（C2の後枝），頸部脊髄神経後枝により支配されている．

II. 腕神経叢

　腕神経叢は，第5頸神経〜第1胸神経の前枝から構成され，上肢全体と上肢帯を支配する大きい神経叢であり，前斜角筋の後方から鎖骨下動脈の上縁に沿って腋窩に及んで存在する（図5）．腕神経叢は4つの部位に分類でき，それぞれ神経根 root，神経幹 trunk，神経索 cord，末梢神経 nerve と呼ばれる（図6）．C5，C6神経根から上神経幹が，C7から中神経幹が，C8，Th1から下神経幹が形成される．それぞれの神経幹から分岐・吻合を繰り返した後，鎖骨下から前鋸筋のレベルで外索，内索，後索が形成される．その後さらに分岐・吻合を繰り返し末梢神経となり，上肢の神経支配を行う．上肢帯を支配する神経は神経幹，神経索のレベルで分枝し，各筋による運動と知覚を支配することとなる．以下に腕神経叢から起こる代表的な末梢神経について解説する（図7，8）．

　下記の他に神経幹・神経索レベルより分枝する神経としては，肩甲背神経，肩甲上神経，肩甲下神経，前胸神経，長胸神経，胸背神経などがあり，

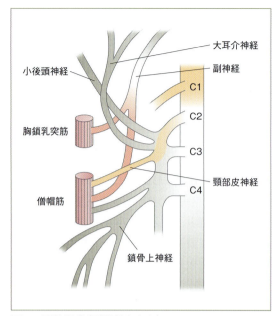

図1　頸神経叢（副神経を含む）

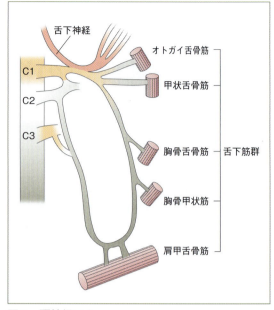

図2　頸神経ワナ
頸神経叢と舌下神経で構成され，頸部の筋を支配する

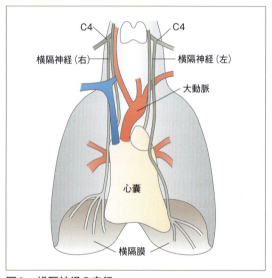

図3　横隔神経の走行

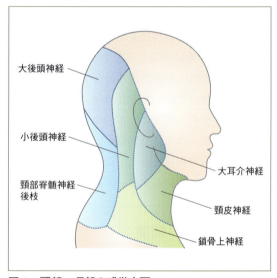

図4　頸部，項部の感覚支配

前胸部・肩周囲の筋運動を支配している．

1．正中神経

　腕神経叢外索・内索が吻合した後，上腕の前尺側を上腕二頭筋に沿って走行し，さらに前腕屈側を通り筋枝は前腕屈筋群と外側の手筋を支配する．皮枝は手掌橈側を支配する．

2．尺骨神経

　腕神経叢内索から分岐し，上肢後下降，肘頭尺側を通り尺側手根屈筋に被われる形で前腕前面を走行し，手背・手掌に分布する．皮枝は第4指外側・第5指領域の知覚支配，筋枝は母指内転筋・深指屈筋・小指球筋・小指外転筋・背側骨間筋などを支配する．

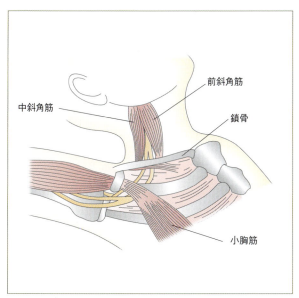

図5　腕神経叢の解剖学的位置

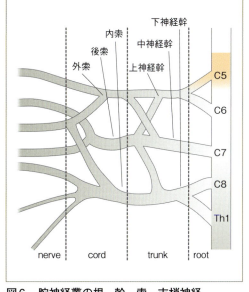

図6　腕神経叢の根，幹，索，末梢神経

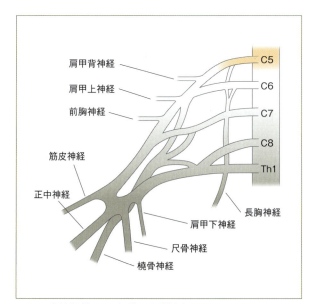

図7　腕神経叢より生ずる末梢神経

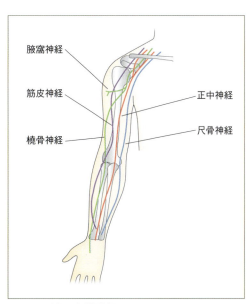

図8　上肢の末梢神経

3．筋皮神経

腕神経叢外索から分岐し，上腕屈筋群を貫き，前腕橈側に至る．筋枝は上腕二頭筋などを支配し，皮枝は前腕橈側を支配する．

4．橈骨神経

腕神経叢後索から分岐し，上腕三頭筋を貫き，上腕骨背側面を走行した後，肘窩橈側を通り前腕橈側を走行し手部橈側に至る．皮枝は手背尺側，第2, 3指領域を除く手背と前腕橈背側の知覚，筋枝は上腕三頭筋・腕橈骨筋・長短橈側手根伸筋・長母指外転筋などを支配する．

5．腋窩神経

腕神経叢後索から分岐し肩の背面に向かう．小円筋・三角筋に対する筋枝を与えた後に，上腕上部橈背側面の知覚を司る皮枝となる．

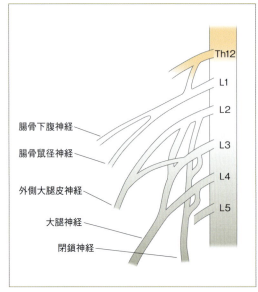

図9　腰神経叢

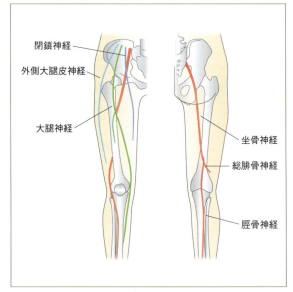

図10　腰神経叢から生ずる末梢神経

III. 腰神経叢

　腰神経叢は，第1〜4腰神経の前枝から構成され，腰椎側方の大腰筋の中に存在する．主に腰部から大腿部の運動・感覚を支配する．代表的な末梢神経は以下の通りである（図9, 10）．

1. 大腿神経

　L2-4が吻合し形成される．大腰筋の外側から鼠径靱帯背側を通り，筋枝を腰筋・腸腰筋・大腿四頭筋などに対して分枝する．大腿前面に対する皮枝を分枝した後，伏在神経を分枝する．伏在神経は下腿内側の知覚を司っている．

2. 閉鎖神経

　L2-4から構成され，腰筋の内側を通って骨盤腔内を閉鎖動脈とともに走る．閉鎖孔を通った後，皮枝を大腿内側面へ，筋枝を大腿内転筋群へ与える．

　大腿神経，閉鎖神経の他の主な神経は以下の通りである．L1から分岐し，筋枝を側腹筋群，皮枝を下腹部・腰部に出す腸骨下腹神経，また，筋枝を側腹筋群から陰嚢・大陰唇まで延ばす腸骨鼠径神経．L2, L3より分岐する外側大腿皮神経は同部位の感覚を支配する．また，陰部大腿神経は陰嚢部（陰唇部）および鼠径部の感覚を支配する．

IV. 仙骨神経叢

　仙骨神経叢は第4腰神経〜第4仙髄神経（S4）で構成される（図11, 12）．

1. 坐骨神経

　坐骨神経はL4-S3からなり，末梢神経の中で最も太く1m程の長さがある．皮枝を大腿後面に送り，同部位の感覚を支配する．坐骨神経は膝窩上部で総腓骨神経と脛骨神経に分岐する．総腓骨神経は大腿二頭筋に沿って下腿前面に出て，筋枝は前脛骨筋，長母指伸筋，長短腓骨筋などに分布する．皮枝は下腿外側面，足背に分布する．脛骨神経は膝窩後中央部を下降し，下腿後面を走行する．筋枝は下腿三頭筋，後脛骨筋，長母指屈筋などを支配し，皮枝は下腿後面，足底，足背外側の感覚を支配する．

2. その他の神経

　その他主な神経として以下のものがある．L5-S1から構成される上臀神経は中臀筋・小臀筋・大腿外転筋などに分布する．S1-2から構成される下臀神経は，大臀筋などを支配する．S2-4により構成される陰部神経は，筋枝を会陰筋，皮枝を会陰・外陰部の皮膚に送る．排尿・排便に関連する筋を支配する神経群も陰部神経叢から出ており，

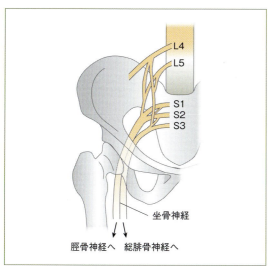

図11　仙骨神経叢（坐骨神経中心）

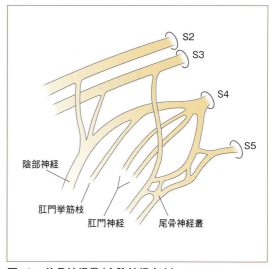

図12　仙骨神経叢（会陰神経中心）

陰部神経叢の障害により便失禁・排尿困難などをきたすことがある．

（神谷信雄）

2) 代表的疾患の神経機能解剖アプローチ

Guillain-Barré症候群

1 ▶ 機能解剖

Guillain-Barré syndrome（GBS）では，神経根から筋肉内の神経枝に至るまで広く末梢神経が障害されるが，病変は均一ではなく斑状に生じる．末梢神経系には血液神経関門 blood-nerve barrier（BNB）が存在し，この破綻部位に応じてGBSでは局所的に末梢神経が障害されると考えられている[1]（図1）．

2 ▶ 病因論

GBSには，1916年にGuillain, BarréおよびStrohl[3]によって初めて報告されたacute inflammatory demyelinating polyradiculoneuropathy（AIDP）の他に，現在ではacute motor axonal neuropathy（AMAN）やacute motor and sensory axonal neuropathy（AMSAN）などの病型が存在することがわかっている．

AIDPの病理像は，神経上膜や神経内膜の血管周囲優位の単核球浸潤，菲薄化した髄鞘をもつ神経線維を特徴とし，これらの所見を末梢神経全域

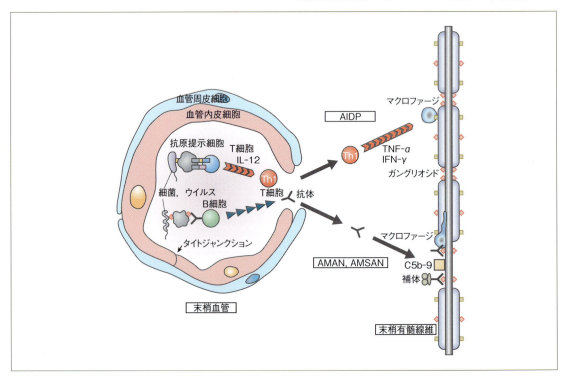

図1 GBS病態の概念図（文献2から引用）
末梢神経はBNBに守られているが，一度バリアが破綻するとさまざまな因子によって末梢神経は障害される．AIDPでは細胞性免疫主体，軸索型GBSでは液性免疫主体の病態機序が想定されている．

で斑状に認める．菲薄化した髄鞘ではマクロファージがSchwann細胞基底膜側から髄鞘内に侵入し，髄鞘をintraperiod lineで剝離し分解していると考えられている．AMAN，AMSANでは，末梢神経近位部優位にRanvier絞輪間距離の延長やミエリン球を認め，炎症細胞浸潤は極めて乏しい点が特徴的である．軸索障害は活性化したマクロファージがRanvier絞輪付近から軸索周囲腔に侵入し細胞障害性に引き起こすという説があり，AIDPと軸索型GBSでは異なった発症機序が想定されている．

　*Campylobacter jejuni*の菌体外膜にあるlipo-oligosaccharide（LOS）のガングリオシド様構造とヒトガングリオシドの分子相同性が証明されて以降，抗ガングリオシド抗体とGBSの関連が研究され，病態機序に関していくつかの仮説が唱えられている．軸索型GBSでは感染した細菌やウイルス上のガングリオシド様構造を認識した抗原提示細胞により，活性化されたB細胞の産生する抗ガングリオシド抗体がRanvier絞輪部軸索膜などのガングリオシド発現部位に結合し，補体介在性に軸索障害を起こす可能性が考えられている．AIDPでの原因抗原は特定されていない．なんらかの抗原を認識したヘルパーT細胞がマクロファージを活性化させ，細胞障害性に髄鞘を破壊すると考えられている．基本的には，AIDPでは細胞性免疫主体，軸索型GBSでは液性免疫主体の病態機序と考えられる．

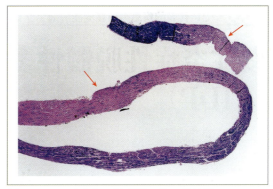

図2　AIDP患者（47歳男性）の第Ⅳ脳神経
上は右側，下は左側の第Ⅳ脳神経を示す．LFBに対する染色性の低下した脱髄巣（→）は，第Ⅳ脳神経全体に存在するのではなく，巣状に観察される（LFB＋HE染色）．

ルではRanvier絞輪部の電位依存性Naチャネルクラスターが破壊されることが示されており，神経の脱分極が障害されることで軸索型GBSであっても急性期に一過性の遠位潜時延長や伝導ブロックが起こり，単回の電気生理検査では軸索型GBSをAIDPと診断してしまう可能性がある[4]．GBSの病型診断は，軸索型GBSではAIDPと比較して脳神経障害や自律神経障害が少ないといった臨床的特徴や抗ガングリオシド抗体測定を参考にしたうえで，複数回の電気生理検査を施行することでより正確に行う必要がある．

3 ▶ 画像

図2を参照．

4 ▶ 臨床のポイント

　AIDP，AMAN，AMSANで治療法に差はなく，免疫グロブリン大量静注療法や血液浄化療法が行われる．いずれの病型でも軸索変性に至ってしまうと機能回復は不良となるため，初診時の慎重な診断と治療介入の適切なタイミングが求められる．抗GM1抗体や抗GD1b抗体陽性AMAN家兎モデ

引用文献

1) Kanda T, Hayashi H, Tanabe H, et al：A fulminant case of Guillain-Barré syndrome：topographic and fibre size related analysis of demyelinating changes. J Neurol Neurosurg Psychiatry 1989；52：857-864.
2) 中野雄太，尾本雅俊，神田　隆：神経・筋病理所見．アクチュアル脳・神経疾患の臨床NEXT　免疫性神経疾患病態と治療のすべて．136-141，中山書店，2016．
3) Guillain G, Barré JA, Strohl A：Sur un syndrome de radiculonévrite avec hyperalbuminose du liquide céphalo-rachidien sans réaction cellulaire：remarques surles caractères cliniques et graphiques des réflexes tendineux. Bull Soc Méd Hôp Paris 1916；40：1462-1470.
4) Sekiguchi Y, Uncini A, Yuki N, et al：Antiganglioside antibodies are associated with axonal Guillain-Barré syndrome：a Japanese-Italian collaborative study. J Neurol Neurosurg Psychiatry 2012；83：23-28.

（中野雄太・神田　隆）

2) 代表的疾患の神経機能解剖アプローチ

慢性炎症性脱髄性多発ニューロパチー（CIDP）

1 ▶ 機能解剖

慢性炎症性脱髄性多発ニューロパチー chronic inflammatory demyelinating polyradiculoneuropathy（CIDP）は2ヵ月以上をかけ緩徐に進行する四肢筋力低下と，感覚障害を主徴とする病因不明の後天性脱髄性末梢神経障害である．

有髄神経のインパルス伝導は跳躍伝導に特徴づけられる．Ranvier絞輪部軸索膜を外向き電流が貫通するとNaチャネルが開き，細胞外液のNaイオンが流入する（図1の①）．それによって新たな電流が発生するが，髄鞘は絶縁体なので，電流は電気抵抗の小さい隣接の絞輪部に到達し軸索膜を貫通する（図1の②）．そこで新たな興奮が惹起され，跳躍伝導が生まれる．しかし，脱髄部では絶縁が不十分なため，駆動電流が拡散する（図1の③）．そのため軸索膜Naチャネルに十分な電位が加わらず，新たな興奮は生まれない．つまり神経インパルスは停止する．これが伝導ブロックconduction blockである．CIDPはなんらかの機序によって，脱髄が慢性的に持続あるいは反復し，伝導ブロックが遷延する末梢神経疾患である．

2 ▶ 病因論

CIDPは液性免疫と細胞性免疫の両者が関係する自己免疫性疾患と推定されている．しかし，特異的抗体はみつかっていない．

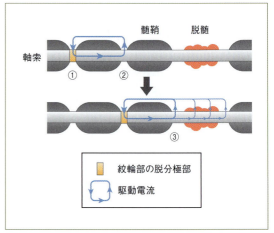

図1　伝導ブロックの発生機序
説明は本文参照．

3 ▶ 画像・検査所見

CIDPの診断は四肢に散在する脱髄病変を運動神経伝導検査によって確認することによる（図2）．脱髄性伝導変化には，①伝導速度系因子の高度異常（遠位潜時延長：正常上限より50％以上，伝導速度低下：正常下限より30％以上，F波潜時延長：正常上限より20％以上），②近位誘発M波振幅低下（遠位誘発M波振幅の50％以下），③高度の近位誘発M波時間的分散（遠位M波の30％以上）などがあり，これら①②③が混在してみられる場合が多い．実際のM波記録を図3に示す．個々の脱髄病変サイズは数mmのものから広範なものまでさまざまである．電気診断基準の細部については参考文献を参照のこと．

神経伝導検査で脱髄性伝導ブロックや伝導遅延が確認できない場合には，MRIや超音波による画像診断が有力診断手技になる．多巣性の神経肥

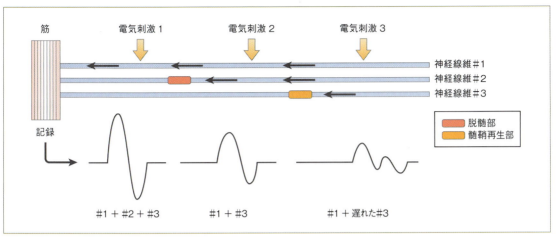

図2　伝導ブロックと時間的分散の模式図
最遠位刺激1では，運動神経3本分の複合筋電位が記録される．電気刺激2では神経線維#2の脱髄性伝導ブロックのため振幅が低下する．最近位刺激3では神経線維#3の髄鞘再生部で伝導遅延が生じ，時間的分散による多相性電位になる．

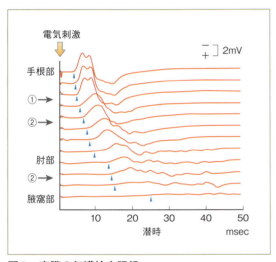

図3　実際の伝導検査記録
尺骨神経に沿って刺激電極を3cm毎に移動したときの小指外転筋複合筋電位の波形変化である．刺激①で振幅低下と波形変化がみられ，②で時間的分散が増大し，肘部で著明な潜時延長がある．③と腋窩では振幅低下が著明である．

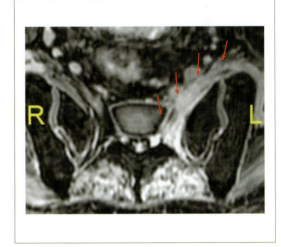

図4　CIDP患者の左腰髄神経根肥大と造影効果(→)

厚・肥大および造影効果（図4）がCIDPの特徴的所見として重視される．

4 ▶ 臨床のポイント

①2ヵ月以上にわたる2肢以上の運動感覚障害の進行，②腱反射消失，③脱髄性神経伝導所見，さらに④他の末梢神経障害が否定されれば，本症を考える．病型には四肢近位と遠位同程度の対称性運動感覚障害をきたす典型的CIDPと，遠位優位型 distal acquired demyelinating symmetric (DADS)，非対称型（多発単神経炎型：Lewis-Sumner症候群），限局型，純粋運動型，純粋感覚型などの非典型的CIDPとがある．

治療は，①ステロイド療法，②ヒト免疫グロブリン大量静注療法，③血漿浄化療法が第一選択である．これらの有効度は症例によって異なり，維持療法としても行われる．第一選択薬が無効な場合，第二選択薬としてシクロホスファミドなどの免疫抑制薬が考慮されるが，長期治療に関する情報は乏しい．

参考文献

1) 日本神経学会監修：慢性炎症性脱髄性多発根ニューロパチー，多巣性運動ニューロパチー診療ガイドライン 2013，南江堂，2013．

（馬場正之）

2) 代表的疾患の神経機能解剖アプローチ

腕神経叢損傷

1 ▶ 機能解剖

　腕神経叢の正常解剖については別項「主な末梢神経叢の機能」に記載があるが，C5～T1神経根の前枝から構成され，上・中・下幹を形成した後，3本ずつの前部（主として上肢の屈筋群を支配）と後部（主として上肢の伸筋群を支配）に分離，最終的には外側・内側・後の神経束（索）から個別の末梢神経に至ることを銘記する．病型としてはすべての腕神経叢が損傷される全型，上部の腕神経叢損傷をきたす上位型（肩と肘の運動障害），下部の腕神経叢損傷をきたす下位型（手指の運動障害）に大別される．

　臨床的に重要な解剖的事項を列挙すると，

　1．現状では回復不能な重篤な神経損傷である，神経根引き抜き損傷（節前損傷）なのかどうかを判別するためには，神経根に近い部位で分岐する神経に損傷が及んでいるのかを判断する必要がある．このような神経には，長胸神経（支配筋：前鋸筋）（図1），肩甲背神経（支配筋：肩甲挙筋，大菱形筋，小菱形筋），肩甲上神経（支配筋：棘上筋，棘下筋）があり，これらはこの順に腕神経叢から分岐する．

　2．T1神経根には交感神経節前線維が含まれるため，T1節前損傷の場合，Horner徴候（縮瞳，顔面の発汗障害，眼裂の狭小化）が陽性となる．受傷から日数を経るに従って所見が不明瞭となるので，病初期の慎重な検討を要する．

　3．神経節よりわずかに末梢レベルで腕神経叢を構成する前枝と分岐した後枝は，背部の感覚，板状筋や半棘筋といった傍脊柱筋群を支配する．これらの神経障害を把握することは，引き抜き損

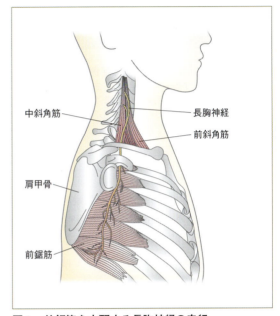

図1　前鋸筋を支配する長胸神経の走行
神経根引き抜き損傷を診断するにあたって，前鋸筋麻痺の有無を検討することが重要である．実際には患者を臥床させて上肢を最大限前方挙上させ，肩甲骨下角前部に付着している前鋸筋の筋収縮を触知する．

傷の有無を判断することに理論的には有用であるが，特に感覚障害領域の同定は極めて困難である．

2 ▶ 病因論

　圧倒的に多い病因は交通外傷（オートバイ事故）や労働災害（高所からの転落）などの外傷である．多発外傷の場合で，意識レベルが低下している時や，頸椎や上肢の骨折を合併している場合などは，腕神経損傷を伴っているのかを判断することが非常に困難なことがあり，上肢の運動麻痺があると判断された場合には慎重に経過を見極めなければ

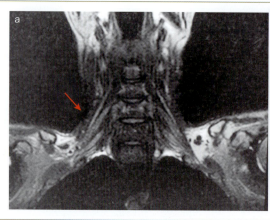 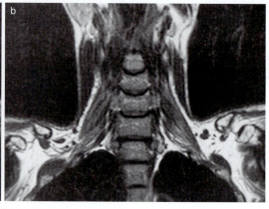

図2　右腕神経損傷と考えられる症例のMRI像
提示した症例写真は長時間腹臥位後に生じた右上肢不全麻痺の患者例であり，MRI検査における通常のT2強調像(a)では判然としないが，脂肪抑制像(b；ここではSPIRというCHESSとSTIRとを組み合わせたSpectal IR法(Philips社の呼称)で撮像)では右腕神経叢の輝度が上昇しており，神経浮腫が疑われる所見が得られている．

ならない．
　分娩時の外傷性腕神経叢麻痺（分娩麻痺）として，上位型のErb-Duchenne型麻痺臀位出産時でのDéjérine-Klumpke型（下位型）が知られているが，分娩技術の進歩により近年では極めてまれである．腋窩部の手術やPancoast腫瘍などによる下位型麻痺も理解しておく必要がある．昨今は，麻酔で長時間不良な同一体位を取っていたことによると考えられる症例も報告されており，注意を要する．

3 ▶ 画像

図2を参照のこと．

4 ▶ 臨床のポイント

　外傷後の上肢麻痺症例に遭遇した場合，本疾患を念頭において診察検査を進める．神経根引き抜き損傷が疑われる場合はMRI検査などを駆使して障害部位の同定に努める．特に全型，上位型の場合は前鋸筋の収縮の有無を慎重に観察し，可能であれば疑わしい麻痺筋に対する筋電図検査の実施を行う．ただし，神経原性異常電位が観察されるのは受傷後1～2週間してからとされるので，経時的に検査を実施することが望ましい．

参考文献
1) 荒川雄一郎，土井一輝，服部泰典ほか：腕神経叢損傷に対する冠状断像によるMRI診断．日手会誌 2012；28：621-624.
2) 神保教広，内田広夫，川嶋寛ほか：腋窩切開のための術中肢位により腕神経叢損傷を認めた1例．日小外会誌 2012；48：1033-1036.
3) 佐々木正行，齋藤繁，後藤文夫：腫瘍と同側の手掌の発汗減少と皮膚温上昇により発見された肺尖部肺癌の1症例．日ペインクリ会誌 2003；10：526-528.
4) 大畑賀央，宇佐美範恭，谷口哲郎ほか：過外転および外旋の術中肢位によると考えられた腕神経叢損傷の1例．日呼外会誌 2009；23：964-968.
5) 田尻康人，川野健一，原由紀則ほか：腕神経叢損傷における経頭蓋電気刺激による根運動誘発電位測定．日手会誌 2010；26：387-390.

（青木孝文）

2) 代表的疾患の神経機能解剖アプローチ

血管炎による神経障害

1 ▶ 機能解剖

　血管炎は，血管壁に炎症性病変を呈する全身性疾患である．血管炎を起こす疾患群は総称して血管炎症候群と呼ばれる．病理学的に血管の炎症と壊死が特徴であり，血管壁のフィブリノイド変性（壊死）と好中球浸潤がみられる[1]．特徴的な病理像は壊死性血管炎である．血管炎症候群は，最新の血管炎の分類と疾患名称変更の発表では，病理学的観点から障害される血管の大きさなどにより25以上の疾患に分類されている（改訂国際Chapel Hill Consensus Conference 分類 2012，2013）[2]．その中の代表的な疾患を図1に示す．

　血管炎性ニューロパチーは，通常単ニューロパチーあるいは多発性単ニューロパチーの形をとる．障害されやすいのは神経上膜の小動脈や小静脈である．血管炎により血管内膜が増生して内腔の狭窄や閉塞が起こるとその血管支配領域に虚血性変化が生じ，神経障害として軸索変性を生じる．その結果，神経線維密度は通常しばしば高度に減少し，神経線維の変性や脱落は神経束ごとあるいは神経束内部でも多巣性の不均一な分布を示す．二次性の節性脱髄や髄鞘再生像を伴うこともある．

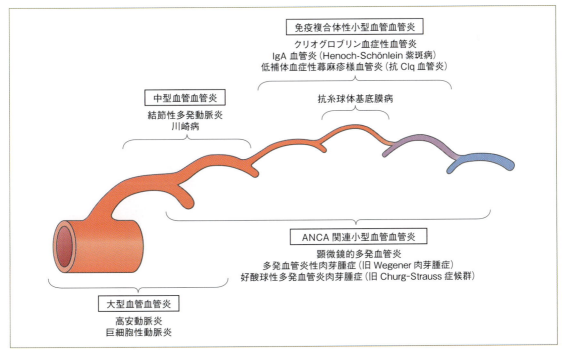

図1　障害される血管の大きさによる血管炎の分類と代表的な疾患（改訂国際Chapel Hill Consensus Conference 分類2012）（文献2の図2を一部改変，引用）

2 ▶ 病因論

血管炎の機序には、血管の直接の感染および免疫学的損傷（免疫複合体によるもの、直接の抗体刺激によるもの、抗好中球細胞質抗体 antineutrophil cytoplasmic antibody（ANCA））関連のもの、細胞性免疫によるものが考えられている。ANCA関連疾患では免疫複合体の関与はない。感染などの刺激によりTNF-αやIL-1などのサイトカインが血中に過剰発現し、この影響で好中球細胞質内のmyeloperoxidase（MPO）やproteinase-3（PR3）が好中球表面から放出されると、B細胞の働きでMPO-ANCAやPR3-ANCAが産生される。これらのANCAがMPOやPR3と反応し、血管内皮細胞壊死と炎症性細胞浸潤による血管炎が生じる[3]。なお、全身性血管炎を伴わず末梢神経のみが障害されるnonsystemic vasculitic neuropathy（NSVN）もある。NSVNはわが国ではまれである。

3 ▶ 画像

血管炎性ニューロパチーの病理組織所見を図2

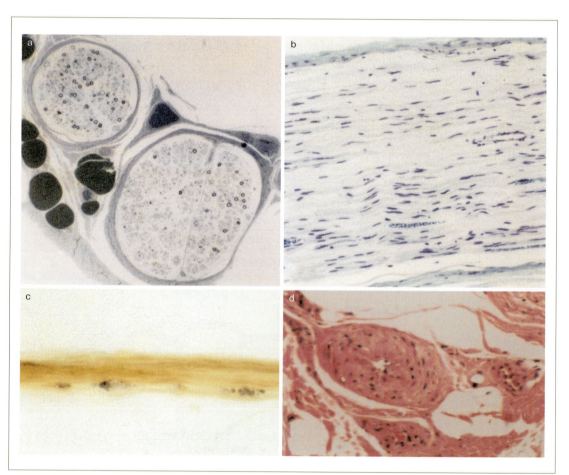

図2 顕微鏡的多発血管炎症例の腓腹神経生検所見
a. 2つの神経束に多巣性で不均一な分布の高度な神経線維脱落を認める（横断エポン包埋準超薄切片：Methylene blue 染色）。
b. 神経束内の神経線維に高度な脱髄所見を認める（縦断準超薄エポン包埋切片：Klüver-Barrera染色）。
c. ときほぐし線維。軸索変性による神経線維脱落が著明で、わずかに残存する髄鞘球を認める。
d. 神経上膜の小血管。フィブリノイド変性、内腔狭窄、血管壁肥厚、血管周囲の細血管の増生および細胞浸潤を認める（Hematoxylin and eosin染色）（症例は自験例）。

に示す．

4 ▶ 臨床のポイント

　膠原病などの基礎疾患があり，比較的急性に発症する単ニューロパチーあるいは多発性単ニューロパチーの神経症状がある場合は血管炎を疑う．血管炎性ニューロパチーの治療は厚生労働省研究班による血管炎の治療指針に準じて行う．治療は主としてプレドニゾロンおよびシクロホスファミドやアザチオプリンなどの免疫抑制薬が用いられる．発症早期にステロイドパルス療法と免疫抑制薬の併用も行う．好酸球性多発血管炎性肉芽腫症（旧名：Churg-Strauss症候群）の難治性神経障害に対しては免疫グロブリン静注療法は保険適用がされている．

引用文献

1) 岡　信幸：血管炎性ニューロパチーと膠原病．カラーアトラス末梢神経の病理, 秋口一郎監修, 中外医学社, p.84-99, 2010.
2) Jennette JC, Falk RJ, Bacon PA, et al：2012 revised international Chapel Hill Consensus Conference Nomenclature of Vasculitides. Arthritis Rheum 2013；65：1-11.
3) 川上民裕：血管炎の病因．皮膚症状からみた血管炎診断の手引き, 厚生労働省難治性血管炎に関する調査研究班編, 金原出版株式会社, p.14-16, 2011.

（矢崎俊二）

2）代表的疾患の神経機能解剖アプローチ

糖尿病による神経障害

1 ▶ 機能解剖

　糖尿病性神経障害 diabetic neuropathy（DN）では，知覚神経や運動神経である末梢神経と自律神経が障害される．病変部位によって，多発性（左右対称性）と単発性（非対称・局所性）の神経障害に大別されるが，両者が合併する混合型も存在する（表1）[1]．

　多発性神経障害 diabetic polyneuropathy（DPN）は，糖尿病性神経障害の大多数を占める．最も典型的なものは，遠位性対称性多発性神経障害 distal symmetrical polyneuropathy（DSPN）で，左右対称性に神経走行距離に依存して長い神経の末端から障害される感覚・運動神経障害である．病理組織学的には，末梢神経の遠位部および感覚神経優位に起こる神経線維の脱落と軸索変性，神経鞘内の細小血管障害が特徴である．四肢末端に知覚鈍麻，自発痛，しびれ感・灼熱感などの異常感覚を示すことが多く，進行すると壊疽を引き起こし，足趾の切断を余儀なくされることもある．DPには自律神経障害も含まれ，起立性低血圧，消化管運動障害（便秘・下痢），無痛性心筋虚血，瞳孔機能の障害，神経因性膀胱，勃起障害などを起こす．

　一方，局所性（単発性）神経障害では，眼球運動に関連する動眼神経（第Ⅲ脳神経）・滑車神経（第Ⅳ脳神経）・外転神経（第Ⅵ脳神経）や顔面神経（第Ⅶ脳神経）といった脳神経障害，胸腹部・四肢（手根管症候群など）の神経障害，糖尿病筋萎縮を起こす．

表1　糖尿病性末梢神経障害の分類（文献1から引用）

高血糖性神経障害
左右対称性多発神経障害
感覚・自律神経性神経障害
急性有痛性糖尿病性神経障害
局所性および多巣性神経障害
脳神経性神経障害
胸腹部神経障害
巣性四肢神経障害
糖尿病性筋萎縮
混合型

2 ▶ 病因論

　DPNの病因は主に，①代謝異常，②血管障害，③免疫系異常（炎症）に大別されるが，これらが複合的に絡み合って，病態を進行させると考えられている[2,3]．

1．代謝障害

　高血糖による①ポリオール代謝亢進と，それに引き続く，②プロテインキナーゼC protein kinase C（PKC）異常，③後期糖化生成物 advanced glycation endproducts（AGE）の蓄積，④酸化ストレスの亢進が関与すると，考えられている．

2．血管因子

　末梢神経栄養動脈の閉塞を原因とする虚血から末梢神経の梗塞が考えられている．

3．免疫系異常

　末梢神経に浸潤したマクロファージやリンパ球などから放出される炎症性サイトカインが引き起こす慢性炎症の関与も考えられている．

3 ▶ 画像

図1を参照のこと．

4 ▶ 臨床のポイント

　DNは，糖尿病の三大合併症のうち最も早期かつ高頻度に出現する合併症である．DPNの早期診断としては，膝立位でのアキレス腱反射が感度や特異度に優れる簡便な検査法として有用であり，反射の低下や消失を見逃さないことが重要である．DPNは，重症度は血糖コントロールのレベルと強い相関がみられる．したがって，本症の発症や悪化の抑制には，血糖コントロールの是正を目指すことが前提となるが，増悪因子となる喫煙，飲酒，肥満などの生活習慣の改善，高血圧や脂質異常の合併もあれば併せて治療を行う．病状の進行抑制において血糖コントロール良好例ではアルドース還元酵素阻害薬の内服が有効とされる他，症状の軽減にはプレガバリン，デュロキセチン，三環系抗うつ薬などが用いられる．

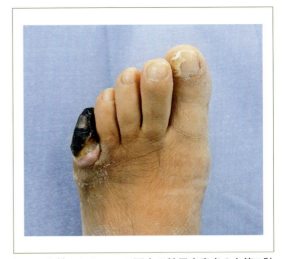

図1　血糖コントロール不良の糖尿病患者の左第5趾に生じた糖尿病性足壊疽（日本医科大学武蔵小杉病院形成外科　土佐眞美子先生ご提供）

引用文献

1) Thomas PK：Classification, differential diagnosis, and staging of diabetic peripheral neuropathy. Diabetes 1997；46 Suppl 2：S54-57.
2) 神田　隆：糖尿病性末梢神経障害の病態と治療．日本内科学会雑誌2012；101：2653-2659.
3) 安田　斎：糖尿病性神経障害の成因．日本臨床2012；70（増刊号）：433-437.

（岡本芳久）

和文索引

―あ―

アウエルバッハ神経叢　295
亜急性脊髄連合変性症　106, 278
アクアポリン　234
圧・重量感覚　106
アテトーゼ　66
あぶみ骨筋　10
アミロイドβ　140
アミロイド仮説　141
アルツハイマー病　140
アンモン角　130
アンモン体　130

―い―

一次視覚野　129
一次性Waller変性　51
一次性ジストニア　84
一次聴覚野　129
一過性脳虚血発作　216
犬山分類　89
意味性認知症　146
咽頭静脈叢　207
陰部神経　307

―う―

運動枝　10, 11, 12
運動前野　32
運動ニューロン疾患　46

―え―

腋窩神経　305
遠位性対称性多発性神経障害　318
縁上回　119
延髄　36, 119, 172, 177, 183
延髄外側症候群　107

―お―

横隔神経　304
横橋静脈　208
横静脈洞　199, 205, 207, 208
横断性脊髄炎　271
横断性脊髄炎の病因分類　273
黄斑回避　7

オトガイ舌骨筋　304
オーバーフロー現象　85
オリーブ小脳路　60
オリーブ被蓋路　60
音階対応配列　129
温覚　101
温痛覚　9
温度覚　100, 101

―か―

下位運動ニューロン障害型MND　46
外眼筋の運動の調節　8
外眼筋麻痺　24
外頸静脈　207
外索　305
外終糸　251
外脊髄視床路　101, 103
外側核群　136
外側嗅条　98
外側溝　118
外側口　232
外側膝状体　6, 68, 97, 99, 108, 136
外側脊髄視床路　96, 269
外側線条体動脈　199
外側・前脊髄視床路　99
外側大腿皮神経　306
外側中脳静脈　208
外側皮質脊髄路　36, 37, 175, 269
外側毛帯　49
外側毛帯核　97, 99
外転神経　2, 3, 7, 15
海馬　98, 130, 206
灰白交通枝　294
海馬鈎　98
海馬支脚　130
海馬歯状回　130
海馬静脈叢　206
海馬体　130
海馬台　98
海馬白板　130
海馬傍回　98, 131
外包　119

解剖学的領域　127
海綿静脈洞　9, 15, 199, 205, 207, 208
下位腰神経節・仙骨神経節　294
下オリーブ核　60
下顎神経　3, 9
下眼窩静脈　207
下丘　49, 175, 183
下丘核　99
蝸牛神経　11
蝸牛神経核　49
下丘腕　49
架橋静脈　207
角回　119
角回症候群　129
角回動脈　204, 205
拡散強調像　301
角静脈　207
下行性線維　118
下後頭回　119
下後扁桃静脈　208
下行路　37
下矢状静脈洞　199, 205, 206, 207
下小脳脚　60
下神経幹　305
下神経節　99
下錐体静脈洞　199, 205, 207, 208
仮性肥大　86
下前頭回　119
下側頭回　119
下唾液核　11, 294
下虫部静脈　183, 208
滑車神経　2, 3, 7, 15
下内側頭頂動脈　204
下脳室静脈　205, 208
下扁桃後静脈　183
ガレン大静脈　199, 205, 206, 208
感覚系　96, 100
感覚枝　9
感覚伝導路　102
感覚トリック　85
感覚野　128
眼窩前頭動脈　204, 205
眼窩部　119

眼球運動　38
眼球運動制限　24
ガングリオシド　24
眼神経　3
癌性髄膜炎　243
肝性脳症　89
関節覚　100, 102
間接経路　60
間接路　63
貫通線維　98
眼動脈　199, 204
間脳　118, 136
顔面静脈　207
顔面神経　2, 3, 10
顔面神経核　36
顔面神経諸枝の経路　26
顔面神経の走行　10
顔面神経麻痺　26
顔面の知覚　9
顔面領域　96
肝レンズ核変性症　73
関連痛　290

— き —

疑核　11
基底核回路　84
基底上核　134
機能学的領域　127
脚間窩　175
脚橋被蓋核　64
逆行性変性　51
嗅回静脈　206
嗅覚　99
嗅覚性器症候群　22
嗅覚の神経回路　98
嗅球　2, 99
嗅細胞　98
嗅索　2, 98
嗅糸　98
旧小脳　173
嗅上皮　98
嗅神経　3, 6
急性散在性脳脊髄炎　241
球脊髄性筋萎縮症　159
旧線条体　134
橋　36, 119, 172, 177, 183
橋海綿状血管腫　18

橋核　60
胸郭出口症候群　106
胸骨甲状筋　304
胸骨舌骨筋　304
胸鎖乳突筋　304
胸神経　251
胸神経節・上位腰神経節　294
胸髄　257, 258
胸髄神経　298
橋側方注視中枢　8
共通幹　204
共通顔面静脈　207
虚血性障害　115
筋萎縮性側索硬化症　43, 46, 260
筋緊張亢進　53
筋層間神経叢　295
筋皮神経　305

— く —

くも膜　232, 234
くも膜下腔　232, 234, 251
くも膜絨毛　232
グリア細胞質内封入体　80

— け —

脛骨神経　306
頸静脈　208
頸静脈球　205
頸静脈孔　2
頸神経　251
頸神経節　294
頸神経叢　105, 303, 304
頸神経ワナ　304
頸髄　36, 257, 258
頸髄神経　298
痙性麻痺　53
経頭蓋磁気刺激　157
頸動脈の動脈系　203
頸皮神経　304
頸部脊髄神経後枝　304
頸部の感覚支配　304
頸部皮神経　304
頸膨大　251
血液神経関門　308
血管炎による神経障害　315
血管奇形　115
血管障害　268

血管性認知症　219
楔状束　269
楔状束核　96, 102
楔状束核小脳路　99
楔状束結節　98, 175
肩甲下神経　305
肩甲上神経　305
肩甲舌骨筋　304
肩甲背神経　305
原小脳　170
原線条体　134

— こ —

後延髄部　210
口蓋振戦　86
後外側核　108
口蓋帆張筋　87
口蓋ミオクローヌス　86
後下小脳動脈　183, 186, 199, 209
後下小脳動脈虫部枝　209
後下小脳動脈尾側ループ　210
交感神経　292
交感神経幹神経節　285
交感神経求心性線維　288
交感神経系　285
交感神経節後線維　294
交感神経節前線維　292
後顔面静脈　207
後交通動脈　199, 204, 209, 214
後根神経節　96, 99
後根動脈　269
後索　103, 305
後索核　96
後索 − 内側毛帯系　96
後索 − 内側毛帯路　175
好酸球性多発血管炎性肉芽腫症　317
後視床静脈　208
甲状舌骨筋　304
抗神経細胞表面抗原　241
後脊髄小脳路　99, 175
後脊髄動脈　269
後脊髄動脈症候群　115
後側頭動脈　204, 205
抗体関連脳炎　241
交代性片麻痺　19
後大脳動脈　199, 204, 209, 214

後大脳動脈頭頂後頭枝　209
後中脳静脈　183, 208
喉頭蓋　98
後頭極　119
後頭静脈洞　199, 206, 207
後頭頂動脈　204, 205
後透明中隔静脈　206
後頭葉　129
後内側前頭動脈　204
後脳梁周囲静脈　205
後脳梁周囲動脈　209
項部硬直　240
項部の感覚支配　304
後方循環　214
硬膜　234
硬膜外腫瘍　263
硬膜間隙　3
硬膜内髄外腫瘍　263
硬膜囊　251
硬膜部　251
肛門挙筋枝　307
肛門神経　307
後葉　170, 186
交連線維　118, 133
黒質　60, 68, 119
黒質緻密部　64
黒質網様部　64
鼓索神経　9, 99
鼓室神経　11
古小脳　170, 173
孤束　98
孤束核　99
骨盤内臓神経　295
コルチ器　11

――さ――

最外包　119
最大値投影法　300
作話　162
鎖骨下静脈　207
鎖骨上神経　304
坐骨神経　306
三角部　119
三叉神経　2, 3, 8
三叉神経運動核　10
三叉神経核　36
三叉神経核視床路　96, 99

三叉神経主知覚核　103
三叉神経脊髄路　96
三叉神経脊髄路核　99
三叉神経節　3, 9, 96, 99
三叉神経中脳路核　101
三叉神経の知覚受容経路　9
三叉神経毛帯　96, 99
三叉神経毛帯腹側路　96
山頂　173

――し――

視蓋　175
視蓋脊髄路　60
視覚　99
視覚系の神経回路　97
視覚連合野　129
視覚路　7
磁化率強調像　202
識別覚　96
糸球体　98
嗜銀性封入体　178
始原繊毛　188
視交叉　6
篩骨篩板　98
視床　37, 60, 64, 68, 118, 119, 136
視床VPL核　99
視床VPM核　99
歯状回　98
視床外側腹側核　68, 108, 136
視床下核　60, 64, 67, 118, 119, 137
視床下核病変　66
歯状核　60
歯状核赤核淡蒼球ルイ体萎縮症　159
視床核の解剖　108
視床下部　118, 138, 287
視床下部神経諸核の機能と特徴　138
視床下部の神経核群の局在と脳室周囲器官の局在　138
視床後外側核　68, 136
視床後外側腹側核　68, 100, 109, 136
視床後内側腹側核　68, 98, 101, 108, 136
視床後部　136
視床後腹側核　136

視床上部　118, 138
視床髄板内核　68
視床正中中心核　68
視床前核　68
視床線条体静脈　199, 205, 206
視床穿通動脈　209
視床前腹側核　68, 108, 136
視床枕　68, 108
視床枕核　136
視床での体性機能局在　104
視床内髄板　68
視床の主な亜核の局在と機能的連絡網　137
視床の血管支配　109
視床背外側核　68, 136
視床背外側核群　108
視床背内側核　68, 108, 136
視床網様体核　136
視床を養う動脈の血管走行　109
視神経　2, 3, 6
視神経管　2
視神経脊髄炎　271
耳神経節　11
ジストニー　66
ジストニア　83
ジストニア運動　83
ジストニア姿勢　83
膝神経節　10, 99
篩板　2
視放線　6, 97, 99
脂肪抑制T2強調像　300
尺骨神経　304, 305
周期性同期性放電　93
十字徴候　81
終脳　118
縮瞳　111
出血性障害　115
順行性変性　51
上衣腫　114
上オリーブ核　97, 99
上顎神経　3, 9
松果体　118, 183
上眼窩静脈　207
上眼窩裂　2, 9
上眼静脈　199
上丘　175, 183
小胸筋　305

上頸神経節　285
症候性ジストニア　83
上行性神経伝導路の断面図　112
上行性線維　118
小後頭神経　304
上後頭回　119
上後扁桃静脈　208
上視床静脈　208
上矢状静脈洞　199, 205, 206, 207, 208, 232
上小脳脚　60
上小脳静脈　208
上小脳動脈　186, 199, 209
上小脳動脈虫部枝　209
上神経幹　305
上錐体静脈洞　199, 207, 208
小舌　173
常染色体優性脳動脈症　221
常染色体劣性脳動脈症　221
上前頭回　119
上側頭回　119
上唾液核　294
上虫部静脈　183, 208
上頭頂小葉　119
上内側頭頂動脈　204
小脳　119, 170, 173
小脳遠心系　60
小脳求心系　60
小脳梗塞　186
小脳出血　186
小脳静脈　206
小脳体　170
小脳中心前静脈　183
小脳虫部　183, 186
小脳の解剖学的区分　170
小脳半球　183
小脳皮質　99
小脳扁桃　208
上半球静脈　208
上扁桃後静脈　183
上扁桃部　210
静脈角　205
静脈叢　235
静脈洞交会　199, 205
触覚　9, 100
触覚線維　100
自律神経　284, 286

自律神経運動系　291
自律神経感覚系　288
自律神経求心路　289
自律神経系の構成概要　285
自律神経系の構造　286
自律神経系の制御機構　287
自律神経成分　6
自律神経節前線維　288
自律神経反射　286
シルビウス静脈　205
シルビウス裂　118, 119, 125
神経Behçet病　190
神経Sweet病　185
神経因性膀胱　54
神経血管圧迫症候群　28
神経鞘腫　114
神経線維束　118
神経叢　104
神経梅毒　111
神経有棘赤血球症　77
進行性核上性麻痺　181
進行性核上性麻痺症候群　152
進行性非流暢性失語　146
新小脳　170, 174
振動覚　100, 102
深部感覚　96, 100, 102
深部感覚の経路　102
深部顔面静脈　207

── す ──

随意運動性　38
錐体外路　37, 59, 63
錐体繋点　208
錐体交叉　36, 37
錐体静脈　208
錐体路　32, 35, 51
錐体路障害　53
錐体路症候群　37
錐体路内の層区分　255
錐体路の機能分類　35
錐体路の刺激伝達経路　36
髄内腫瘍　263
髄板内核群　136
髄膜　234
髄膜刺激徴候　240
髄膜腫　114
髄膜脳炎　240

砂時計腫　263

── せ ──

正円孔　2
星細胞腫　114
正常圧水頭症　237
正中核群　136
正中口　232
正中神経　304, 305
正中中心核　110, 136
青斑核　64
赤核　60, 64, 175
赤核脊髄路　60
脊髄　250, 254
脊髄円錐　251
脊髄空洞症　106, 275
脊髄後角と感覚伝導路　255
脊髄梗塞　115
脊髄視床路　103, 177
脊髄視床路系　96
脊髄腫瘍　113, 263
脊髄小脳　173
脊髄小脳失調症　159
脊髄小脳変性症　178
脊髄小脳路　103
脊髄神経　251, 298
脊髄髄節　254
脊髄水平断面の感覚路　113
脊髄性筋萎縮症Ⅳ型　46
脊髄性進行性筋萎縮症　46
脊髄前角細胞と連絡路　254
脊髄側角と交感神経幹　257
脊髄内の神経伝導路　272
脊髄の解剖　252
脊髄の機能解剖　269
脊髄の血管障害　115
脊髄の動脈　269
脊髄毛帯系　96
脊髄レベル　37
脊髄癆　106, 111, 266
脊柱管　251
舌咽神経　2, 3, 11, 99
舌咽神経の走行　12
舌下筋群　304
舌下神経　2, 3, 13, 304
舌下神経管　2
舌下神経の走行　13

節後線維　288
舌神経　9
線維束性収縮　46
前・外側延髄部　210
前核群　136
前橋中脳静脈　183, 206, 208
前橋中脳静脈（橋部）　208
前橋中脳静脈（中脳部）　208
前下小脳動脈　186, 199
前胸神経　305
前交通動脈　199, 214
前交連　98
仙骨神経　251
仙骨神経叢　105, 306
前根　269
前根動脈　269
前視床静脈　208
前斜角筋　305
前障　60, 118, 119, 134, 135
線条体　60, 67, 73, 133, 134
線条体病変　66
仙髄　258, 259
仙髄神経　298
前脊髄視床路　96, 101, 103, 269
全脊髄障害　107
前脊髄動脈　269
前脊髄動脈症候群　115, 270
前側頭動脈　204, 205
前大脳静脈　206
前大脳動脈　199, 203, 214
前中心小脳静脈　206, 208
浅中大脳静脈　199, 205
前庭感覚　99
前庭小脳　173
前庭小脳線維　99
前庭神経　11, 99
前庭神経核　60, 99
前庭神経節　99
前庭脊髄路　60
前頭眼窩動脈　204
前頭眼野　8
前頭極動脈　204
前頭上行静脈　205
前頭前動脈　205
前頭側頭型認知症　146, 152
前頭側頭葉変性症　43, 146
前頭頂動脈　204, 205

前頭頭皮静脈　207
前頭葉性行動・空間症候群　152
前頭葉皮質　39
前内側前頭動脈　204
前脳胞　174
前皮質脊髄路　36, 37, 177
前方循環　214
前脈絡動脈　199, 204
前葉　170, 186

── そ ──
双極細胞　99
早朝効果　85
総腓骨神経　306
僧帽筋　304
僧帽細胞　98, 99
側頭極　119
側頭極動脈　204, 205
側頭後頭動脈　204, 205, 209
側頭葉　129
側頭連合野　129
咀嚼筋　10

── た ──
第1次体性感覚野（顔面領域）　96
第1次体性感覚野（上肢・体幹・下肢）　96
台形体　49, 97
台形体核　99
大後頭神経　304
対光反射消失　111
第三脳室　118, 183
大耳介神経　304
帯状回　131
帯状回内　118
帯状溝　121
帯状束　118
大水平裂静脈　208
体性運動枝　7
体性運動性　6
体性感覚経路　290
体性感覚枝　11, 12
体性感覚性　6
体性機能局在　102
体性神経　286
大腿神経　306
大大脳静脈　183

大脳　118, 125
大脳回　118
大脳感覚野の体性機能局在　104
大脳基底核　64, 133, 134, 214
大脳基底核回路　64
大脳基底核の局在と機能的連絡網　135
大脳基底核の分類　134
大脳脚　36, 37, 175
大脳溝　118
大脳小脳　174
大脳中心灰白質　133
大脳白質　132
大脳半球　118
大脳皮質　125, 287
大脳皮質基底核症候群　152
大脳皮質基底核変性症　152
大脳辺縁系　129
体部位局在　35
体部の体性感覚　99
体部の体性感覚の伝導路　96
第四脳室　183
第四脳室外側陥凹静脈　208
第四脳室底　98
多系統萎縮症　178
手綱核　118
多発梗塞性認知症　219
多発性根神経炎　106
多発性硬化症　150, 271
多発性神経障害　318
たまねぎ状分布　10
淡蒼球　37, 60, 67, 118, 134
淡蒼球外節　64, 119
淡蒼球内節　64, 119
単麻痺　106

── ち ──
知覚交叉　96
中隔野　99
中型有棘神経細胞　63
中間外側細胞柱　292, 295
中間神経　10
中間聴条　97
中斜角筋　305
中小脳脚　60
中神経幹　305
中心溝　118, 119

中心後回　32, 99, 119
中心溝動脈　205
中心小葉　173, 183
中心性橋髄鞘崩壊症　185
中心前回　32, 35, 119
中心前溝動脈　205
中心動脈　204, 269
中心被蓋路　60
中枢ドパミン神経系　71
中前頭回　119
中側頭回　119
中側頭動脈　204, 205
中大脳動脈　199, 203, 214
中脳　36, 170, 177, 183
中脳視蓋　60
中脳水道　175, 232
中脳大脳脚　40
中脳胞　174
中脳レベル　37
虫部垂　173
虫部錐体　173
聴覚　99
聴覚過敏　26
聴覚の神経回路　97
超急性期血栓溶解療法　213
長胸神経　305
蝶形頭頂静脈洞　199
腸骨下腹神経　306
腸骨鼠径神経　306
聴条　99
腸神経系　295
聴放線　99
直静脈洞　183, 199, 205, 206, 207, 208
直接経路　60
直接路　63

── つ ──
椎骨静脈　207
椎骨動脈　183, 199, 214, 269
椎前神経節　285, 294
痛覚　100, 101
痛覚線維　101

── て ──
手口感覚症候群　107
手触り（素材識別）感覚　106

典型的CIDP　311
テント静脈洞　208

── と ──
島　119
島・海馬静脈　206
動眼神経　2, 3, 7, 15
動眼神経麻痺　150
橈骨神経　305
投射線維　118, 132
投射中枢　99
頭頂下溝　121
頭頂・後頂上行静脈　205
頭頂後頭溝　118, 121
頭頂葉　128
頭頂葉の感覚野　104
頭頂連合野　129
糖尿病性神経障害　318
島皮質　129
頭部の体性感覚　99
頭部の体性感覚の伝導路　96
動脈瘤　222
透明中隔　206
透明中隔静脈　199, 206
同名半盲　7
特殊感覚経路　290
特発性NPH　237
ドパミントランスポーター　70
トロラール静脈　205

── な ──
内頸静脈　205, 207
内頸動脈　199, 204, 214
内後頭静脈　206
内索　305
内耳孔　2
内視床静脈　208
内耳神経　2, 3, 11
内終糸　251
内臓運動枝　8, 11, 12
内臓運動性　6
内臓感覚経路　288
内臓感覚枝　12
内臓感覚性　6
内臓神経　293
内側・外側後脈絡動脈　209
内側核群　136

内側嗅条　98
内側膝状体　49, 68, 97, 99, 108, 136
内側縦束　8
内側縦束症候群　150
内側縦束吻側間質介在核　8
内側房静脈　206
内側毛帯　96, 98, 99, 103
内側毛帯路　103
内大脳静脈　183, 199, 205, 206, 208
内包　39, 133
内包後脚　40, 99, 119
内包前脚　119
内包レベル　37
中内側前頭動脈　204
難治頻回部分発作重積型急性脳炎　241
軟膜　234, 251

── に ──
二次性Waller変性　51
二次性ジストニア　83
乳頭体　183
ニューロン特異的エノラーゼ　93
認知機能障害と関連する血管病変の分類　220
認知機能に関連する皮質下ネットワーク　219

── ね ──
粘膜下神経叢　295

── の ──
脳アミロイドアンギオパチー　214
脳幹　39, 170, 173, 174, 288
脳幹海綿状血管腫　17
脳幹グリオーマ　17
脳幹血管芽腫　17
脳幹梗塞　20
脳幹・小脳の血管解剖　183
脳幹での感覚線維の走行　103
脳幹部の解剖模式図　19
脳弓　98, 118, 119, 206
脳血管　198, 203
脳血管障害（視床梗塞）108
脳血管障害（小脳梗塞，小脳出血）186
脳血管障害（脳幹梗塞，脳出血）19

脳梗塞　39, 40, 211
脳室　67
脳室周囲器官　139
脳出血　214
脳腫瘍　157
脳腫瘍（小脳，脳幹）183
脳腫瘍（脳幹部）17
脳静脈洞血栓症　225
脳神経　2, 6
脳神経機能分類　6
脳神経の髄鞘構造　28
脳脊髄液　232
脳脊髄液系　232, 234
脳脊髄液の循環吸収　235
脳卒中　40
脳底静脈　199, 208
脳底動脈　183, 199, 209, 214
脳動脈瘤の好発部位　222
脳膿瘍　167
脳白質　118
脳梁　118, 164
脳梁膝部　119
脳梁静脈　205
脳梁辺縁動脈　204

── は ──

背側蝸牛神経核　97
背側三叉神経視床路　103
背側視床　136
背側脳梁静脈　206
ハイパー直接路　63
白交通枝　288
薄束　269
薄束核　96, 102
薄束結節　98
発汗　286
馬尾　251
馬尾腫瘍　263
パペッツ回路　131
バリスム　66
半影帯　211
半球枝　210
半球静脈　208
半月神経節　9

── ひ ──

被蓋　175
被殻　64, 67, 73, 118, 119, 133, 134
尾骨神経　251, 299
尾骨神経叢　307
皮質延髄路　38
皮質核路　35, 38
皮質核路（線維）36
皮質下性VaD　219
皮質橋小脳路　177
皮質脊髄路　35, 51, 175
皮質脊髄路（線維）36
尾状核　64, 67, 73, 133, 134
尾状核体部　119
尾状核頭　37, 119
尾状核の機能解剖　76
尾状核尾　37, 119
尾髄　259
ヒステリー　107
ビッカースタッフ型脳幹脳炎　241
非典型的CIDP　311
ヒトT細胞白血病ウイルス1型　54
皮膚温　286
皮膚書字感覚　106
皮膚の分節性神経支配　105
皮膚分節　104, 256
び漫性内在性橋グリオーマ　184
表在感覚　100
表情筋　10
表情筋障害　26

── ふ ──

複合感覚　100, 105
副交感神経　294
副交感神経求心性線維　288
副交感神経系　285
副交感神経成分　11
副神経　2, 3, 13, 304
副神経核　13
副神経脊髄根　13
副神経の走行　13
副腎脊髄末梢神経型　48
副腎白質ジストロフィー　48
輻輳調節反射正常　111
腹側蝸牛神経核　97
腹側核群　136
腹側三叉神経視床路　103
腹側視床　137
腹側聴条　97

福山型筋ジストロフィー　194
舞踏運動　65
プリオン蛋白　91
プリオン病　154
フリップフロップ現象　85
ブロードマン領域　127
分界条　98
分娩麻痺　314

── へ ──

閉鎖神経　306
ペナンブラ　211
ペルオキシソーム　49
偏位眼振　174
辺縁系　287
辺縁洞　199
辺縁動脈　209
弁蓋部　119
扁桃体　99, 118, 131, 134
扁桃体周囲皮質　98
扁桃半球枝　209
ペンフィールドのホムンクルス　128
片葉小節葉　170, 173, 186

── ほ ──

傍感染性脳炎　241
傍腫瘍性脳炎　241
放線冠　39, 118
傍中心小葉　119
傍中心動脈　204
補足運動野　32, 35

── ま ──

マイスネル神経叢　295
マイネルト基底核　135
マシャド・ジョセフ病　159
末梢神経　298
末梢神経叢　303
慢性炎症性脱髄性多発ニューロパチー　310
慢性トルエン中毒　56

── み ──

味覚　99
味覚枝　11, 12
味覚障害　26

味覚の神経回路　98
ミニマル肝性脳症　90
脈絡叢　232, 235
脈絡洞　235

― め ―
迷走神経　2, 3, 12, 99
迷走神経の走行　13
迷走神経背側核　12, 294
免疫介在性脳炎　241

― も ―
毛帯交叉　96
網様体　60, 175, 288
網様体脊髄路　60
もやもや病　227
モンロー孔　206

― ゆ ―
有痛性外眼筋麻痺　14
ユビキチン陽性封入体　46

― よ ―
葉間溝　118
腰神経　251
腰神経叢　105, 306
腰髄　36, 258
腰髄神経　298
葉内溝　118
腰膨大　251
翼突静脈叢　207

― ら ―
ラセン神経節　97, 99
ラベ静脈　205
卵円孔　2

― り ―
梨状葉前皮質　98, 99
立体感覚　105
リビトールリン酸　196
菱脳　175

― る ―
類上皮腫　245
類上皮嚢胞　245
涙腺分泌障害　26
ルイ体　137

― れ ―
冷覚　101
連合線維　118, 133
連合線維・交連線維の結合部位　134
レンズ核　73, 118, 134

― ろ ―
ローゼンタール脳底静脈　183, 205, 206
ローランド静脈　205

― わ ―
腕神経叢　105, 303
腕神経叢損傷　313
腕神経叢の解剖学的位置　305

欧文索引

― A ―
Aβ　140
Aδ線維　101
A（anterior thalamic nucleus）68, 136
$ABCD^2$スコア　216
abducens nerve　2, 7
ACA（anterior cerebral artery）199, 214
accessory nerve　2, 13
AChA（anterior choroidal artery）199, 204
Acom（anterior communicating artery）199, 214
acoustic nerve　11
ACST（anterior cortico-spinal tract）36, 177
action dystonia　85
AD（Alzheimer's disease）140
AD-like dementia　152

Adamkiewicz動脈　269
Addison病　48
ADEM（acute disseminated encephalomyelitis）241
ADNI（Alzheimer's Disease Neuroimaging Initiative）141
AERRPS（acute encephalitis with refractory, repetitive partial seizures）241
AICA（anterior inferior cerebellar artery）186, 199
ALD（adrenoleukodystrophy）48
ALS（amyotrophic lateral sclerosis）43, 46, 260
AlzheimerⅡ型神経膠細胞　89
Alzheimer型認知症　140
Alzheimer病様認知症　152
ambiguous nucleus　11
Ammon's formation　130
Ammon's horn　130

AMN（adrenomyeloneuropathy）48
amygdaloid body　134
Anderson & Anderssen仮説　136
angular artery　204, 205
angular vein　207
anterior and lateral medullary segments　210
anterior cerebral vein　206
anterior circulation　214
anterior facial vein　207
anterior internal frontal artery　204
anterior parietal artery　204, 205
anterior pontomesencephalic vein　183, 206, 208
anterior pontomesencephalic vein（mesencephalic segment）208
anterior pontomesencephalic vein（pontine segment）208

anterior temporal artery 204, 205
anterior thalamic vein 208
anterograde degeneration 51
aqueduct of midbrain 175
archicerebellum 173
archistriatum 134
Argyll Robertson 徴候 111
Argyll Robertson 症候群 17
artery of Adamkiewicz 115
association neurofibers 133
Auerbach plexus 295

— B —

BA (basilar artery) 183, 199, 209, 214
Babinski 徴候 35, 38
Babinski 反射 53
basal ganglia 134
basal vein 208
basal vein of Rosenthal 183, 199, 205, 206
BBE (Bickerstaff brainstem encephalitis) 24
BD (Behçet disease) 190
behavioral variant FTD 146
Behçet 病 190
Bell 麻痺 26
Benedikt 症候群 17
Betz 細胞 43
Bielschowsky の頭位変換試験 8
BNB (blood-nerve barrier) 308
Braak 仮説 70
brainstem 174
brainstem cavernous malformation 17
Brodmann 第8野 8
Brodmann 第4野 35
Brown-Séquard 症候群 106, 114, 280
Brudzinski 徴候 240
Bunina 小体 46
Burdach 102

— C —

C 線維 101
CAA (cerebral amyloid angiopathy) 214

CADASIL (cerebral autosomal dominant arteriopathy with subcortical infarcts and leukoencephalopathy) 221
cauda equina tumor 263
caudal loop of PICA 210
caudate-putamen 133
cavernous sinus 199, 205, 207, 208
CBD (corticobasal degeneration) 152
CBS (corticobasal syndrome) 152
central artery 204, 205
central lobe 173
central lobule 183
cerebellar hemisphere 183
cerebellar tonsil 208
cerebellar vermis 183
cerebellum 173
cerebral autosomal recessive arteriopathy with subcortical infarcts and leukoencephalopathy 221
cerebral central gray 133
cerebral cortex 287
cerebral hemorrhage 214
cerebral infarction 40
cerebral peduncle (s) 36, 175
cerebrocerebellum 174
cervical level of spinal cord 36
ChAc (chorea-acanthocytosis) 77
chorda tympani 9
CIDP (chronic inflammatory demyelinating polyradiculoneuropathy) 310
CJD (Creutzfeldt-Jakob 病) 91, 154
claustrum 134
CLIPPERS (chronic lymphocytic inflammation with pontine perivascular enhancement responsive to steroids) 185
CM (centromedian nucleus/nucleus centromedianus) 68, 110, 136
CN (caudate nucleus) 64, 133, 134
cochlear nerve 11
commissural neurofibers 133
common facial vein 207

common trunk of 9 and 10 204
confabulation 162
confluence of sinuses (torcular Herophili) 205
confluens sinuum 199
copular point 208
corpus callosum 164
corpus striatum 134
corticobulbar tract 35, 38
corticonuclear tract (fibers) 36
corticopontocerebellar pathway 177
corticospinal tract (fibers) 36
CPM (central pontine myelinolysis) 185
cribriform plate 2
cross sign 81
CSF (cerebrospinal fluid) 232
CST (corticospinal tract) 35, 51, 175
culmen 173
cuneate tubercle 175

— D —

Déjérine-Klumpke 型 314
DA 型 242
DAT (dopamine transporter) 70
decussation of pyramids 36
deep facial vein 207
DESH (disproportionately enlarged subarachnoid-space hydrocephalus) 237
DIPG (diffuse intrinsic pontine glioma) 184
direct pathway 63
DLB (dementia with Lewy bodies) 143
DM (nucleus dorsomedialis hypothalami) 108
DN (diabetic neuropathy) 318
Dorello 管 3
dorsal callosal vein 206
dorsal nucleus of vargus nerve 12
DPN (diabetic polyneuropathy) 318
DRPLA (dentatorubropallidoluysian

atrophy) 159
DSPN（distal symmetrical polyneuropathy）318
dumbbell tumor　263
dura arachnoid pattern　242
dystonic movement　83
dystonic posture　83

—— E ——

Edinger-Westphal核　8, 19, 294
emmisary vein　207
enteric nervous system　295
epibasal nuclei　134
epidermoid　245
epidermoid cyst　245
external jugular vein　207
extradural tumor　263
extrapyramidal motor system　63
extrapyramidal tracts　37

—— F ——

facial nerve　2, 10
fasciculation　46
FBS（frontal behavioral-spatial syndrome）152
FCMD（Fukuyama congenital muscular dystrophy）194
Fisher症候群　24
flip-flop phenomenon　85
flocculonodular lobe　173, 186
focal dystonia　85
foramen of Monro　206
foramen ovale　2
foramen rotundum　2
fornix　206
fourth ventricle　183
Foville症候群　17
frontal ascending vein　205
frontal scalp vein　207
frontoorbital artery　204
frontopolar artery　204
FTD（frontotemporal dementia）146, 152
FTLD（frontotemporal lobar degeneration）43

—— G ——

γ-アミノ酪酸　63
γループ　255
GABA（γ-aminobutyric acid）63
Gasser神経節　3
GBS（Guillain-Barré syndrome）24, 106, 308
GCI（cytoplasmic inclusion）178
generalized dystonia　85
geniculate ganglion　10
Gennari線条　129
Gerstmann症候群　129
globus pallidus　37, 134
glossopharyngeal nerve　2, 11
Goll　102
GPe（external segment of globus pallidus）64
GPi（internal segment of globus pallidus）64
gray ramus communicans　294
great cerebral vein of Galen　199
great vein of Galen　183

—— H ——

HAM（HTLV-1-associated myelopathy）54
head of caudata nucleus　37
hemangioblastoma　17
hemidystonia　85
hemispheric branches　210
hemispheric vein　208
hepatolenticular degeneration　73
hippocampal alveus　130
hippocampal formation　130
hippocampal venous plexus　206
hippocampus　130, 206
Horner徴候　313
Horner症候群　107
hot cross bun sign　81
HTLV-1（human T-cell leukemia virus type1）54
HTLV-1関連脊髄症　54
humming bird sign　181
Huntington's disease-like 2　77
Huntington病　75, 159
hyperdirect pathway　63
hypoglossal canal　2

hypoglossal nerve　2, 13
hypothalamus　287

—— I ——

ICA（internal carotid artery）199, 204, 214
IL（intralaminar nucleus of thalamus）68
IML（internal medullary lamina of thalamus）68
indirect pathway　63
inferior colliculus　175, 183
inferior internal parietal artery　204
inferior ophthalmic vein　207
inferior petrosal sinus　199, 205, 207, 208
inferior retrotonsillar vein　183, 208
inferior sagittal sinus　199, 205, 206, 207
inferior salivatory nucleus　11
inferior ventricular vein　205, 208
inferior vermian branch　183
inferior vermian vein　183, 208
iNPH（idiopathic NPH）237
insular and hippocampal vein　206
intermediate nerve　10
intermediolateral cell column　292
internal auditory pore　2
internal cerebral vein　183, 199, 205, 206, 208
internal jugular vein　205, 207
internal occipital vein　206
internal thalamic vein　208
interpeduncular fossa　175
intradural extramedullary tumor　263
intramedullary tumor　263
intrinsic brainstem glioma　17

—— J ——

Jolt accentuation of headache　240
JS（Joubert syndrome）188
jugular bulb　205
jugular foramen　2
jugular vein　208

— K —

Kallmann症候群　21
Kennedy-Alter-Sung syndrome　159
Kernig徴候　240
Korsakoff症候群　162

— L —

lateral geniculate body　6
lateral mesencephalic vein　208
LBD (Lewy body disease)　143
LC (locus ceruleus)　64
LCST (lateral corticospinal tract)　36, 175
LD (laterodorsal thalamic nucleus)　68
LD (nucleus lateralis dorsalis thalami)　108, 136
lentiform nucleus　134
Lewy小体型認知症　143
LG (lateral geniculate body)　68
LGB (lateral geniculate body)　97, 108, 136
limbic system　287
lingual nerve　9
lingula　173
Lorenzo's oil　50
LP (lateral posterior nucleus of thalamus/nucleus lateralis posterior thalami)　68, 136
LSA (lateral striate artery)　199
lumbar level of spinal cord　36
Luschka孔　232
Luys body　137

— M —

macular spearing　7
Magendie孔　232
mamillary body　183
mandibular nerve　9
Marchiafava-Bignami病　164
marginal artery　209
marginal sinus　199
maxillary nerve　9
MCA (middle cerebral artery)　199, 214
McLeod症候群　77
MD (mediodorsal thalamic nucleus/nucleus medialis dorsalis thalami)　68, 136
medial atrial vein　206
medulla oblongata　36, 177, 183
Meissner plexus　295
Meissner小体　100
Merkel細胞　100
mesencephalon　174
Meynert基底核　148
MG (medial geniculate body)　68
MGB (medial geniculate body)　97, 108, 136
midbrain　36, 177, 183
middle internal frontal artery　204
middle temporal artery　204, 205
Miller Fisher症候群　24
MJD (Machado-Joseph disease)　159
MLF症候群 (medial longitudinal fasciculu syndorome)　150
MLF (medial longitudinal fasciculus)　8
MND (motor neuron disease)　46
Monro孔　232
morning benefit　85
motor nucleus of facial nerve　36
motor nucleus of the trigeminal nerve (jaw movement)　36
motor trigeminal nucleus　10
MR cisternography　3
MR脳槽造影　3
MS (multiple sclerosis)　150, 271
MSA (multiple system atrophy)　80, 178
MSA-C (MSA with predominant cerebellar ataxia)　80
MSA-P (MSA with predominant parkinsonism)　80
MSN (medium spiny neuron)　63
MSS (Marinesci-Sjögren syndrome)　192
multifocal dystonia　85
myenteric plexus　295

— N —

naPPA (nonfluent/agrammatic variant of primary progressive aphasia)　152
NBD (neuro-Behçet disease)　190
nbM (nucleus basalis of Meynert)　135
neocerebellum　174
neuro-acanthocytosis　77
Newcastle分類　220
NINDS-SPSP診断基準　181
NMO (neuromyelitis optica)　271
NPH (normal pressure hydrocephalus)　237
NSA (neuronal surface antigen)　241
NSE (neuron specific enolase)　93
NSVN (nonsystemic vasuculitic neuropathy)　316
nucleus of accessory nerve　13
NVCS (neurovascular compression syndrome)　28

— O —

occipital sinus　199, 206, 207
oculomotor nerve　2, 7
olfacto-genital syndrome　22
olfactory bulb　2
olfactory nerve　6
olfactory tract　2
onion bulb distribution　10
OphA (ophthalmic artery)　199, 204
optic canal　2
optic chiasm　6
optic nerve　2, 6
optic radiation　6
orbitofrontal artery　204, 205
otic ganglion　11
overflow phenomenon　85

— P —

P橋Th視床　208
Pacini小体　102
painful opthalmoplegia　14
palatal myoclonus　86
palatal tremor　86

paleocerebellum 173
paleostriatum 134
Pancoast腫瘍 314
pantothenate kinase associated neurodegeneration 77
Papez記憶回路 130
PAPT (progressive ataxia and palatal tremor) 87
paracentral artery 204
paramedian thalamic artery 109
parietal and occipital ascending vein 205
parietooccipital branch of PCA 209
Parinaud症候群 17
PCA (posterior cerebral artery) 199, 204, 209, 214
PCML (posterior (dorsal) column-medial lemniscus pathway) 175
Pcom (posterior communicating artery) 199, 204, 209, 214
PD (Parkinson disease) 65, 70, 148
pelvic splanchnic nerve 295
penguin silhouette sign 181
penumbra 211
pericallosal artery 204
petrosal vein 208
pharyngeal venous plexus 207
pia subarachnoid pattern 242
PICA (posterior inferior cerebellar artery/posterior cerebellar artery) 186, 199, 209
pineal body 183
PL (posterior lateral nucleus) 108
PMA (progressive muscular atrophy) 46
PNFA (progressive non-fluent aphasia) 146
polar artery 109
pons 36, 177, 183
posterior circulation 214
posterior facial vein 207
posterior inferior cerebellar artery 183
posterior internal frontal artery 204

posterior medullary segment 210
posterior mesencephalic vein 183, 208
posterior parietal artery 204, 205
posterior pericallosal artery 209
posterior pericallosal vein 205
posterior septal vein 206
posterior spinocerebellar tract 175
posterior temporal artery 204, 205
posterior thalamic vein 208
posterior thalamosubthalamic paramedian artery 109, 110
posterior, medial, and lateral choroidal artery 209
posterolateral choroidal artery 109, 110
posteromedial choroidal artery 109
PPN (pedunculopontine tegmental nucleus) 64
PPRF (paramedian pontine reticular formation) 8
precentral artery 205
precentral cerebellar vein 183, 206, 208
prefrontal artery 205
primary cilium 188
primary Wallerian degeneration 51
projecting neurofibers 132
prosencephalon 174
PrP (prion protein) 91
PS型 242
PSD (periodic synchronous discharge) 93
PSP (progressive supranuclear palsy) 181
PSPS (progressive supranuclear palsy syndrome) 152
pterygoid venous plexus 207
Pul (pulvinar thalami) 136
pulvinar 68, 108
Purkinje細胞 193
Put (putamen) 64, 133, 134
pyramidal tract 35, 51

pyramidal tract disorder 53
pyramis 173

— R —
referred pain 290
reticular formation 175
retrograde degeneration 51
rhombencephalon 175
riMLF (rostral interstitial nucleus of medial longitudinal fasciculus) 8
RN (red nucleus) 64, 175
RN (thalamic reticular nucleus) 136
Romberg試験 111
Romberg徴候 102

— S —
S状静脈洞 199, 205, 207
sacral sparing 113
SBMA (spinal and bulbar muscular atrophy) 46, 159
SCA (spinocerebellar ataxia) 178
SCAの病型分類 179
SCA (spinocerebellar degeneration) 159
SCA (superior cerebellar artery) 186, 199
SD (semantic dementia) 146
secondery Wallerian degeneration 51
segmental dystonia 85
semilunar ganglion 9
sensory trick 85
septal vein 199, 206
septum pellucidum 206
sigmoid sinus 199, 205, 207
SMA (spinal muscular atrophy) 46
SNc (substantia nigra pars compacta) 64
SNr (substantia nigra pars reticulata) 64
somatotopic organization 35
sphenoparietal sinus 199
spinal roots of accessory nerve 13

spinocerebellum 173
splanchnic nerve 293
SPMA (spinal progressive muscular atrophy) 46
SSID (strategic single infarct dementia) 220
STN (subthalamic nucleus) 64
straight sinus 183, 199, 205, 206, 207, 208
striatum 67
stroke 40
STT (spinothalamic tract) 177
subclavian vein 207
submucosal plexus 295
superficial middle cerebral vein 199, 205
superior cerebellar artery 209
superior cerebellar vein 206, 208
superior colliculus 175, 183
superior hemispheric vein 208
superior internal parietal artery 204
superior ophthalmic vein 199, 207
superior orbital fissure 2
superior petrosal sinus 199, 207, 208
superior retrotonsillar vein 183, 208
superior sagittal sinus 199, 205, 206, 207, 208
superior thalamic vein 208
superior vermian vein 183, 208
supplementary motor area 35
supratonsillar segment 210
SVA 98
SWI (susceptibility-weighted imaging) 202
Sylvian fissure 125

— T —

tabes dorsalis 111, 266
tail of caudate nucleus 37
tectum 175
tegmentum 175
temporooccipital artery 204, 205, 209

temporopolar artery 204, 205
tenporooccipital artery 209
tentorial sinus 208
Th (thalamus) 37, 64
thalamogeniculate pedicle 109
thalamoperforate artery 209
thalamostriate vein 199, 205, 206
thiamine 欠乏症 162
third ventricle 183
TIA (transient ischemic attack) 216
TIAの主な原因 217
TIAの神経症候 217
TMS (transcranial magnetic stimulation) 157
Tolosa-Hunt症候群 14
tonotopic arrangement 129
tonsillohemispheric branch 183, 209
torcular Herophili 205
tPA (tissue plasminogen activator) 213
transverse pontine vein 208
transverse sinus 199, 205, 207, 208
Treponema pallidum 111
trigeminal ganglion 9
trigeminal nerve 2, 8
trochlear nerve 2, 7
tympanic nerve 11

— U —

Uhthoff現象 150
uvula 173

— V —

VA (nucleus ventralis anterior thalami/ventral anterior nucleus of thalamus) 68, 108, 136
VA (vertebral artery) 199, 214
VaD (vascular dementia) 219
vagal nerve 2
vagus nerve 12
vein of Galen 205, 206, 208
vein of great horizontal fissure 208
vein of Labbe 205

vein of olfactory gyrus 206
vein of Roland 205
vein of septum pellucidum 199, 205
vein of Sylvian fossa 205
vein of Trolard 205
venous angle 205
ventral corticospinal tract 36
vermian branch of PICA 209
vermian branch of superior cerebella artery 209
vermis 186
vertebral artery 183
vertebral vein 207
vestibular nerve 11
vestibulocerebellum 173
vestibulocochlear nerve 2
VL (nucleus ventralis lateralis thalami/ventral lateral nucleus of thalamus) 68, 108, 136
VLR (vein of lateral recess of fourth ventricle) 208
von Hippel-Lindau病 17, 185
VP (nucleus ventralis posterior thalami) 136
VPL (nucleus ventralis posterolateralis thalami/ventral posteriolateral nucleus of thalamus) 68, 100, 109, 136
VPM (nucleus ventralis posteromedialis thalami/ventral posteromedial nucleus of thalamus) 68, 109, 136
VSRAD (Voxel-based Specific Regional analysis system for Alzheimer's Disease) 141

— W —

Wallenberg症候群 20, 107
Waller変性 51
Wallerian degeneration of the corticospinal tract 51
Weber症候群 17
Wernicke-Korsakoff症候群 162
Wernicke中枢 129
Wernicke脳症 162
white ramus communicans 288

Willis動脈輪　214
Willis動脈輪閉塞症　227
Wilson病　63, 73

― Y ―

Yakovlev情動回路　131

― 数　字 ―

2系統の脳脊髄液循環　235
2点識別感覚　105
3T MRI　302

検印省略

図説 神経機能解剖テキスト

定価（本体 16,000円＋税）

2017年4月11日 第1版 第1刷発行

編　者　浦上　克哉・北村　伸・小川　敏英
発行者　浅井　麻紀
発行所　株式会社 文光堂
　　　　〒113-0033　東京都文京区本郷7-2-7
　　　　TEL （03）3813-5478（営業）
　　　　　　（03）3813-5411（編集）

ⓒ浦上克哉・北村　伸・小川敏英，2017　　　　印刷・製本：真興社

乱丁，落丁の際はお取り替えいたします．

ISBN978-4-8306-1546-7　　　　　　　　　　　Printed in Japan

・本書の複製権，翻訳権・翻案権，上映権，譲渡権，公衆送信権（送信可能化権を含む），二次的著作物の利用に関する原著作者の権利は，株式会社文光堂が保有します．
・本書を無断で複製する行為（コピー，スキャン，デジタルデータ化など）は，私的使用のための複製など著作権法上の限られた例外を除き禁じられています．大学，病院，企業などにおいて，業務上使用する目的で上記の行為を行うことは，使用範囲が内部に限られるものであっても私的使用には該当せず，違法です．また私的使用に該当する場合であっても，代行業者等の第三者に依頼して上記の行為を行うことは違法となります．
・JCOPY〈出版者著作権管理機構　委託出版物〉
本書を複製される場合は，そのつど事前に出版者著作権管理機構（電話 03-3513-6969，FAX 03-3513-6979，e-mail：info@jcopy.or.jp）の許諾を得てください．